本书受江苏省医院协会立项课题（JSYGY-2-2017-70）、常熟市科技发展计划（社会发展）项目课题（CR201715）经费资助。

医院安全文化策略

——县级公立医院 JCI 认证之路

主编 陈　波

苏州大学出版社

图书在版编目(CIP)数据

医院安全文化策略：县级公立医院JCI认证之路/陈波主编. —苏州：苏州大学出版社，2018. 10
ISBN 978-7-5672-2669-2

Ⅰ. ①医… Ⅱ. ①陈… Ⅲ. ①县—医院—安全文化—研究—中国 Ⅳ. ①R197. 32

中国版本图书馆CIP数据核字(2018)第230852号

书　　名：医院安全文化策略——县级公立医院JCI认证之路

主　　编：陈　波
责任编辑：徐　来
助理编辑：冯　云
装帧设计：刘　俊

出版发行：苏州大学出版社(Soochow University Press)
出 品 人：盛惠良
社　　址：苏州市十梓街1号　邮编：215006
印　　刷：苏州工业园区美柯乐制版印务有限责任公司
邮购热线：0512-67480030
销售热线：0512-67481020

开　　本：700 mm×1 000 mm　1/16　印张：21.5　字数：397千
版　　次：2018年10月第1版
印　　次：2018年10月第1次印刷
书　　号：ISBN 978-7-5672-2669-2
定　　价：55.00元

编　委　会

序

随着新一轮医药卫生体制改革的推进，公立医院改革正不断引向深入，医院在管理机制、服务模式、运营方式等方面都发生了显著变化。因此，如何在新医改背景下制定医院发展策略、深耕医院内涵管理，在挑战中寻求机遇，在变革中谋求发展，注重医疗质量的持续改进和患者安全管理，注重医联体内的合作共享和协调发展，不仅是医院的生存之道，也是医院的发展之道。作为新医改试点医院，江苏省常熟市第一人民医院秉承“以病人为中心”的服务理念，结合自身实际及医院发展规划，2014 年底启动了 JCI 创建之路，并在 2017 年初顺利通过了 JCI 认证。

JCI 认证是世界公认的医疗服务标准，它高度关注医院质量和患者安全，不仅代表了医院服务和管理的最高水平，也是世界卫生组织认可的认证模式。目前全世界共有来自 67 个国家的近千家医院通过了 JCI 认证，其中包括中国的 80 多家医院。常熟市第一人民医院借力 JCI 认证，借鉴国际医院管理先进经验，按照 JCI 标准开展了以患者为中心、以安全为主线、以持续质量改进为导向的一系列专项活动，从理念到制度，从硬件到软件，从风险评估到风险管控，形成了卓有成效的持续质量改善机制；倡导倾听患者声音、以患者需求为先的服务理念，通过整合团队优质资源，加强团队沟通协作，用优质服务增进人民群众的健康福祉；同时构建了以员工高度认同为基础的医院文化氛围，塑造积极向上、透明公正的医院文化，为医院发展注入了强大的动力，进一步促进了医院向精细化管理转型。

质量是一种文化、一种习惯，是不断改进的移动目标，因此，医院的质量管理是一个没有终点的旅程。从质量思维到质量文化，营造高可靠性组织，实现患者零伤害，广大医疗机构还有很长的路要走。

陈波院长作为急重症学科专家和经验丰富的医院管理者，多年来一直致力于医院质量和安全的探索，《医院安全文化策略——县级公立医院JCI 认证之路》是他多年从事医院管理的结晶。书中不仅提出了关于医院安全文化策略系统性的理论阐述，还呈现了丰富翔实的质量改进实践案例，具有较高的理论高度和实践意义，不失为医院安全文化领域里一本独具特色的力作，可为我国医院质量和安全文化建设提供有益的借鉴。

我也期待更多的医疗机构能够从此书中获得启发和借鉴，为新时代医疗机构质量与安全管理做出新的贡献！

复旦大学党委副书记、基础医学院院长　袁正宏

2018 年 9 月

前 言

安全是医院管理永恒的主题。医院安全需要每一位员工、患者及相关人员的共同维护，特别是医院员工，他们是医疗服务和安全生产的直接提供者。想要让员工拥有一致的安全理念并遵循一定的行为规范，则需要“文化”来引领，即“安全文化”。荀子曰：“知之而不行，虽敦必困。”只有医院员工把对安全文化的认同变成自觉行为，在日常的生活、生产、医疗活动中都以“安全”为前提，做到“知行合一”，才能把医院安全落到实处。

国内外医疗机构已逐渐认识到建立“以人为本”的医院安全文化的重要性。医院安全文化的概念是由 Singer 等学者于 2003 年首先提出的，后来，JCI 认证将医院安全文化进行了创新和升华，力求营造一种非惩罚性的环境，鼓励员工上报医疗环境中的不良事件，并分析、查找系统原因，持续改进，以便从错误中吸取教训，防范同类错误再次发生。

1988 年至今，从一名普通医生到医院院长，我一直高度重视“安全”的话题。走上管理岗位后，我便寻找一种管理抓手，来营造一个良好的、安全的医疗环境。2014 年底，我开始探索以 JCI 标准来管理医院。2017 年 2 月，医院顺利通过了 JCI 认证。两年多来，医院的质量和安全有了质的飞跃。

《医院安全文化策略——县级公立医院 JCI 认证之路》一书在这样的背景下应运而生。出版此书，一是对两年多来医院 JCI 认证工作的总结，二是为了让医院未来的质量与安全工作有一个更高的起点。全书包括四个部分，第一部分梳理了医院安全文化理论与策略，第二部分介绍了 JCI 标准下医院安全质量的改进与实践，第三部分通过问卷调查来阐述员工安全文化的认知与评价，第四部分是对医院安全文化发展中一些问题的探讨与

JCI 工作的展望。

JCI 认证是一个复杂的系统性工程，我们付出了很多努力，也得到了很多帮助。我院顺利通过 JCI 认证，是医院全体员工及管理人员共同努力的结果，也是常熟市第一人民医院优秀医院文化的体现。在职工代表大会通过启动 JCI 认证项目的重大决策后，全院显示出了强大的凝聚力，有些员工在完成繁重的工作后，加班加点，兢兢业业，对照《JCI 医院评审标准（第 5 版）》做好评审准备工作。在认证过程中，我们要感谢以李岩主席为首的美国达拉斯达美医疗集团医师团队在此期间做了大量的工作；感谢邵新立博士不辞辛劳奔波于大洋两岸，邀请 Brain Cooch 团队严格对照 JCI 标准，对我院的医院安全工作进行了为期一个多月从差距分析到中期评估的实地指导；特别要感谢以朱子斌总裁为首的康程医疗管理团队在 JCI 冲刺阶段的悉心辅导，才使得我们高分通过认证。国内一些通过 JCI 认证的标杆医院（如复旦大学附属华山医院、浙江大学附属第一医院、浙江大学医学院附属第二医院、浙江大学医学院附属邵逸夫医院、宁波市第四医院、建德市第一人民医院及张家港澳洋医院）在 JCI 建设中的很多亮点值得我们借鉴，是我们参观学习的榜样。我们也要感谢常熟市委、市政府的关心和支持，感谢常熟市人大常委会副主任陶理、副市长张月明、市委办主任朱兴元及卫生计生委的领导对 JCI 认证工作给予的关心与指导。

通过 JCI 认证，不仅让医院安全文化意识深深地扎根于我们每一位员工的行为规范中，也让常熟市第一人民医院成为江苏省县市级医院质量和安全最佳实践者之一。但是，我们深知质量和安全永远是现代医院管理追求的目标，没有最好只有更好，这也是 PDCA 循环管理模式的理念所在！

医院安全文化建设仍处于探索尝试阶段，书中难免有遗漏之处，真诚地欢迎专家、读者批评指正！

陈　波

2018 年 9 月

目 录

第一部分 理论与策略

第二部分 贯彻与实践

第三部分 认知与评价

第四部分 探讨与展望

第一部分

理论与策略

LILUN YU CELUE

第一章

医院安全文化的范畴研究

第一节 医院安全

2016 年 3 月 22 日，《中国—世界卫生组织国家合作战略（2016—2020）》在北京签署。该合作战略分析了中国卫生发展与改革的现状与挑战，提出了双方今后 5 年 6 个重点合作领域，并期望通过在这些领域的合作，支持健康中国建设规划（2016—2020 年）和医改“十三五”规划的实施，为人民提供优质可及的卫生服务。同时，通过中国与世界卫生组织的合作，扩大中国对全球卫生工作的贡献。在提出的 6 个重点合作领域中，降低重大疾病和公共卫生风险导致的疾病和死亡、提高对食品安全和卫生产品与技术的监管能力等均被提及，这充分表明了世界各国对于安全的重视。作为卫生事业的重要组成部分，医院的安全管理也取得了快速发展。

一、医院安全的概念

（一）国外概念综述

早在 20 世纪 80 年代，国外便已经有了关于医院安全方面的研究。起初，国外在医院安全方面的研究大多集中于患者安全。所谓“患者安全”，是指将卫生保健相关的不必要伤害减少到可接受的最低程度的风险控制过程。1984 年，哈佛大学的一项研究发现，在纽约有 3.8% 的住院病人遇到了医疗安全问题，包括一定程度的伤害、短期伤残、永久性伤残及死亡等。这是对于患者安全的最早研究。之后，美国的科罗拉多州和犹他州两个地区也出现了不同程度的安全问题。其他国家，如英国、澳大利亚等国的安全形势也十分严峻。由患者安全研究引发的医疗安全管理开始慢慢走入人们的视野，医院安全管理也在各国展开实践。例如，美国于1994年组成了医疗质量咨询委员会，委托美国医学研究院对美国的医疗安全进行研究；2000年，美国卫生部质量研究所（AHRQ）、美国退役军人卫生管理局（VA）、美国医师协会（AMA）、美国患者安全基金会（NPSF）、美国医疗风险管理协会（ASHRM）、美国医疗机构评审联合委员会（JCAHO）、美国医疗安全协会（ISMP）等各级医疗安全事故委员会共同组成的全国医疗质量管理委员会成立，负责评估、鉴定、监测、提高医疗保健质量。

关于医院安全，目前通常有两种内涵：安全医院和医院安全。世界卫生组织（WTO）和泛美卫生组织（PAHO）对“安全医院”的定义是：在自然灾害发生和随后阶段依然能够在自身基础设施之上提供服务并全面运转的医疗机构。具体来说，不同国家又有各自结合实际情况的理解。

1. 德国

德国医院透明管理制度与标准委员会（KTQ）质量认证体系对医院管理的各个方面提出了要求，主要从人员安全、物品安全、运营安全等方面对医院安全管理提出了要求，其中核心标准覆盖了消防、防止患者伤害自己和他人等内容。具体系可以概括为以下几个方面：

（1）人员安全。

人员安全包含员工安全和患者安全。员工安全主要从职业防护、人身财产安全等方面进行规范。患者安全主要从医疗安全、护理安全、医院感染、人身安全等方面做出要求。

（2）物品安全。

物品安全主要包括消防安全、环境保护、药品安全、血液制品安全、设备安全、医疗和非医疗安全紧急事件的预案等。消防安全是KTQ的核心条款，提出了定期检查、演练，以及警惕患者身上存在的潜在危险。

（3）运营安全。

德国医院主要面临床位过多、效率低下、费用过高、经营状况不良等问题。在全面采取按疾病诊断相关分组（DRG）付费医疗方式后，部分医院因经营不善而面临连年亏损甚至倒闭的风险。因此，德国KTQ标准中对于医院运营安全着墨不少，要求医院投资、流动资金等以成本透明的方式进行资源配置，医院要时刻注意医院运营过程中社会大环境的变化。

2. 美国

美国芝加哥 Advocate Christ Medical Center（ACMC）是 Advocate Health Care（AHC）医疗系统下属的医院之一，也是美国百强医院之一，

该院在医院安全管理方面有着自己的一套运营经验。

（1）创建安全文化。

该院定位的核心价值是追求安全、质量、服务始终如一，安全居首位。该院承诺通过提供没有伤害的就医体验、优秀的质量管理体系，践行承诺的服务体系，创造患者康复、医生行医、员工工作的安全、舒适的场所。ACMC 的管理层专注于减少患者的非预期伤害，期望至 2020 年严重安全事件发生率为 0。

ACMC 拟定了 6 条员工优秀行为，即安全、响应、尊敬、专业、责任、协作。第一条即安全，要求员工在做任何决定时优先考虑安全。制定员工安全行为规范，要求员工关注细节、耐心沟通、认真思考、有效交接、互相提醒、积极应答。

（2）管理安全事件。

ACMC 将安全事件定义为导致或可能导致患者或到访者精神或身体伤害、财物丢失的意外事件或不寻常事件。这种意外事件或不寻常事件常常是与患者诊疗常规不符的或到访者不同寻常的体验有关。ACMC 参照美国健康照护促进组织（Health Performance Improvement，简称 HPI）根据安全事件是否作用于患者以及对患者造成伤害的程度，将安全事件分为 3 类：第 1 类是隐患，未作用于患者，错误被检查程序者在偶然情况下制止；第 2 类是前驱安全事件，作用于患者，患者受到轻微的伤害或伤害难以辨别；第 3 类是严重安全事件，作用于患者，患者受到中度、重度伤害，甚至死亡。

（3）紧急事件指挥系统。

ACMC 设置有紧急事件指挥系统（Hospital Emergency Incident Command System，简称 HEICS），不同紧急事件以不同颜色区分，如蓝色代表医疗紧急事件，红色代表火警等。每一类紧急事件都设有相应应急反应队伍。一旦发生紧急事件，立即拨打紧急电话给应急部门，以广播通知事件代码和发生地点。相关部门或专业应急人员听到广播，立即奔赴现场。以颜色来区分紧急事件，以广播来通知，使紧急事件的传达快速、简洁、明了。紧急事件指挥系统的建立，使 ACMC 突发紧急事件时能够快速反应。

（二）国内概念综述

1. 医院安全

在我国，安全医院通常是指医院设施运转正常，工作人员面对紧急情况训练有素、从容应对，医院建筑结构安然无恙。而医院安全则包含可能影响到医院患者生命安全、医疗从业人员身心健康的一切不良因素，如患者安全、护理安全、手术安全、从业人员职业安全、医疗信息安全、设备安全等。和国外医院安全的研究一样，我国对于医院安全的研究也是从医疗安全开始的。例如，谢孝志认为医疗安全是医院工作永远追求的目标；张明月、李江认为医疗安全是医院管理的第一要素，医疗安全是医疗服务质量的前提和最基本要求；胡波、马海燕则认为医院必须建立起一个科学、完整、高质量的医疗安全管理体系，使之能够有效地规范医疗行为、提高医疗质量，从而避免医疗错误、减少医疗纠纷，确保医院医疗工作的健康、稳步、可持续发展。

随着现代化进程的加快以及卫生服务行业的发展，许多学者开始构建新型医院安全管理体系框架，其视线开始从医疗安全领域扩散到信息、管理、服务、设施等各个非医疗领域，其研究涉及医院信息系统、服务设施、安全管理、医疗安全、安全隐患、用药安全、生物安全等众多主题，对医院安全的内涵也有了更新的认知。例如，秦银河认为医院安全涉及政治安全、医疗安全、行政安全、信息安全、资金安全、警卫安全等方方面面；熊威认为医院安全是一个系统概念，它不仅仅包含传统意义上的医疗安全，也包括由组织、信息、财务、设备、后勤等原因造成的非医疗安全，涉及环境、设施、物料、机械、设备、信息系统安全等要素。世界卫生组织对安全医院的定义为：在软件建设方面能够形成一整套自己的安全文化，包括患者安全、医务人员本身安全、用药安全、手术安全等；在硬件方面，包括供水、供电、供氧等系统的安全，建筑物的安全，在自然灾害（如地震、飓风等特大自然灾害）来临时，也能够运作。另外，有关医院安全管理的研究也开始深入。目前，大多数研究都集中于具体某个安全因素，对于整体概念的解析研究较少。

2. 医院安全相关概念解析

提到医院安全，有两个相关的概念值得研究，即医院安全文化和安全氛围。医院安全文化是指医院组织文化的所有内涵朝着安全推进，同时包括医院内所有员工对待医疗安全的共同态度、信仰和价值取向。医院安全文化可以理解为将希波克拉底的格言——“无损于患者为先”整合到组织的每一个单元，注入每一个操作规范之中，是将“安全”提升到最优先地位的一种行为。医院安全氛围指医院所有人员对于如何看待安全性所具有的共识。与安全文化的概念相比，安全氛围侧重于描述员工对组织具体安全状态的认知，可随着时间和组织环境的变化而变化，反映了安全文化的表面特征。虽然学术界对这两种概念进行过深入对比，但在实际研究中两者却经常交替使用。

3. 医院安全管理

医院安全是医院管理工作的重要内容。各类医院作为一个特殊的公共场所、大量知识密集型产业的工作集中地点，配置有专业价值的固定资产、数量较多的药品和各类医疗器具，人群流动量较大，弱势群体较多，属于重点安全保卫区域。医疗纠纷是广大群众、医疗从业者和新闻报道都关注的热点问题。

医院安全管理是医院管理的重要组成部分，医院安全管理关乎医院生活、生产秩序和人身、医疗安全。因其行业的特殊性，使医院安全管理工作的实施和安全管理制度的制定尤为艰难。近年来，随着医院安全事故的不断发生，以及人们对人身财产安全的愈发重视，医院的安全管理工作也变得愈发重要。完善医院安全管理制度，保障管理制度的顺利实施已成为当前研究的热点和重点。

医院安全管理与其他的专业性管理不同。医疗管理、药品管理、设备管理、后勤管理等仅局限于对医院的某一个方面或某一部分人的管理，安全管理则是对医院一切方面、一切人的管理，还承担着对职工的安全法规、安全知识宣传的任务，这就要求医院的一切部门、一切人员都要为实现医院安全服务协调运作，避免梗阻现象出现。医院安全管理与危险管理也有所不同。危险管理是近代新兴的一门管理学科，指社会经济单位、个人通过对各种危险的认识、损害后果的衡量、危险处置方法的选择和执行，以最小的代价，达到最佳安全效果的经济管理手段。从上述两者内涵的描述可见，危险管理和安全管理既有内在联系，又有所区别。前者侧重于对危险结果的处理，后者则注重于事前防范。医患纠纷对于医院的发展而言是一大威胁，与其将大量的精力放置于医患纠纷的后期处理上，倒不如在医疗过程中去积极地防范各种医患纠纷的产生，这样医患纠纷的数量就会呈现递减趋势，节约医院大量人力、物力和财力的付出，同时也会得到广大患者积极的认可。

（三）文献述评

综上所述，本书认为医院安全是指医院在经营管理过程中通过系统、科学的医院安全管理来保障医务人员和病人在医院活动过程中不受伤害并且通过降低医院风险、减少医疗纠纷来保证自身的良性运转。这个定义主要包括三个方面的内容：第一，医院安全主要是保障医务人员、病人及其他人在医院活动的过程中不受伤害，保障医院自身的良性运转。第二，医院安全既包括医院的医疗安全，也包括组织、信息、财务、设备、后勤等原因造成的非医疗安全。第三，医院安全管理是需要一定的系统、科学的措施来完成的，它不是对医院安全各要素的单独管控，而是将其放在系统的环境之下进行综合管理；它不仅仅是事中的处理机制，还包括事前的预防和事后的反馈调整机制。

医院安全工作可以从以下几个方面着手：第一，树立安全意识。面对医学快速发展，医疗卫生法制建设相对滞后，城市大医院医疗供需矛盾突出，院内各类机构复杂、人员众多，医院周边环境复杂等情况，在工作中，一是要树立科学发展意识，二是要树立预控管理意识，三是要树立安全文化意识，四是要树立法律责任意识。第二，落实医院安全主体责任，创建安全管理工作体系。一是要筑牢安全管理工作责任体系，二是要完善医院安全制度建设体系，三是要健全代表医院安全追求的价值体系，四是要不断强化和优化安全管理的运行体系。第三，创新安全管理机制。一是要强化安全教育培训机制，二是要建立讨论沟通和相互交流机制，三是要完善监督、检查及考核机制，四是要规范社会协调及矛盾化解机制。第四，利用各种载体加强安全管理工作。针对医院部分员工安全意识淡薄、医院安保队伍建设薄弱及与公安机关等部门配合缺位等问题，通过有效利用强化安全管理所需的组织载体、物质载体和沟通载体，整合各方资源，形成安全管理工作的合力。一是要增强全员安全意识，二是要建立协调互动的联防制度，三是要建立无障碍的安全问题主动报告系统，四是要拓宽沟通渠道。

二、医院安全的主要内容

（一）按主体分类

1. 患者安全

保障患者安全是医院一切工作的重中之重。安全文化是个人和集体的价值观、态度、能力和行为方式的综合产物，是安全价值观和安全行为准则的总和。因此，为了预防各类安全事故的发生，除了重视人的安全知识、安全技能、安全意识以外，还应充分认识和重视人的文化，即观念、态度、品行、伦理、道德、修养等人文因素和背景，从人的基本素质出发，构建患者安全文化建设的思路、策略，进行系统的安全文化建设，从而保障患者安全。

（1）国外患者安全领域进展状况。

2004 年，世界卫生组织宣布正式成立“世界患者安全联盟”，目的是呼吁各成员、民间组织、专家、医疗工作者共同合作努力，建立和完善患者安全管理体系。在美国等发达国家均已建立了由政府部门主导、专业机构为技术支撑的患者安全质量管理体系，比较有代表性的有：隶属美国卫生福利部（DHHS）的美国医疗保健研究与质量局（Agency for Healthcare Research and Quality，简称 AHRQ）、美国医疗机构评审联合委员会（Joint Commission on Accreditation of Healthcare Organization，简称 JCAHO）等。美国医疗机构评审联合委员会主管的警讯事件数据库及美国疾病控制与预防中心（Centers for Disease Control and Prevention，简称 CDC）主管的国家医疗安全网（National Healthcare Safety Network，简称 NHSN）为强制性医疗安全报告系统，通过对数据库数据做根本原因分析，为医疗机构提高医疗质量提供相关信息。2005 年，美国国会颁布了《病人安全与质量改进法案》，支持成立患者安全组织，鼓励案例上报和信息共享。2008 年，美国卫生部颁布了《病人安全法规 2009》，提出不良事件上报协作框架，建立预警干预系统。这些机构的成立、法律法规的颁布，都促进了在临床实践中注重患者安全的细节，减少治疗过程中的医疗事故，确保患者安全。

（2）我国患者安全领域进展状况。

2005 年，我国卫生部（现称国家卫生计生委）在全国组织以患者为中心的“医院管理质量年活动”，提出将持续改进医疗服务质量，把患者安全作为医院医疗质量评价的重要指标。2006 年，中国医院协会发布《2007 年患者安全目标》，目的在于引导医疗机构和医护人员关注患者安全。2009 年，卫生部加强药品质量管理，规范输血管理，引入 JCI 医院管理考核指标和 ISO 国际认证作为质量管理标准，细化诊疗流程。2011 年，国家卫生系统逐步完善医疗管理条例，出版《中国医院协会医院评价指标和质量评价指标》和《通科评价标准与质量评价指标》。2015 年，国家卫生计生委医疗管理服务指导中心与中国医院协会开展了患者安全典型案例的推选活动，同年 12 月在北京召开“2015 年中国患者安全大会”，大会宣布成立中国患者安全联盟，为开展患者安全教育、设立安全培训教育基地奠定基础。

2. 医护人员安全

医护人员安全是医院安全的重要组成部分，而在之前很长一段时间，研究的重点都过于集中在患者安全方面。实际上，医护人员的安全在医院安全中起到的是一个基础保障作用。医院的就医环境混乱，号贩子、医托等现象仍然存在；医院的治安环境差，盗窃、诈骗等事件时有发生；医院的医疗纠纷事件较多，病人态度不佳，谩骂、殴打医护人员的事件不在少数。因此，在医院安全工作中，保护医护人员的安全十分重要。保护医护人员安全的途径也是多种多样的，下面聚焦放射工作人员进行自我防护与保健的规定，体会医院在安全管理中是如何保障医护人员生命安全的。

放射工作人员包括从事放射诊断、放射治疗、放射介入、核医学科项目的员工。需要放射工作人员的部门有放射科、核医学科、放疗中心、口腔科、介入科、内镜中心、体外碎石科、骨科等。（1）按照国家的相关规定，医院需要组织放射工作人员定期进行相应的卫生方面和环保方面的培训，帮助放射工作人员掌握放射防护与辐射安全等方面的相关知识。遵守放射防护最优化原则，将工作区域和公共区域的照射水平控制在规定的范围之内。（2）按照国家的相关规定，需对未上岗的放射工作人员进行健康体检。（3）在职的放射工作人员必须至少两年体检一次，根据体检结果建议定期复查，如果体检结果多次出现异常则授权专家进行会诊并提出治疗方案或处理意见。（4）当放射工作人员辞职或离岗时，仍需再次对其进行健康体检。（5）对于体检单位授权医学检查医师提出的体检结果，放射工作人员需要高度重视。（6）放射工作人员在院内可能受到辐射的场所必须正确佩戴医院配置的个人剂量监测仪。该剂量监测仪按照要求每3个月送交至具备资质的技术服务机构进行检测。其目的是防止有害的确定性效应和限制随机性效应的发生率，把一切照射保持在可合理达到的、尽可能低的水平。放射防护安全管理的制度化和标准化，可以减少和杜绝相关辐射事故的发生，在保障医务人员健康的同时，对患者的健康也起到了保障作用。提高放射诊疗的工作质量，加强放射诊疗质量控制力度，需要建立一套科学的、严谨的、有效的、规范的管理体系。在实施过程中，步骤要尽可能细化、量化。唯有这样，才能使放射防护与辐射安全的管理得到保障，使医护人员和患者的个人健康和利益得到保障。

3. 医院设施安全

医院设施安全是指医院建筑、动力设施、水电气等方面的安全，以及环境条件的防火、防爆、防盗、防破坏，以及维护良好的环境秩序，是医院安全的重要组成部分。医院设施的任何一个环节出了差错，轻则影响医疗服务的正常进行，重则引发重大的安全事故。因此，在医院安全工作中，维护医院设施安全十分重要。下面根据放射工作场所安全建设的标准，体会医院在安全管理中是如何维护医院设施安全的。

新、改、扩建的放射工作场所项目必须按规定进行与职业病危害有关的预评价和控制效果评价，设备装机完成后须及时申请竣工验收。放射设备安装调试后，须经省环保部门的环境评价及竣工验收后方可投入使用。按照《中华人民共和国计量法》的要求，每年至少对放射设备进行一次计量检测。定期对放射诊疗设备和工作场所进行检测，由省级以上卫生行政部门资质认定的检测机构每年至少进行一次状态检测。

（二）按属性分类

1. 医疗安全

医疗安全指病人在接受医疗服务过程中及医护人员在实施医疗服务过程中不受到任何意外的伤害。其主要包括两方面的内涵：其一是病人在接受各种医疗服务期间不会因为医护人员的过失而发生各种内源性和外源性医院感染，甚至危及生命安全；其二是医护人员在实施各种医疗服务过程中不受到意外伤害。由此可见，医疗安全包括患者安全、医护人员安全、用药安全、手术安全、生物安全等诸多内容。医疗安全与医疗质量息息相关，是优质医疗服务的基础，是保证患者权利得以实现的重要条件，也是患者选择医院的重要指标，更是影响医院安全的核心内容。

2. 非医疗安全

非医疗安全是相对于医疗安全而言的，是指除了在医疗活动过程中导致病人身心遭受风险的医疗安全外，还包括由组织管理、保卫、消防、财物、设备、后勤等原因造成医院风险的非医疗安全。其中，医院信息安全指医院通过建立完善的信息系统来保证信息的安全性、完整性、时效性，确保数据能长期保存，且不被非法访问。随着现代信息技术的发展，医院对于信息系统的依赖程度越来越高。网络信息在帮助医院提供便捷服务，创造更多效益的同时，也存在很大的网络安全隐患，因而，医院的信息安全不容忽视。

三、医院安全的重要性

医院是以保障人民健康为目的，主要进行疾病治疗和护理等的医疗机构。首先，医院提供的服务涉及人民的基本需求以及基本权益，对于人民的生命健康至关重要；其次，随着卫生事业的发展，医疗服务的设备、技术等均展现了知识密集性等复杂趋势；另外，医院辐射人群广、人员流动大，更是增加了医院服务的高风险性。这些都展现着医院安全不同于其他安全的特殊之处。

医院管理一直被称为最复杂的管理，专业性极高却又十分琐碎。例如，医疗资源、人员、资金的集中化，造成城区大医院成为人群看病的首选地点。交通堵塞、人员密集、物资存放臃肿等因素造成了医院管理的困难，埋下了安全隐患。大医院医疗科室众多，造成“看一个病去几个科室、几层楼”的情况普遍存在，看病流程烦琐，容易引起患者不满。另外，医院管理中涉及的特殊物资管理监督，包括采购、供应、分配、保管、维护等各个方面，关系着大量化学药品、注射针头、氧气瓶、放射室材料以及高压锅炉和医疗污水的安全。任何一个方面出现问题或存在安全漏洞，都有可能酿成大祸。正是基于上述这些因素，医院安全才具有充分的重要性，主要表现在以下四个方面：

1. 医院安全是“以人为本”的重要标志

无论是对于患者，还是对于医护人员，抑或是对于其他与医院相关的社会人士，高度重视医院安全都是对其权益的重要保障。从医疗行为以及医院的资金、设备、环境、管理等方面来把控医院安全，不仅展现出对患者的人文关怀，还体现出对医护人员及其他人员的负责守护。

2. 医院安全是深化医疗卫生体制改革的重要动力

2017 年 4 月 25 日，国务院办公厅发布《关于印发深化医药卫生体制改革 2017 年重点工作任务的通知》，进一步反映了国家对于医疗服务和医院管理的重视。在新一轮医疗改革过程中，医院安全不仅是医疗卫生体制改革的重要内容，还是推动医疗卫生体制改革的重要动力。

3. 医院安全是医院核心竞争力的重要体现

安全不仅是效益，是质量，也是一种生产力。医院安全管理以医疗安全为中心，而医疗质量是医疗安全工作的核心所在，因而，医疗安全不仅是医疗质量的重要体现，还是医院核心竞争力的重要标志。对医院安全的改善与促进，不仅能够提升整个医院的安全水平，切实保障人民的生命健康，还能够提高医院的服务质量，减少医疗纠纷，实现医院经济效益和社会效益的双丰收。

4. 医院安全是建设健康中国、和谐社会的重要保障

只有提高医院安全系数，优化医院的医疗服务，才能更好地保障人民的健康，更好地助力社会主义现代化建设。而避免安全事故的发生同样能够减少医疗纠纷，缓和社会矛盾，从而有利于和谐社会的发展。

四、医院安全的保证措施

以下主要从制度、组织、观念、技术四个方面来阐述医院安全的保证措施：

1. 建立健全相关法律和制度

目前，我国应尽快建立统一的《医院安全管理条例》，从法律上对医院安全的含义、范围、内容、原则、方针进行规定，由各级政府、各级医

院根据各自的实际情况制定出具体的安全管理制度，明晰各方职责，并严格贯彻落实。除了保护患者和社会人群的安全之外，还要注重对医护人员的职业保障，减轻或是使其尽量避免职业危害，切实保障医护人员的合法权益。

2. 完善医院安全管理机制和组织架构

落实医院规章制度，保障患者安全，认真执行医院的各项操作规程和核心制度是落实医疗安全的重要保障。一方面，要建立健全从医院外部到医院内部的负责医院安全管理的组织机构，负责医院安全制度的制定，医院安全工作的统筹、安排，医院安全的监测、评价，以及医院安全的优化等方面事务。另一方面，要完善医院安全管理机制，以医院安全管理的组织机构为基础，通过安全隐患预防机制、突发事件应急机制、医患沟通机制、医院安全激励机制、调整机制等机制的健全来加强医院安全管理。

建立全面的患者识别制度，包括急诊分诊制度管理和腕带识别制度，提高医务人员对患者身份识别的准确性；严格执行手术核查制度和手术分级管理制度，各级医院必须制订明确的检查步骤和监管方法；建立有效沟通，正确执行医嘱，提高用药安全；严格实施手卫生管理制度，预防医院感染。要完善安全管理人员责任制，在医院内签订安全责任书，以强化安全管理人员的责任意识。完善档案管理记录制，建立自下而上的安全隐患报告制度，把握安全隐患的细微性和广泛性。

研究发现，已发生的医疗损害只是医院错误事件中的“冰山一角”，其背后必然存在多个疏漏或者潜在的隐患。医院工作涉及医疗活动、交往的各个环节，每一个环节每一时刻都存在安全隐患问题。隐患来自麻痹，意识上麻痹、思想上放松、行为上粗略是最大的潜在隐患。为此要充分把握安全隐患的潜在性，避免重大伤害事件的发生，必须对医疗行为的整个环节进行监控，建立不良事件报告系统。该系统的建立和运行正成为医疗风险监管和医疗质量持续改进的必然趋势。

3. 加强医院安全文化的宣传

医院安全是创建平安医院发展的基础，医院发展是包括安全因素在内的全面发展。医院安全不仅仅涉及患者与医护人员，每一个与其有所接触的人都应该了解医院安全。因此要构建医院安全文化氛围，一方面需要通过举办讲座、开设法制课和安全教育课，对全院职工进行安全管理教育，促进其掌握安全知识，提高工作技能，从而改善服务质量；另一方面需要通过各种形式的医院文化宣传来强化大家的安全意识及观念，摒弃侥幸心理，提高安全素养，以减少甚至消除不安全的状况及行为。应以强化职业道德建设为载体，增强职工的安全责任感，定期深入开展医院安全隐患大排查、大整顿，对医院安全水平实行分类管理，建立健全动态管理体系。

医院安全管理成功的关键在于全院员工对“以患者安全为中心”的医疗服务理念已达成共识。积极的安全文化接受人为失误的必然性，主动地寻找医疗流程中潜在的危机，从过去的惩罚人转变为“以患者安全为中心”的学习模式，通过改善医疗流程的缺陷，阻断可能构成患者利益损害之路。

医院安全管理还要鼓励患者参与，促进医患关系和谐发展。医院与医护人员要鼓励患者对医疗缺陷进行监督，参与辨识和核查程序，通过医患合作，增强医患互信意识，调动患者的积极性，促进医患之间有效沟通。建立危重患者沟通谈话制度，提升患者的安全知识知晓率，开展安全教育，让患者及其家属参与医疗决策，重视患者的主体地位，实现“以患者安全为中心”的医疗服务理念。安全文化水平的高低体现医疗机构对患者安全重视程度的高低。现阶段对于患者安全文化的研究多为描述性的理论研究，没有统一的医疗安全质量和操作规范的评价标准，对各种制度规范的有效性也缺乏系统的评价，更缺少不同医疗机构之间患者安全文化情况的客观数据对比，难以为卫生部门制定相关政策和安全措施提供依据。因此，还必须尽快研究出适合我国医疗环境现状的安全文化测评机制，并在实践中验证和推广患者安全文化理论。

4. 通过技术改善强化医院安全

随着我国卫生事业的不断发展，各种新设备、新技术被不断引进，随之而来的是高风险的安全隐患。因此，除了制度、组织和观念之外，医院还要注重技术的不断改善，如完善硬件设施，保障供水、供电、供氧等系统的安全，优化工作流程，更好地使用网络信息技术等，从而让医院安全能够随着医院的进步而发展，更好地发挥自己的功能。

患者安全管理要在重视终末质量管理的基础上重视环节质量管理，尤其要关注严重或重复发生的指标，如医院感染、各种原因引起的死亡、非计划再住院、非计划二次手术、药物不良反应、患者投诉等。同时，应加强患者危急值监测，如抗生素不正当使用监测、违规用药监测、传染病监测、压疮风险监测、跌倒等意外伤害监测。重视不良事件的预防，提高服务质量，建立规范化操作流程，做到在不良事件发生前及时发现流程漏洞，尽早处理，避免患者受到伤害。

第二节　安全文化

安全文化虽然一直以来伴随着人们的生产活动而不断发展，但是真正被人们当作理论进行研究却是最近 30 年左右的事情。安全文化概念的提出起源于 20 世纪 80 年代的核工业领域。1986 年，切尔诺贝利核电站事故对当地的生态环境造成了极大的破坏。专家学者在分析事故发生原因的过程中发现核电站内部长期存在不良的安全氛围，认识到核安全文化对核工业事故的影响，由国际原子能组织（International Atomic Energy Agency，简称 IAEA）的国际核安全咨询组（International Nuclear Safety Advisory Group，简称 INSAG）于 1986 年在有关苏联切尔诺贝利核电站泄漏的事故报告中首次提出“安全文化”。这是人类历史上第一次将安全作为一项独立的学科进行研究。此后大批学者对安全文化进行了丰富和发展，并将安全文化的思想推广到各个领域，各行各业的专家结合行业的发展特点提出了符合行业特色的“安全文化”。同年，美国国家航空航天局（National Aeronautics and Space Administration，简称 NASA）机构把安全文化应用到航空航天的安全管理中。1988 年，在其“核电的基本原则”中将安全文化的概念作为一种重要的管理原则予以落实，并渗透到核电厂以及相关的核电保障领域。1991 年，国际原子能组织在维也纳召开“国际核能安全大会——未来的战略”，在其编写的《关于切尔诺贝利核电厂事故后评审会议的总结报告（第四版）》中，首次使用了“安全文化”的概念，并建立了一套核安全文化建设的思想和策略。

一、安全文化的概念

追溯安全文化这一概念的起源，最早由国际原子能组织国际核安全咨询组提出，近几年成为国际常用术语，适用于众多高危行业管理，如航空、核电、建筑、医疗等。当前人类对安全文化的研究工作还处于起步阶段，对于安全文化的定义还没有被广泛认可的说法，下面简单介绍几种比较具有代表性的观点：

国际核安全咨询组在分析了切尔诺贝利核电站的核爆炸事故以后认为，安全文化是单位和单位内部员工之中存在的安全方面的能力和素质的综合体现，这种安全理念应该建立在各种思想之上。也就是说，核电厂的安全问题应该建立在各种问题之上，安全问题应该优先考虑，安全问题的重要性应该得到足够的重视。该文化强调组织内的双向沟通，即一方面是单位内部的必要体制和各管理部门的逐级责任制，另一方面是各级人员为响应上述体制并从中得益所持的态度。

1991 年 Cox 对安全文化给出的释义为：用来描述一个组织对待安全的态度，通常由员工对待安全的态度、信念、感知能力及价值取向等来衡量。英国保健安全委员会核设施安全咨询委员会（HSCACSNI）认为，一个单位的安全文化是个人和集体的价值观、态度、想法、能力、行为方式的综合产物。安全文化体现了组织对安全生产和职工健康保障的承诺，同时也是企业生产风格的体现，它决定于保健安全管理上的承诺、工作作风和精通程度。

皮约翰对安全文化的定义是：安全文化是减少工人与顾客处于危险环境的机会，这些减少危险的措施、规章制度、技术和安全信仰的总和就是安全文化。

西南交通大学的曹琦在分析企业各层次人员的本质安全素质结构的基础上，提出了安全文化的定义：安全文化是安全价值观和安全行为准则的总和。其中，安全价值观是指安全文化的里层结构，安全行为准则是指安全文化的表层结构。

谢乐对安全文化的定义为：安全文化是人们在人类社会发展过程，在向自然界获取生活和生产资源的实践活动中，为维护自己免受意外伤亡及职业病困扰而创造的各类物态产品和形成的意识形态领域的成果之和。

徐德蜀、邱成认为，安全文化是在人类生产过程中产生的保障人类健康和安全、确保生产活动安全顺利进行、避免和减少安全隐患发生的行为和价值观念。安全文化的建设是为了建立符合企业发展的、与外部环境相协调的安全文化体系，是为了使员工高效、健康、安全地完成企业的生产目标，是为了营造一种良好、健康的工作环境，是保障人类安全生产的一切物质和精神层面的总和，是保护企业和员工利益、实现以人为本的文化。

邵辉对安全文化的定义为：安全文化是在企业生产过程中形成的，利用一切手段确保安全生产目标的物质和精神总和。这其中包括确保员工人身安全的技术、设备、规章制度等，也包括对员工的培训以及员工自身的安全素质、价值观念等无形的精神财富。安全文化体现的是企业以人为本的理念，安全文化需要贯彻到生产活动的任何细节当中，作为优先考虑的事情并加以落实。

傅贵教授等根据维基百科对安全文化的系统概述，将国内外安全文化定义中的安全要素进行对比分析，概括了国内外对于安全文化定义的共同点：安全文化是组织层面的问题；安全文化是组织安全业务的指导思想；安全文化是一个专业术语，其整体性不能拆分；安全文化的新定义——安全文化就是安全理念。

目前关于安全文化的定义没有完全统一，学者们对安全文化的定义归纳起来有广义和狭义两种。从广义上来讲，安全文化可以定义为：人类在各类生产与生活的实践活动过程中，为保障安全而创造的一切安全物质财富和安全精神财富的总和。从狭义上来讲，安全文化可以定义为：安全文化是存在于单位和个人中的种种素质和态度的总和。安全文化是由安全价值观和安全行为准则这两部分构成的。其中，安全价值观是深层结构，而安全行为准则是指安全文化的表层结构。安全文化也是企业生产、安全管理现代化的主要特征之一。

除了从广义与狭义范围给安全文化下的定义外，从功能、结构、作用等方面可以将安全文化概括为：安全文化是人类在长期的生产实践活动中，为维护安全而创造的各类物质与精神意识的总和；是人类在生产活动中所创造的安全生产、安全生活的精神、观念、行为与物态的总和；是安全价值观和安全行为标准的总和；是保护人的身心健康、尊重人的生命、实现人的价值的文化。

我国国家安全生产监督管理总局关于印发《“十一五”安全文化建设纲要》的通知（安监总政法〔2006〕88号）中明确表示，安全文化是安全生产在意识形态领域和人们思想观念上的综合反映，包括安全价值观、安全判断标准和安全能力、安全行为方式等。

二、安全文化研究综述

（一）安全文化国外研究综述

国外对于安全文化的研究主要包括两个阶段：第一阶段是从安全文化术语被引入安全问题，到1998年安全文化研究的专刊（期刊）发行，是以机构为主导的研究阶段。第二阶段从1998—2011年，是以学者为主导的研究阶段，其间安全文化被大量地研究，从以机构的报告为主要形式演变为以学术论著和论文为主要形式，并不断重视安全文化的理论和实践探讨。

1. 研究内涵

对安全文化的研究，通过近几十年的发展，国外学者们的研究内涵进一步深化，取得了显著的进步与突破，主要体现在以下几个方面：

（1）对安全文化概念与内涵的不断深化。自 1986 年《核电厂基本安全原则》出版后，学界对于安全文化的概念不断进行深入研究，对安全文化的定义、性质和内容等进行了反复的论证与思考。对于安全文化的定义，从国际原子能机构到英国保健与安全委员会，再到 Sue Cox 与 Dongping Fang 等，都对安全文化的价值、态度、信念等做了诸多解释。对于安全文化的性质，国外主要从组织文化的角度进行了研究。一方面，认为安全文化的观念来自组织文化，从组织文化的角度看，安全文化是组织文化的一部分，安全文化影响员工和组织持续的健康和安全绩效相关的态度和行为。另一方面，认为安全文化是组织的关键要素之一，它设定了工作场所中安全操作的基调。安全文化通常被看作是组织管理活动中与安全相关的能力。关于安全文化的要素和内容，大部分学者都强调安全文化的硬件设施、环境、个体行为等方面的内容。他们认为构成安全文化必不可少的要素主要包括如下几个方面：组织的最高层承诺安全，并将其诠释为各级人员共同的价值观、信念和行为准则；提供必要的物质条件、激励机制和奖励措施，使安全承诺可以付诸实施；视安全为第一优先，即使以牺牲生产和效率为代价；组织内部员工之间、科室班组之间的交流应该是经常的和坦率的；即使在高负荷运转情况下，不安全行为也很罕见；崇尚学习型组织，对待问题的态度应着眼于改进系统而不是惩罚个人。

（2）对安全文化的发展与演变的不断探索。Westrum 最早将安全文化的发展分为三个阶段，即病态的、官僚的、有生产力的。基于 Westrum 所说的安全文化的发展模式，P. Hudson 又进行了细分，来解释安全文化演变的过程。第一阶段，病态的（Pathological）：安全问题被认为是员工所导致的，员工发生错误时希望不会被管理者抓住；第二阶段，反应性的（Reactive）：组织开始认真考虑安全问题，但仅在事故发生后采取行动；第三阶段，精明的（Calculative）：安全问题始终由管理者驱动，对于员工来说是强加的，而不是主动去寻求；第四阶段，主动的（Proactive）：员工开始参与到安全问题中来，而不仅仅是自上而下的方法；高级阶段，有生产力的（Generative）：在组织的各个层次上都能积极参与到安全活动中来，安全被认为是工作内在的一部分。

（3）对安全文化的模型和测量不断改进。随着研究的深入，许多学者对于安全文化的模型进行了积极的建构。其中包括 Geller 提出的整体安全文化模型、Cooper 提出的相互作用的安全文化模型、Kennedy 提出的安全文化的危险与可操作性模型、Reason 提出的子文化系统模型等。

（4）对安全文化研究领域的不断拓宽。国外对安全文化的研究首先在核工业领域重点推进，逐渐推广到其他工业领域以及企业、高校、医院等。其研究视角也经历了从传统的技术视角转向理念视角的过程。例如，美国北卡大学提倡的安全理念已经从单纯的技术设计、成本核算、以产品状况解决冲突转到安全价值、关注安全的过程上来：健康、安全在决策过程整体中的统一，管理者应对所辖范围内的健康、安全负责，员工应该参与决策和问题解决，健康、安全管理部门应该关注长期计划、便利条件、工作过程，同时成为员工的“可靠专家”。

2. 研究评述

目前安全文化的研究领域还没有对评价指标体系的确定形成统一的认识。国外研究者们仅限于对安全氛围的评价，常常以安全氛围评价来代替安全文化的评价，而且评价方法通常是采用调查问卷的形式，比较单一。当前研究存在的问题可以大致归纳为以下两个方面：

第一，安全文化的理论基础有待进一步夯实。一方面，对于安全文化的定义没有达成普遍意义的共识。尽管近几十年来，安全文化的研究和实践日益得到重视，但是由于研究维度、领域、视角的不同，目前尚未形成一个能够得到共同认可的安全文化定义。另一方面，对于安全文化的意义、具体内容、要素、结构、模型等也有待进一步的研究及总结。

第二，安全文化的研究和应用缺乏有效的对接。这一方面体现在对于安全文化的经验性研究较少，使得一些研究缺乏可操作性；另一方面体现在一些安全文化的观点在实践中的应用有待进一步的研究和探讨。

综上所述，对于安全文化的研究应重点关注如下问题：

第一，注重理论的归纳及创新。要注重对安全文化的定义、研究意义、性质、要素、特征及结构等方面的归纳，用辩证的思维和对比分析的方法对其进行深入的理论思考。同时，也要与时俱进，在实践的基础上，用创新的眼光看待安全文化的研究与建构，使其能够满足人们日益增长的生活及生产需求。

第二，关注个案研究。可积极探索安全文化在特定领域、行业、文化中的个案研究，关注安全绩效、安全文化的环境及安全文化模型的具体应用等，并注意将理论和实践的研究相结合。

（二）安全文化国内研究综述

1. 重要性和必要性

随着国际核工业安全文化的发展，我国核工业总公司将国际原子能机构的研究成果和安全理念引入国内。1992 年，《核安全文化》一书的中文版出版。1993 年，中国劳动保护科学技术学会理事长李博勇同志指出，要把安全工作提高到安全文化的高度来认识。安全文化研究的重要性和必要性主要表现在如下几个方面：

第一，对安全文化的研究是保障公民安全的重要基础。安全是关系到每个家庭幸福美满的大事，无论是安全生产还是安全生活，其目的都是使老百姓平平安安、健康幸福。安全文化是人类身心安全与健康的基础，安全文化的研究只有受到重视并不断推进，才能从制度、环境、技术、观念等层面为老百姓铸造一道安全的“防护层”。

第二，安全文化对国家发展至关重要。安全生产、安全工作不仅与公民个人和家庭的幸福息息相关，更是与整个社会和国家的安全发展有着不可分割的联系。安全文化水平的高低，标志着一个国家综合国力的强弱，代表着一个社会的文明程度，体现着一个民族的精神风貌。

同时，安全文化也是推动人类繁衍和发展的重要力量，而社会的繁荣、科技的进步也会将安全文化事业推向更高的境界。

2. 研究内涵

安全文化倡导的是一种新型的企业文化，这种企业文化根据企业的发展特点，充分重视人为因素在安全文化体系构建过程中的作用，将生产过程中的危险性降到最低。

首先，过去长期存在的传统安全管理模式主要强调“关口前移，预防为主”，强调生产过程中执行安全技术措施，对于反事故技术和反违章行为进行严肃整改，以及执行事故发生处理过程中的“四不放过”处理原则。这种传统模式对于过去的生产安全起到了一定的作用，但是这种安全管理方式是基于已构成的事故，根据行业内部的事故进行分析学习，侧重于事故处理方法推广并进行事故分析，其没能对企业内部潜在的危险进行防范，事故处理过度依赖经验，阻碍了员工对潜在危险处理能力的发展。这只是安全文化发展的初级阶段，安全文化提倡的不仅是对已发生的事故进行分析从而能在未来防止这种事故的发生，而且要对生产过程中的一些安全隐患进行及时、科学的处理，制定严格的规范，从各个层面降低事故发生的可能性。

其次，以前的安全管理模式中，员工的参与方式一般是对事故进行分析，从中吸取经验教训，这种被动的接受方式，无法发挥员工的主观能动性，无法激发员工的主人翁意识。安全文化需要建立的是一种主动接受、自我监督的形式，广泛地调动员工的自我保护意识，激发员工的自我防范能力，所以，企业的安全文化需要转变管理方式，让员工自觉、自愿地参与其中。

再次，安全文化体系的建立是为了消除生产过程中的不安全因素，将危险降到最低，让员工在思想意识上高度警惕。过去的安全管理经验告诉我们，人为因素是造成事故的最主要的因素之一。因此，应提高职工的安全意识，使其对生产活动过程中的安全隐患提高警惕，在精神层面上自觉主动地践行安全文化。要实现生产零事故，就必须建立完善的安全文化体系，让员工深刻学习安全文化，这是实现安全生产的必要措施。

最后，安全文化作为企业文化的一部分，其核心价值观就是“以人为本”的理念。建立安全文化是为了保障员工的生命安全。一套完善的企业文化能够增强企业的凝聚力，充分尊重员工的切身利益，将员工的生命安全放在第一位。通过完善企业的安全文化，不仅能够实现企业的安全生产，而且能够提高员工的安全意识，使员工能够自觉主动地保障企业的利益，积极履行安全生产的义务，解放员工的创造力，提供一种良好的生产氛围，拉近企业与员工的距离。

3. 问题与对策

经过十几年的实践和理论研究，在核能源、电力、铁路、煤炭、石油、化工等各个行业，企业安全文化建设初具规模，并形成了各具特色的安全文化建设理论。电力行业提出了以“安全性评价”作为自身特点的企业安全文化建设的内容，航空业提倡将“以人为本，安全第一”作为民航安全文化的灵魂。此外，危险预知活动成为各个行业都适用的班组安全文化建设的内容；ISO14000 环境管理系列标准、职业健康安全管理体系（OHSMS）建设成为企业安全文化建设的奋斗目标。企业安全文化建设存在诸多问题，主要表现在以下几个方面：一是企业的安全投入不足，没能在技术装备上、理论研究上加强对重大灾害的预防。许多煤矿企业都存在安全投入不足的现象，没有建立劳动保护措施计划，使安全投入制度化、计划化，安全投入存在较大的随意性。二是对“三违”现象监管不力，没有认真执行“三不放过”原则。许多事故的发生，多源于对“三违”的监管不力，造成违章作业行为屡屡发生。由于平时没有注意加强对员工进行安全宣传教育，企业没有形成良好的安全文化氛围，导致“三违”现象普遍存在。此外，事故发生后没有严格按照“三不放过”的原则进行处理，造成许多类似事故的发生，直接影响企业的正常生产与运行。三是安全条例的规定不完善，使事故责任者有机可乘。事故发生后，事故责任者往往会钻一些相关条例不完善的空子，尽量推脱自己的责任。事故责任者没有得到及时相应的处罚，事故的警示作用不强，事故责任者未能真正从一起事故中吸取教训，从而造成安全生产状况恶劣的局面。这些现象产生的主要原因是企业在安全文化建设的认识上存在误区。一些煤矿企业认为，安全文化建设就是做一些在施工现场贴上标语口号等表面工作，没有认识到安全文化建设应在物质、管理制度、行为及意识方面进行全方位建设。要建立企业安全文化，必须从以下几个方面着手：一是引导员工树立正确的安全价值观；二是建立健全并认真执行安全制度和安全规范；三是强化安全教育和培训；四是提高装置本质安全程度；五是改善施工生产现场安全环境。

4. 研究评述

随着认识的不断深入，我国的安全科学界把安全文化的思想引入传统产业，把核安全文化深化到一般安全生产与安全生活领域，从而形成了一般意义上的安全文化。这使得安全文化从核安全文化、航空航天安全文化等企业安全文化拓展到全民安全文化。学界对于安全文化的研究也日益丰富，无论是理论研究还是实践研究都在不断进步。但是目前国内对于安全文化的研究仍存在一些问题：

第一，对于安全文化的理论研究较为薄弱。尽管目前我国对于安全文化的研究呈现繁荣发展的趋势，研究涉及行业指导、基础研究、政策研究、工程技术、行业技术指导等各个层次，但是关于安全文化的基础理论仍然局限于国外的理论，国内尚未在框架理论上形成共识。另外，以政府为主导推动的安全文化建设将其自身发展的任务主要交给了国企和大型企业，在企业文化的渗透之下，企业安全文化研究比安全文化研究势头强劲，学术界的安全文化研究相对滞后。

第二，安全文化的实践与理论的发展不协调。一方面，在安全文化的实践方面，存在实践滞后于理论的问题，有关安全文化的理念贯彻还不到位；另一方面，现有的研究主要以实践为主，理论高度有待进一步提升。

综上所述，随着经济社会的不断进步及社会环境的日益复杂，我国应重视安全文化的理论与实践研究。在理论上，结合我国的实际情况，积极响应新时代的新要求，构建具有中国特色的安全文化；在实践中，也要积极进行安全文化的建构，实现个人、社会、国家层面的进步与发展。

第三节　医院安全文化

一、医院安全文化的概念

随着世界高危险行业安全文化管理的兴起以及医院安全策略不断丰

富，医院安全建设被逐渐提高到文化层面，用来描述一个组织对待安全的态度，通常包括员工对待安全的态度、信念、感知能力及价值取向。

安全文化作为一种“以人为本”的管理新思潮，着眼于个人和群体，开始在西方兴起，多个国际组织及相关学者开始开发测评量表对医院安全文化建设进行测评。医院是一个特殊的服务行业，医院安全文化的建设对提升医院的服务质量、保障医院的安全具有至关重要的意义。加强患者安全管理，营造安全的诊疗环境，制订有效干预措施，减少医患矛盾，给广大民众和医务人员创造一个健康、安全、稳定、和谐的医疗环境成为卫生领域面临的重要课题。

医院安全文化是医院文化的一个分支，同属组织文化的范畴。组织文化是组织内部理念的一种表现，是组织内部成员对人、事物和环境相互关系的一种共同而又根本的理解，这种理念可以使组织的每一个员工以一种共同的方式去理解各种不同的情况，也可以通过价值观、信仰、态度、行为、习惯、语言、目标、政策和组织的运作表现出来。因此，医院安全文化可以理解为：将“安全”整合到组织的每一个单元，注入每一个操作规范之中，也就是将安全提升到最优先地位的一种行为。安全文化，即以安全为目的，将文化的所有内涵向前推进的一种统一的组织行为。

医院安全文化的概念是由 Singer 等学者于 2003 年首先提出的，他们将安全文化看作医院组织文化的一部分，并强调要加强医院安全管理，提高对患者的服务水平。

英国健康与安全委员会安全文化测评小组把医院安全文化的基本要素分为六个方面：（1）领导能力：医院高层领导全面参与并承诺安全，同时将其诠释为医院员工的共同价值观和行为准则。（2）政策和规划：视安全为第一准则，甚至以牺牲生产和效率为代价来全面规划医院安全的各个环节。（3）员工参与：员工个人能够自由地贡献安全思想并在实践中付诸行动，保证员工主动参与安全决策过程。（4）双向交流：医院内领导与员工之间、员工之间、科室之间的交流应该是频繁和坦诚的。（5）无障碍的报告系统：公开对待缺陷与问题，当出现缺陷时应及时向有关部门报告。（6）学习型组织：崇尚学习型组织，对待问题的态度着眼于改进系统而不是惩罚个人。

美国卫生文化和卫生安全专家凯泽教授把“安全文化”定义为：以共同的信仰和价值为基础，努力把服务过程中可能引起的患者伤害降至最低的一种工作理念。医院文化的基本内涵是医院员工共同尊崇的价值观念、职业精神、行为准则及其实践活动。

JCI 标准将医院安全文化进行了创新和升华，《JCI 医院评审标准（第

5 版)》认为，JCI 标准下医院安全文化是个人和团体价值观、态度、观念、能力及行为模式的结果，这些内容确定了医院安全管理的方式、水平及承诺。JCI 标准下的医院安全文化的创新之处是力求创建一种非惩罚的环境，鼓励员工上报医疗护理差错或不良事件，并对事件进行汇总分析，查找系统原因，进行持续改进，以便从错误中吸取教训，防范同类错误再次发生，进一步保证患者安全。

作为一个全新的理念，安全文化在我国医疗卫生管理领域也日益受到重视。国内学者韩光曙将医院安全文化的基本要素归纳为以下五点：(1) 医院的最高层承诺安全，并将其诠释为各级人员共同的价值观、信仰和行为准则。(2) 安全享有医院的永久优先权，甚至以牺牲生产和效率为代价。(3) 公开对待缺陷和问题，当出现缺陷时应及时向有关部门报告。(4) 崇尚学习型组织，对待问题的态度应着眼于改进系统而不是惩罚个人。(5) 医院内部员工之间、科室班组间的交流应是经常和坦率的。(6) 提供必要的物质条件、激励机制和奖励措施，使安全承诺可以付诸实施。

谭琳玲等认为，医院安全文化可以理解为将希波格拉底的格言“无损于患者为先（First do no harm）”整合到组织的每一个单元，注入每一个操作规范之中，就是将“安全”提升到最优先地位的一种行为。这种安全文化可以向社会公开承诺，并付诸每天的实践当中。

陈晓宇、黄丽华认为，影响医院安全文化的因素主要有四个：(1) 制度因素：从指责文化中解放出来，实行“无惩罚的错误报告制度”是消除医务人员对错误的恐惧，增加报告意愿，增进对报告文化的认同感的前提条件。(2) 环境因素：对医院而言，必须设法建设良好的报告文化，提高医疗信息透明度，构建和谐团队，尽可能控制影响元素，从而创造一个相对稳定的且有利于医务人员参与安全行为的工作环境。(3) 管理因素：管理层要对安全文化建设引起足够重视，管理者需要为患者安全做出明确承诺并以身作则确保患者的安全。(4) 资源和设备：医院硬件设施在建设活动中往往是不可或缺的，但不管医院规模如何，各国各地区、各级各类医院对人力资源和信息资源重要性的认识已趋统一，保证员工数量是一个需要率先解决的问题。

谢建飞认为，医院安全文化是在长期的医疗、科研、教学等生产活动中慢慢形成的一种文化氛围，是全体医务人员的态度、意识、信念及行为方式等的总和。医院安全文化与病人安全文化是两个不同的概念。医院安全文化是医院文化的一个分支，其涉及的是广义上医疗机构的大安全，包含医务人员安全及病人安全两大部分，其中的病人安全文化隶属于医院安全文化。

近年来，随着国内外各大医疗机构对医院安全文化的研究趋向深入，逐渐形成共识：医院安全文化是由个人和集体的信仰、价值观、态度、观念、能力和行为模式所共同形成的产物，决定了组织致力于保障医疗护理质量和病人安全的信念和行为。建立医院安全文化是改善患者安全的潜在战略，通过改变组织文化来提升安全质量意义重大、效果斐然。医院安全文化的建立有赖于评估工具的选择，它不仅提供了理解安全文化的方法，本身更是保障安全的一种措施，安全评估可以随时进行，及时发现隐患，不断干预预防，实现组织安全水平持续提升。医院安全文化的建设是一个系统性文化建设，受多种因素影响，不可能仅通过某个层面、某个团体或某项措施来完成，需要多方力量共同完成。

二、医院安全文化的特点

强大的安全文化是一个成功的病人安全系统的重要组成部分，也是构建学习型组织的基础。在一个强大的安全文化中，医院会竭尽所能地做到“零伤害”，尽可能保障病人安全。在院内建立和维持一个强有力的安全文化是医院领导最重要的职责之一。

不同组织的安全文化水平虽不尽相同，但都应该具有以下六个特征：（1）员工和领导都重视公开公正、自身职责和互相尊重。（2）每个人都把安全视为首要任务。（3）破坏安全文化的行为是不可接受的，一旦发生，员工、患者和家属便会为了减少相关风险向组织报告。（4）所有员工都意识到，即便是完善的系统也不能保证病人安全事件永远不发生；并且必须尽量在病人可能受到伤害之前发现危险因素或识别不安全的状况；而且所有员工认为一个临近不良事件的发现并不意味着系统成功地预防了一件不良事件的发生，而是意味着该系统需要进一步完善，从而更好地预防病人安全事件的发生。（5）所有员工不否认、不掩盖病人安全事件，并且想要向组织汇报和从病人安全事件中获得教训，从而弥补有可能导致病人安全事件发生的系统缺陷；并且所有员工知道管理者会把重心放在导致病人安全事件发生的系统问题上，而非一味地指责发生病人安全事件的当事人。（6）通过病人安全事件上报和从问题中吸取教训，创建一个学习型组织。这也是拥有强大安全文化的医院必须具备的基本要素。

因此，医院安全文化建设不仅具有必然性，还呈现出复杂性与长期性的特点。

第一，医院安全文化建设的必然性——安全事关生命。对于以保障人民生命健康为宗旨的医院而言，其安全具有至关重要的意义。医院安全文化建设则是实现医院安全，切实促进人民健康幸福的重要保障。

第二，医院安全文化建设的复杂性与长期性——医院的特殊功能。对于技术、人才的需求高及人员的密集度大、流动性强等特点决定了医院安全文化建设的复杂性。另外，医院安全文化建设受多种因素的影响，不可能仅仅通过某个层面、某个团体或某项措施就能完成，它是一个系统性的文化建设，需要多方力量共同完成。而医院的安全文化建设也不是一蹴而就或者一成不变的，时代在进步，安全事故也不可能完全避免。医院安全具有相对性和风险的绝对性，安全只是针对特定时刻、特定情形的一种状态，而风险则是存在于无形、爆发于意外。因而，要时刻努力避免风险的发生或是将风险降到最低。由此看来，医院安全文化建设是一个长期的过程，要正确把握量变与质变的规律，正确认识医院安全文化的长期性，逐步完善医院安全文化建设。

三、医院安全文化的层次结构

（一）根据安全文化的构成划分

医院安全文化主要分为三个层面，分别是领导层、物质层、机制层。

1. 领导层

对于医院安全保障而言，领导层是基本要素。领导层对于医院安全文化的关注是推动医院安全文化建设的第一动力。医院安全文化离不开领导层的支持。领导层要首先认识到医院安全文化的重要性和必要性，带领员工重塑共同的责任和义务；同时，也要领导建立组织机构，畅通沟通机制，完善后勤保障。

2. 物质层

物质是文化的象征，医院安全文化可以表现于多种物质形式，如医院的安全宣传单页、安全标示等。同时，物质层的存在也为医院安全文化奠定了物质基础，如医院设备的更新、医院安全环境的改善等。

3. 机制层

医院安全文化的产生与发展得益于各种医院的安全管理机制，如组织协调机制、应急管理机制、医患沟通机制、医院内部沟通机制、医院安全奖惩机制等。因此，机制层的存在和运营是医院安全文化的骨架。

(二)根据安全文化的层级结构划分

医院安全文化可以分为物质层、制度层、行为层三个层面。

1. 物质层

文化的物质层指可见之于形、闻之于声的文化现象。对于医院安全文化而言，其物质层主要表现在医疗服务的环境与流程、医疗设备的改善与更新、医院环境与设施的建设、院风院纪等。

2. 制度层

医院安全文化的制度层主要指医院安全管理的体系架构。它包括组织机构的健全、规章制度的建立、管理机制的完善。

3. 行为层

医院安全文化的行为层是指内化于医院及其职工心灵中的安全意识形态，如安全思维方式、安全行为准则、安全道德观、安全美学观、安全价值观。它是医院员工对安全问题的情感认同与个人响应。

这三个层次中最重要的是行为层，即行为安全文化。有人提出在医疗机构内安全文化就等同于一种鼓励报告错误、不批评犯错误的人、高层领导参与和注重系统的环境。医院安全文化不仅仅关注服务对象的安全，还关注工作人员的安全，它支配着医院员工的行为趋向，而物质安全文化、制度安全文化的状况也会反作用于医院的行为安全文化。

四、医院安全文化的发展历程

自 2003 年 Singer 等首次提出医院安全文化的概念，国内外便开始有意识地进行医院安全文化建设。

国外对安全文化的实施主要围绕“领导关注、委员会决议、非惩罚性事故报告制度、有效沟通机制与交班制度、安全应急机制、员工参与和知情策略”六个方面展开。在医院安全文化建设方面，国外已经进行了多年的研究，有越来越多的组织机构鼓励对于安全文化进行科学评估，建立起相应的评价体系，如美国医疗机构评审联合委员会（JCAHO）、美国医疗保健研究与质量局（AHRQ）、美国国家质量论坛（NQF）等，积极鼓励安全文化的测量。但是，目前国外尚没有建立一个综合的评价体系，对于医院安全文化的评价仍然着重于患者安全方面，如安全态度问卷（SAQ）、医院患者安全文化调查问卷（HSOPS）、医疗机构患者安全氛围调查表（PSCHO）及曼彻斯特患者安全框架（MaPSaF）等体系。其中前三种评价体系在美国普遍使用，而曼彻斯特患者安全框架则在英国广泛使用。美国医疗保健研究与质量局（AHRQ）给出了一系列评价医院与患者安全相关的科室安全文化的评价量表，包括药房版、ICU 版、团队安全氛围调查量表等，所有这些安全文化调查体系都是围绕患者安全设计的。根据不同的评价标准、不同的调查对象及调查指标，加之国家间的环境、文化、经济发展水平等方面存在诸多差异，各个国家的医院安全文化现状也存在较大差异，国内的医院安全文化亦是如此。现有的评价体系主要讨论医疗服务机构的核心责任、患者的安全，但目前这些评价指标体系没有系统地联系起来，形成一个可供评测的模型。因此，如何建立具有中国特色的且运用于评价医院安全的体系和模型，值得进一步研究。

相对于国外，中国的医院安全文化发展相对较为缓慢，还未建立起相应的符合中国特色的适用于评价医院安全的体系和模型。尽管国家卫生计生委已经出台了诸如《医疗质量管理办法》等文件，但这主要是针对医疗安全进行了细致的规定，对于医院安全文化的建设并没有制度性的导向及提供具体的评价指标。在医院安全文化的建设方面，国内也较为保守，对于医院安全事件的处理仅止步于处理安全事件，按照传统的惩罚手段，找出犯错误者予以严重处理，相应的预警及反思机制不完善，并且缺乏将其上升到制度和文化层面的意识，导致医院安全事故层出不穷。医务工作者在给患者进行医疗服务的时候趋于保守，对于一些有风险的治疗手段由于怕承担责任而不敢进行尝试，不仅对人民群众的生命安全造成了严重损害，也不利于医院的长久发展。虽然国内有关于安全文化在医院实施的讨论，但都仅限于文字性的陈述，并没有可以衡量一个包括医院安全文化在内的评价模型及具体指标。另外，目前国内使用的医院安全评价和模型大多引自国外，具有中国特色的医院安全评价模型有待出现。

五、医院安全文化的功能

医院安全文化属于文化的范畴，因而，医院安全文化具有文化的功能。根据文化的功能价值模型，医院安全文化具有导向和整合功能。

第一，医院安全文化的导向功能。文化具有社会导向的作用，医院安全文化对于医院安全、社会安全同样具有导向作用。通过领导责任制的医院安全文化建设，能够对医护人员、患者及其他人群的安全意识起到一定的引导作用，引导人们重视安全，重视医院安全。

第二，医院安全文化的整合功能。包括规范整合功能、价值整合功能和结构资源整合功能。（1）规范整合功能。医院安全文化能够规范人的安全行为。通过推进医院安全文化建设，引导整个医院包括医护人员、患者、家属等在内的所有群体重视安全，不仅仅包括医疗安全，还包括信息、设施、环境等非医疗安全，从而能够强化人们的安全意识；而医院安全文化建设中的安全宣传、安全教育与培训也能够提升人们的安全素养，使人们从心灵的共同认同转化到实际行动中来。医院安全文化建设中设施的更新、环境的改善也为人们的安全规范提供了强大的物质基础。(2）价值整合功能。无论是文化还是安全文化，都有一个重要的前提要素，就是价值认同。医院安全文化的目的就是致力于达成保障医疗质量以及人民群众安全健康的共同信仰、价值、态度、观念、能力、行为模式，为医院安全奠定基础。(3）结构资源的整合功能。社会是一个多元结构的系统，社会的异质性越强，分化的程度就越高；多元结构越复杂，功能整合的作用就越重要。医院安全文化的重要功能在于能够通过医院的安全文化建设，实现医院的安全工作管理机制的组织及协调，内部结构和资源的整合及优化。同时，随着医疗卫生体制改革的深入发展以及人们需求的日益多样化，医院安全管理迎来了新的发展契机，既是机遇，也是挑战。医院安全文化建设能够在预防、处理安全事件的基础上，提升人们的整体素养，从而在实现医院安全管理的基础上，促进医院综合实力和整体竞争力的提升。

国外大量研究表明，建立医院安全文化是提高患者安全和医疗质量的关键因素。安全文化和医疗行为息息相关，包括错误上报、不良事件减少、死亡率降低等。良好的安全文化氛围为医疗机构预防不良事件发生、提升安全管理水平提供了新的视角。

医院安全文化的具体功能还体现在以下几个方面：

第一，规范人的安全行为。推行全员安全文化建设，使每一位员工都能意识到安全的含义，从而能自觉地规范自己的安全行为。

第二，组织及协调医院安全管理机制。安全管理与其他的专业性管理不同，它不像医疗管理、药品管理、设备管理等局限于对医院的某一个方面或某一部分人的管理，而是对医院一切方面、一切人的管理，还承担着对职工的安全法规、安全知识的宣传任务，这就要求医院的一切部门、一切人员都为实现医院安全服务协调一致运作，不能出现梗阻。要做到这一点，只有推进医院安全文化建设，将文化安全融入全院职工的行为规范中。

第三，推动医院医疗服务管理向深层次发展。医院安全管理已成为一个日益突出的问题，尽管已做了很多工作，采取了很多措施，但是不安全的隐患始终存在，潜在的危机和风险势必严重影响到医院深层次的建设和发展。因此为了更好地预防各类安全事故的发生，除了应重视人的安全知识、安全技能、安全意识以外，还应充分认识和重视人的文化，即观念、态度、品行、道德、伦理、修养等基本和深层的人文因素及人文背景，从人的基本素质出发，建立安全文化建设的思路和策略，进行系统的安全文化建设，从而实现医院安全工作的良好循环。

（王习习、柏雪、朱成明）

第二章

安全文化相关理论基础

第一节 事故致因理论

一、事故致因理论的历史沿革

（一）国外事故致因理论的历史沿革

1913 年，第二次工业革命促使福特公司开始采用流水线生产方式，该方式使得工人围绕着机器，学习和掌握自动化技术。在以机器为中心的工作模式中，工人往往被认为是事故发生的主要责任承担者。在这种变革中，1919 年，英国统计学家格林伍德（M. Greenwood）和伍兹（H. Woods）在英国的产业疲劳会议上发表了《人类中存在一些事故多发者》的研究报告。1939 年，英国心理学家法默（E. Framer）和钱伯斯（E. G. Chamber）提出了著名的“事故倾向性理论”（Accident Proneness）。“事故倾向性理论”认为，在同样的工作程序与操作中，相同分工的部分人发生事故的概率更高，这部分人就称为“事故倾向者”。“事故倾向者”的聘用将会增加不安全因素，企业生产者可通过科学统计与管理方法区分出并解雇“事故倾向者”，以降低发生安全事故的风险。“事故倾向理论”的理论核心是区分出“事故倾向者”。

1936 年，海因里希（W. H. Heinrich）提出了经典“事故因果连锁理论”。该理论认为，事故是一连串的事件按一定的因果关系依次发生的结果。为了更加形象地解释该理论，海因里希用五块多米诺骨牌的连锁反应（即推倒第一块骨牌，之后会引起后面的骨牌依次倒下，直到最后一块骨牌也倒下）进行美化。因此，该理论也被称为“多米诺骨牌理论”（Domino Sequence Theory）。“多米诺骨牌理论”的最大贡献在于创立了事故致因的事件链的概念，开辟了研究事故产生机理的新思路与新视野。

1939 年，欧洲大陆全面爆发战争，第二次世界大战使得导弹等新型武器如雨后春笋般地出现，复杂的操作流程和紧张的工作氛围大大增加，导致失误频发。为了保障机器的正常运转，提高人与机器相互配合的协调度，人机工程学应运而生。该学科专门研究机器操作者的综合能力及其相关影响因素，深刻地影响了战后生产安全管理的发展。人机工程学的兴起和发展标志着工业生产中机器与人的关系的重大革新。人机工程学不再以机器要求操作者，而是根据人的思维与操作习惯开发、设计机器，达到减少操作失误的最终目的。

1949 年，哥登（Gorden）开创性地引进了流行病的疾病传播机制，将流行病学的相关理论、方法应用到“事故”中。他认为，事故与流行病具有相似性，故可将流行病因的系统理论和方法应用到安全事故中。该理论认为导致事故的发生有三个因素：人为失误因素、作业环境因素与媒介因素。早期事故致因理论一般只考虑人为失误因素，该理论的成就在于突破既往的人为单因素观念，综合地提出事故间因素的特征与互相联系，明确地阐明了事故是多种因素相互作用的结果。哥登的理论研究拉开了学术界对事故多因素深入研究的序幕。

1961 年，吉布森（Gibson）提出了事故致因理论发展史上里程碑式的“能量异常转移理论”。“能量异常转移理论”认为，事故发生的直接原因是由各种形式的能量构成的，这是一种未预期到能量异常转移的结果。吉布森倡导通过载体来控制能量的释放或者移除能量，以最大化降低事故发生风险。

20 世纪 60 年代末，瑟利（J. Surry）提出了“瑟利模型”。这种理论以人对信息的处理过程为基础阐释事故发生的因果关系，认为由于人在处理信息过程中出现失误，从而导致人在工作中的失误，最终导致伤害发生。20 世纪 70 年代末，高精尖科技取得长足进步，先进设备及生产工艺、操作流程不断更新并逐步系统化，工业生产与管理领域开始产生系统论、管理论、信息论等理论，这些理论逐步成熟并获得广泛应用、发展。1973 年，博德（Frank Bird）在海因里希“多米诺骨牌理论”的基础上，提出了“现代事故因果连锁理论”，该理论与现代生产与管理观点更加吻合、贴切。“现代事故因果连锁理论”主要阐述了五个相关影响因素，分别为管理缺陷因素、个人及工作条件因素、直接因素、事故因素、损失因素，但不足之处在于将五个因素的产生都归结为管理问题。该理论认为，生产安全的管理者不得不意识到，只有生产实现本质安全化，才能降低事故及伤害发生的概率。博德认为，现代企业管理的重要一环是安全管理。

“现代事故因果连锁理论”的核心在于深入探析现场差错深藏的制度与机制障碍，强调了现代企业管理者在生产安全中的全面责任。1975 年，劳伦斯（Lawrence）提出了“金矿山人失误模型”；1979 年，安德森（Anderson）等对“瑟利模型”进行了进一步深化。他们一致认为，人们在信息处理过程中会出现概率性偏差，这种偏差可能会导致操作错误，从而导致事故的发生。1981 年，塔兰茨（W. E. Talanch）出版了《安全测定》一书，该书提出“变化论模型”；1982 年，日本学者佐藤吉信研究出“变化与作用连锁模型”。这些理论标志着现代安全理论获得了重要发展和深化。事故致因理论是在近代工业发展过程中逐渐发展起来的，相关理论核心内容的差异，体现了对事故认知深度的不断提升，其中综合原因理论分析最科学，其全面涵盖了其他理论内容。

（二）国内事故致因理论的发展

事故致因理论相关研究在国内的起步较晚，通过借鉴国外企业生产事故致因理论的成果，我国研究人员对事故致因理论进行了广泛而深入的研究。国内有学者提出了“综合论事故模型”，该模型将事故的发生归因于人、环境、社会人文等因素的综合作用。1995 年，钱新明、陈宝智分别提出了“事故致因的突变模型”和“两类危险源理论”。2000 年，何学秋提出了“安全流变与突变理论”，该理论解释了管理系统连续变化过程中整个管理系统状态可能出现突然变化。2006 年，田水承提出了三类危险源理论。我国专家学者的研究成果尽管晚于国外且存在诸多有待完善的内容，但由于充分借鉴与创新研究，相关理论研究水平较国外已有很大提高。

综上所述，国内外事故致因理论可以分为四个研究阶段：第一阶段，状态致因论（20 世纪 30 年代）。该阶段的代表人物是格林伍德、伍兹、海因里希。“事故倾向性理论”阐述了“事故倾向者”的概念与内涵，该理论认为企业管理者要甄别出“事故倾向者”，予以解雇或是调离关键岗位，从而减少事故发生的可能性。“多米诺骨牌理论”则认为事故并不是突然发生，而是一些人和事存在于一个内部联系中，一旦发生事故，就可能导致一连串的连锁反应。这两个理论构成了安全生产与管理的理论基础。第二阶段，环境致因论（20 世纪 40—60 年代）。该阶段的代表人物是哥登和吉布森。其中“能量异常转移理论”认为事故是一种未预期到能量异常转移的结果，倡导通过载体来降低事故发生的风险。该理论的突出贡献在于不再将事故发生的原因全部归咎于人类及其活动，而是开始考虑周围的环境和设备。第三阶段，系统致因论（20 世纪 70 年代—20 世纪末）。该阶段是对前两个阶段相关理论的关联与深化研究，将事故相关人的因素与环境因素开始进行系统性研究，深入探析人与环境之间的相互作用，提出通过对人的行为纠正和对工作环境的优化，对事故的危险状态进行控制。第四阶段，综合致因论（21 世纪初至今）。如今，全球学者们开始重新认识事故致因理论，对事故致因理论的研究不再局限于人与环境的因素，而开始拓展研究相关的社会人文因素，如社会经济、政治、文化、法律等因素，这些因素与事故发生同样具有直接联系。因而，应综合考虑各方面因素，使得现代事故致因理论逐步成熟，并更好地应用到政府机构、企事业单位等安全管理中。

二、事故致因理论的主要模式

根据国内外事故致因理论的历史沿革与发展趋势，总结归纳了以下四个经典事故致因理论模式：

（一）多米诺骨牌理论

1936 年，海因里希最先定义了相对完整的“多米诺骨牌理论”。该理论认为所有事故的发生原因都在于人的因素或是与人相关的环境因素的异常，这些异常的根本原因在于人的遗传因素和发展的周边因素。“多米诺骨牌理论”是指在一个相对稳定的操作流程中，一旦出现一个小小的失误，可能会引起一连串的连锁反应。“多米诺骨牌理论”阐释的是事故由点到面的一种变化过程，变化是一个接着一个传动，当到达最后一个节点时，就导致了重大事故的发生。简而言之，“多米诺骨牌理论”就如同堰塞湖或是雪崩，在起始点静态积蓄能量，当起始点受到内、外因素刺激时，静态积蓄的能量瞬间爆发，因而引起像洪水或是雪崩似的后果。

（二）Reason 模型

1990 年，英国曼彻斯特大学心理学教授 James Reason 在 *Human Error* 中提出了“瑞士奶酪模型”（Swiss Cheese Model），进一步发展了海因里希的“多米诺骨牌理论”。“瑞士奶酪模型”（也称“Reason 模型”）相关模块的工作内容及其运行机制，以及各模块之间的制度桎梏或机制运行障碍，可能导致重叠的系统漏洞，故失误的根本原因是“组织管理因素”。“Reason 模型”认为，在一个组织中事故的发生有四个层面（四片奶酪）的因素，包括组织的影响、不安全的监管、不安全行为的先兆、不安全的操作行为。每一片奶酪代表一层管理系统，奶酪上的孔洞代表管理系统中存在的制度桎梏或机制障碍，这些孔洞的相对形状和大小都持续变化着；当多个奶酪上的孔洞排列在一条直线上时，管理系统就促成了“事故机会弹道”；若相关危险因素穿过所有管理系统上的“孔洞”，将导致差错的最终发生。这些所谓的“奶酪”上的“孔洞”每时每刻都在变化着，其相对位置和大小完全吻合的过程，就是过失行为累积并产生事故的过程，这就是“累积行为效应”。

（三）“2-4”模型

2005 年，我国专家学者提出了事故致因“2-4”模型。“2-4”模型认为每个事故都必然会发生在社会组织之内，事故发生的原因分为内部原因和外部原因两方面，其中内部原因又可以继续分为组织与个人两个层面的原因。组织层面的原因可以分为安全文化和安全管理体系；个人层面的原因可以分为行为习惯性和一次性动作与状态。“2-4”模型主要在经典的链式事故致因模型（Cause-Effect Model）的基础上形成，改变了链式事故致因模型中的危险原因和组织行为的概念与内涵。组织与个人层面上所有的差错行为，即所有事故根源都可以定义为危险源，将企业组织里的成员的行为，包括管理员、基层员工等都定义为个人行为，而组织行为是指跟组织整体相关的管理体系与安全文化等。“2-4”模型的突出特点在于细化分解了组织与个人行为的分类，该模型将个人行为分解为习惯性和一次性行为，即长久性与短暂性行为，对所有原因模块都给出了非常确切的定义，重建了相关模块间相互关联的关系。

（四）系统安全理论

经典事故致因理论一般深入研究人、物和环境等多种因素中的一种或多种，但人、物、环境等任意一个因素缺失，企业组织管理系统将无法正常运转。仅将组织管理职能作为导致事故发生的直接原因也是非常不确切的，组织管理职能实质上是工作运行体系的控制部分，管理职能的目的是使管理组织事故发生风险概率尽可能降低，更加稳定地完成既定目标和任务。系统安全理论是与安全科学相关的且用于控制事故风险的创新理论，也是事故致因理论的最新研究前沿阵地。该理论认为，世界不可能存在绝对安全的事件，任何企业生产活动都有可能导致差错。任何管理组织中都必然存在导致事故发生的因素，这些固有的因素被称为系统安全的“危险源”。国外学者对“危险源”未进行系统的归纳总结与分类研究，而是笼统地识别与单元相关联的、广泛存在的“危险源”；国内学者则基于事故致因相关人、物和环境等及其相互作用，进一步提出了“两类危险源”

和“三类危险源”理论。

三、事故致因理论对医院安全文化的丰富与发展

事故致因理论在大量生产实践活动中产生和发展，国内外学者关注的焦点主要集中于事故发生的规律性、原因及其预防措施，通过对重大事故的调查与研究，总结归纳差错发生的一般规律与机理，用实践案例反向证明理论的科学性和实用性；但也正是事故致因理论相关模型的变化发展，对于企事业单位及医院的安全策略产生了极大的借鉴和促进作用，特别是改变了各个时期人们对安全及其相关影响因素的认识和理解。

美国职业健康安全和环境管理局（OSHA）在生产实践中则较倾向于多米诺骨牌理论模型，该政府组织对事故的定义为：事故是由一连串相关事件按照一定因果关系依次发生，其过程是非常复杂的，但事故之所以发生大体有三个层次的原因。直接原因是违反工作流程或是未按照既定方案执行，人或设备的工作负荷超过了允许的最大限度；与直接原因相对应的是间接原因，是指一种或多种不安全因素作用导致的事件，如机构的管理者在制订方针或是实施重大决策时存在重大失误，对政策环境评估失败也是重要原因。日本劳动省对事故的界定为：物与人的接触发生异常情况，或是因为人的操作失误，或是设备、环境发生异常，导致两者之间工作流程不同步，最终形成管理系统的漏洞或是缺陷，而这些缺陷带来的直接后果则是对人的伤害或是任务目标不能达成。就其机理而言，日本劳动省认为任何事故的发生都是由于管理系统存在制度桎梏和运行机制障碍；组织管理的目标就是不断地发现这些缺陷，对加害物或是不安全行动进行细化界定，从而清除障碍，达到安全状态，确保任务目标顺利实现。

美国职业健康安全、环境管理局和日本劳动省在生产实践中成功应用了事故致因理论相关模型，这既是对事故致因理论模型的进一步丰富与发展，同时也成功验证了该理论模型的科学性与实用性。相比于美国、日本两国的理论模型，我国的相关行业标准对事故相关内容、因素有明确的定义与标准。我国《职业健康安全管理体系要求》（GB/T 28001—2011）详细地阐释了“事故”和“危险源”。“事故”是指导致人或物的损失，或是组织目标或工作流程被严重破坏的意外事件。“危险源”是指导致事故的不安全的事物，包括人、物（设备）、环境、社会、经济、政治、法律等因素。根据《职业健康安全管理体系要求》，“事故”发生的根本原因即“危险源”，是一种不稳定或异常的状态。“危险源”存在于制度框架及其运行机制中，也有可能存在于管理的各个细微环节中，甚至包含内在

的和外在的环境因素。企业管理者的任务就是有效管控“危险源”，充分评估不稳定因素，综合评估人和物的不安全状态，特别是有害的社会与自然环境因素。“危险源”的无效管控可能使组织及个人受到相关影响而做出错误的判断、错误的反应，从而导致不可逆的危险结果。“危险源”的具体行为表现为违反国家层面的法律法规、规章制度，违反组织相关操作流程和管理规定，违反组织内不成文的约定或是组织文化（价值观）。存在制度缺陷、控制力缺乏、知识储备不足、认识不够等问题都无法管控好这些“危险源”，以上行为被理论学家称为“不安全行为”，为企业管理者提供了行为界定的参照与标准。

我国国家标准《企业职工伤亡事故分类》（GB 6441—1986）中将“不安全行为”具体细分为操作失误，忽视安全，忽视警告；造成安全装置失效；使用不安全设备等十三大类。又将“不安全状态”具体细分为防护、保险、信号等装置缺乏或有缺陷，设备、设施、工具、附件有缺陷，个人防护用品用具——防护服、手套、安全带、安全鞋等缺少或有缺陷，生产（施工）场地环境不良四大类。我国安全生产的相关法律法规根据我国实际的企业生产与管理工作，根据事故致因理论将相关因素分为“危险因素”“有害因素”“不安全因素”“事故隐患”等。根据“事故倾向理论”，有些人总是倾向于发生操作失误，虽然经典理论存在不足，但不可否认的是人是事故致因理论中最为活跃的要素，即使机器、设备、设施存在一定的缺陷，但人可以对其进行修复，以降低事故发生的风险概率。所有的安全管理系统都是根据人的操作与习惯而设计，且需要人的主导才能发挥作用。

医疗机构是提供基本卫生服务的场所，特别是城市大型公立医院，日门诊量达到 5 000 ～ 10 000 人次，住院手术量也要达到几百台。然而除了医护人员、患者，还有患者的家属、护工、物业管理人员等，使得医院里人员非常密集。医院属于特殊的公共场所，一方面院内交通非常拥挤；另一方面，患者大多是行动不便、有疾病在身的弱势群体，一旦出现水、火、电等事故，这些群体的迅速转移均会面临较大压力，如果没有应急预案和积极响应机制，那么医院所承受的后果将是灾难性的。另外，医院所提供的医疗服务属于特殊的类型，毕竟医疗技术与人们的生命健康密切相关，且医疗技术具有高风险、高技术含量，具有垄断性与信息不对称性。医疗活动则是医生根据患者病情做出相应诊疗活动的过程，特别是对于危急重症患者的救治，抢救生命往往是置于第一位的，这对医护人员的医疗技术提出了非常高的要求，同时也要求医疗设备能无障碍运转。基于事故致因理论，可以认为医院是医方向患方提供卫生服务的系统，处于系统中最为活跃与关键的因素是医务人员。医务人员的知识水平、技能储备与安全意识直接影响卫生服务质量。除了医务人员，护理、后勤、保卫、财务等子系统也间接影响医院安全与患者的生命健康。医患纠纷的多发和政府对民生的关注，使医院安全管理成为一个日益突出的问题。尽管各级卫生管理部门和医院自身都采取了很多措施，但是潜在的危机和风险仍然存在，并影响医院深层次的建设和发展。因此，实施系统的安全文化建设，可以实现医院安全工作的良性循环，使其步入可持续发展轨道。通过事故致因理论分析医院安全文化，可知医院安全文化的构建是一个长期的过程，涉及医院管理的方方面面。医院要构建适合自身的安全文化，必须通过多种途径，以高度的敏锐性，掌握医院安全文化的建设动态，及时寻找存在的不足，有针对性地采取措施，让医院安全文化落到实处，提升医务人员的安全风险与责任意识。

第二节　人本原理

一、人本原理的历史沿革

1920—1930 年，西方发达国家在经历工业革命的过程中逐步认识到，在社会经济发展和工厂综合管理的发展过程中，产品或设备的生产、销售、流通、储藏和管理，都必须依靠人的劳动和管理。1960—1970 年，以发达国家为首的现代跨国企业开始注重人为因素的影响作用，创立了以人本管理为核心内容的企业组织的相关管理理论。2000 年以来，经济全球化与人才的竞争为企业发展带来非常大的推进作用，企业领导者和管理者开始着力研究人力资源，高校的研究人员也开始将人力资源管理作为重要研究对象。因此，人本管理理论成为现代管理学四大原理之一。人本管理理论要求企业领导者、管理者和员工重视人的因素，激励人的积极性，通过主动地分权与授权，通过将组织目标与个人目标结合起来，最大化实现个人的社会价值。

我国对人本管理理论的研究比较晚，国内专家、学者最早的研究文献可以追溯到 20 世纪 80 年代。在这一时期，西方发达国家的人本管理理念逐步被国内企业领导者与管理者认识，而学术界也出现了很多杰出的人本管理的专家、学者，他们的研究成果大大促进了人本管理在国内的发展和实践应用。这些专家、学者中，马士斌（1990）提出将人本管理思想应用到职业生涯规划与管理中；刘洪儒（1990）、雷春云（2010）等提出将人本管理思想运用到绩效考核与职称晋升中，将物质激励和精神激励并重，重视人为因素，激励员工为实现组织目标和个人目标尽最大努力，实现社会价值和人生价值；吕钦（2003）等提出基于人本管理理论的企业薪酬管理与激励机制；魏雷东（2007）系统阐释了基于人本管理思想的组织行为与领导学；王友青、姚明亮（2011）探讨了基于人本管理理论如何构建高绩效研发团队；郑赤建等（2015）研究了人本管理思想下的酒店劳动用工制度。国内专家、学者将人本管理理论应用到现代组织的各个管理领域，极大加快了我国企业现代进程与发展。

纵观国内外对人本原理的研究和实践探讨，对于人本原理的研究主要经历了如下三个发展阶段：（1）发展初期阶段。早期的理论学家们着力于人本思想的启蒙与发展，做出了较大的贡献，其理论创新主要就是正式提出了人本思想的内涵。特别是中国古代哲学家管子，他对他那个时代的统治者提出了较多的政治性建议。他认为君主在治理国家的过程中必须以人为本，否则人民就会叛乱，国家就会遭遇战事。在百家争鸣的时期，管子就提出了“人本思想”，除此之外还有儒家学派的“仁义”学说，都是以人为中心的思想理论。（2）发展中期阶段。中期阶段的理论学家则主要是西方人文主义者，如马克思、弗洛伊德等，他们对个人及组织有较为深刻的认识和理解。其中法国哲学家卢梭提出了“社会契约论”，这一思想撼动了封建统治阶级的神权与君主统治权。他用《圣经》的某一章节论证了人人生来平等的观点，认为普通公民与君主享有同等的权利，这逼迫统治阶级不得不正视臣民的权利诉求，当然也有统治者将卢梭的“社会契约论”列入反动思想。（3）发展成熟阶段。随着工业革命的爆发，生产力得到了极大的发展，物质文明促进了精神文明的发展。人本思想不再局限于统治阶级认知和实践的理论，大型企业、公益性组织同样面临着对成员的管理问题，特别是现代企业，大规模生产尤为重视人的因素。管理不仅是工作流程的优化或是操作技能的升级，而且还要研究如何让人发挥出最大的价值作用。例如，泰罗的科学管理理论就开始研究计件工作制度，期望通过科学制度完善管理环节。法约尔对管理进一步研究，提出了科学管理的计划、组织、指挥、领导、控制五个职能。泰罗和法约尔虽然意识到应发挥人的能动性，但仍将主要研究放在完善科学管理的制度与机制上，以此提升工人的劳动效率。随着科学管理的发展，人力资源管理等分支学科不断产生并迅猛发展起来。现代企业更加重视员工职业生涯规划与能力的综合培养，达成个人目标与组织目标结合的共识。由此，人本原理在人力资源管理应用方面得到了较大的实践与丰富。

二、人本原理的内涵

现代人本原理就是根据企业所有员工的需求，通过调动所有员工的主观能动性，开展具有针对性的、有层次的管理模式，由此促进员工的全面发展，而企业通过员工的成长和对工作的投入，达到组织既定目标。当今世界，人才是所有企业最为宝贵的资源，企业不得不将人的管理纳入重点管理范围，人力资源管理部门就是专门负责人员的招聘、培养、任用、晋升的职能部门。但人力资源管理与传统的人员管理具有较大的差别：传统的人员管理强调员工本身具有一技之长，管理拥有成熟技术的人员；而现代企业的人力资源管理更加注重招聘综合素质较高的人员，除非其专业技术在领域内具有非常高的造诣。以人为本是人力资源管理的实践指导，但任何人力资源管理的最终目标仍是服务组织，也就是通过人力资源管理，让员工感受到领导层的关心，构建起组织内的和谐氛围，在稳定、安心的环境中最大限度地促进员工成长，在实现个体目标的同时实现组织目标，创造出更多的社会价值和经济效益。从实质上分析，人本原理的主要特点如下：

1. 严格执行好“以人为本”的管理思想

人本管理思想要求组织领导者要认识到人的主观能动性，认识到任何组织竞争的最核心资源是人才。不管是古代社会，还是拥有高科技的现代社会，任何科技进步和先进设备的操作都是由人来发明和操作的。国家层面也需重视人才的储备及其作用的发挥。现代国家之间的竞争主要集中于高新技术的发展与应用，特别是高精尖产业，如航空航天、核能应用、机器制造自动化、新能源等领域，这些领域的发展不能仅仅依靠人员数量的增加，更多地还是要依靠人才的智慧积累。

2. 聚焦激发人的创新力和潜能

人的生命是有限的，但社会组织的生命力可以是长久的。人力资源管理基于人本管理理论，要求组织对成员的成长做规划，在不断学习中壮大组织力量。任何组织要想发挥出最大潜能，必须依靠成员的创新能力和潜能。发挥成员的创新能力，关键要激发成员的工作热情及其对工作的理解、认同和热爱，让成员自愿将全部精力和时间投入组织工作中，这样才能不断精益求精，以追求细节的完美。发挥成员的潜能，就要求其有较强的上进心和进取心，具有奉献精神和拼搏精神，愿意为自己的梦想而吃苦耐劳，同时注意科学方法，把自己的力量发挥到极致。

3. 组织管理的基本前提是尊重每位员工

法国哲学家卢梭在《社会契约论》中提出了“人人生而自由、平等”的观点。现代社会是法制社会，即在法律面前人人平等，每个人都享有平等的权利和义务。然而现代社会每个个体都有鲜明的个性，非主流文化或是亚文化容易受到年轻人的欢迎和追崇。文化的多样性对这类群体的意义不仅是文化认同和归属，更是价值层面的肯定和认可。除了对个性的追求，组织成员仍非常重视“尊重”这一诉求。马斯洛需求层次理论认为，人的需求可以分为生理需求、安全需求、社会需求、尊重需求和自我实现需求。可见，尊重需求是社会每个个体最基本的需求之一。因此，组织除了尊重每个个体的多样性和性格差异，还必须尊重每个个体的劳动、思想和意见。哪怕个体的认识、建议存在较大的缺陷，组织内的领导者也应充分表示尊重和理解。只有这样，组织内的成员才会感觉到自我价值得到了认可，才会愿意正视自身的不足和缺陷，从而加以改正，进而贡献出自己最大的力量。

4. 高素质、高水平的团队是实现组织目标的重要保障

知识是无限的，人的生命是有限的，任何个体想要有所成就切忌将目标定得过高。每个人都必须认识到自身力量有限，必须认识到团队的力量具备强大的优势。《孙子兵法》强调“知己知彼，百战不殆”“一鼓作气”的精神，只有了解敌情，全军上下一心，才能克敌制胜。这一思想也体现了团队精神和团队力量的重要性。所以，组织必须重视团队建设，通过每个个体不断地学习新知识和新技能，掌握实时信息，从而形成高素质、高水平的团队。

三、人本原理对医院安全文化的丰富和发展

德国是贯彻实行人本原理的西方国家，其国家体系工业设计理念的产生和发展，都具有鲜明的民主主义色彩，强调的是民众的根本利益，对整个民族的振兴具有较高的历史使命感。德国的民主思想受到本国哲学家们的理论影响，其人本主义理论因社会、政治、经济、文化、法律的发展而持续完善，因而德国社会体系具有社会主义特征。德国哲学家马克思、恩格斯的共产主义理论就倡导“全民奋斗与幸福”的理念。在此理念的指导下，德国当前现行的医疗保障制度就是全民医疗保障制度，即国家买单，德国所有的民众都能享受医疗保障，看病由国家承担大部分医疗费，

而民众只用承担一小部分医疗费；而对于高级的、特殊的医疗服务需求，国家的保障程度就会变弱，甚至不会保障，毕竟任何医疗资源都是绝对有限的。

人本原理理论的覆盖范围特别广，其内容广泛涵盖了社会学、心理学、管理学等多个学科领域，但其研究的主要落脚点仍是以人为主体的领导与管理活动。当前我国医院在人力资源管理方面存在着诸多不足和缺陷，需要国内相关理论学家和医院领导者共同研究、完善方法。一方面，要形成一套人力资源管理的制度体系和高效的运行机制。领导者和学者要研究通用原则，让领导者避免做出错误的决策，主动实施有利于组织的行动方案，调动医院所有医护人员的积极性，提高其参与度，形成完成组织目标的巨大合力。另一方面，医院必须建立医师终身学习与进修的机制，制订出医师能力评价的指标框架，与医师工作量联合纳入绩效指标考核体系。这样可以从制度及机制运行层面来实现医护人员的最大价值，刺激优秀医师实现自我追求，持续提升医院的综合竞争实力。医院护理管理是医院综合管理工作的重要组成部分，只有与时俱进地完善医疗护理核心制度，让护理人员产生组织认同感，令其积极主动地投入护理工作中，才能保证医疗安全。

第三节　系统论

一、系统论的历史沿革

关于系统论的研究，最早可以追溯至20世纪40年代，美国理论学家贝塔朗菲在专著《一般系统论——基础发展和应用》中总结了一般系统论的概念、方法与应用，将其作为研究组织的理论基础，并将研究理论成功应用到了实际工作中，有效验证了系统论的科学实用性。一般系统论开启了系统论研究的新高潮，使得系统论逐步成为独立的理论学科，为专家、学者提供了研究问题的新路径和新方法。系统论的应用理论特别广泛，其中政治系统理论将系统论应用于现代政治分析与评价领域，该理论主要分为以下两个阶段：

第一阶段是一般系统论阶段。一般系统论具有鲜明的价值观导向，对现实实践活动具有较强的指导意义。一般系统论要求体系环境具有包容、灵活、开放的要素，为复杂的、多变的政治社会环境提供灵活的、有效的科学分析方法和工具。该阶段的代表人物是 David Easton 和 Gabriel A. Almond。David Easton 创造性地提出要应用系统的科学分析框架来评价政治框架，综合评价政治生态。基于系统论的控制相关理论的核心要素是不断地反馈有效信息，以供决策者做出准确判断，确保组织目标的实现。若反馈机制不畅通，决策者极有可能忽略重要影响因素或是导致决策的失误，这不但会带来组织的损失，还会造成组织领导的公信力受损，甚至让员工对组织的目标、价值观的认同减弱，使得政策执行力大打折扣。一般系统论通常应用于政治学领域，对系统内外的政治环境有较多的研究成果。其以持续适应环境调整为目的，包括系统外能力或是物质的投入，还有其他社会力量的支撑，输出效果往往是指政策的效果，如社会效益、经济效益和科技促进力等方面。简而言之，基于系统论的政治系统流程包括四个环节，即投入阶段、实施阶段、效果评价、反馈控制，其中最重要的是第四个环节，因为只有有效反馈才能使系统再次进入初始的投入阶段。

第二阶段是基于结构功能主义的系统论。一般系统论将系统视为一个整体，其内部的制度框架、运行机制及相关影响因素是不可深究的。一般系统论关注操作过程，将管理职能分为五项，即计划、组织、人员管理、指导与领导，其目标是确认整个系统能正常运转，即只要保证系统功能正常即可，而不会去果断关注组织结构。第二阶段的理论研究正是基于这一研究不足，探视组织的内部结构，从结构构成角度研究系统的功能，即从制度层面、运行机制层面研究具体的结构功能。结构功能系统理论认为，系统内部的个体组成不同，其结构就不同，体现出来的运行功能就不同。基于这一特点，可以认为结构部分承担着整个系统的运作功能，或是可以通过结构来认定功能组成。任何系统都具有一定的结构，结构是由互相作用且密切相连的个体组成。个体组成不仅是指物质的数量和质量，还包括组成个体的思想、价值观、信仰等意识形态的因素。政治体系的结构系统论是指体系中各类标准化流程或机制，这类活动是指具有某种规定或期望值的规律性工作。由此可见，结构功能主义的系统论在一般系统论的基础上，研究系统与环境的影响效果，更加深入探究系统内各个关键要素、各个相关变量之间的互相影响和作用。

以上是系统论研究的两个阶段，即一般系统论向结构性系统论转变，这是系统论丰富和发展的历程。系统论研究内容十分庞杂，不论是研究系统运作过程，还是研究系统的结构功能，都不得不面对事物的整体与局部细节问题的剖析和探讨，而系统所涉及的内容都是极其庞杂多变的，必然会耗费研究理论的专家、学者大量的时间和精力。尽管理论学家们已经详细地阐述了系统构成要素及其内在的运行机制，但系统论对要素的重要性评价和影响程度评估具有较大的缺陷。简单地讲，系统论可以引导系统决策者全面考虑问题，并通过持续反馈机制不断完善系统，这是以往相关理论无法达到的研究高度，但如何避免不分事情轻重缓急仍是系统论必须要着重研究的课题。另外，系统论的核心思想是用整体观念去分析、解决问题，这是一门关于一般模式、结构功能和系统规律的学科。系统论所提供的解决问题的基本思路是：把研究的问题当作一个系统，仔细地分析问题产生的背景及深层次原因，通过梳理制度缺陷和机制障碍，寻求整体解决问题的方案，同时也把系统环境和系统内部的因素纳入考虑的范畴，这是系统论对实践工作最大的贡献。

二、系统论的内涵与原理

（一）内涵

系统论经过两个阶段的发展和丰富，专家、学者基本上对系统有了统一的认知和理解，也对系统相关内涵有了更加科学、体系化的归纳。系统论认为，系统是由两个或是多个具有相互作用、相互联系、相互依赖的组织部分构成的整体，具有一定的组织功能。系统里的组成成分构成了结构，实现组织功能运转。总之，系统里的组成成分通过一定的操作流程互相配合、互相支持，不断投入、运行和产出，并且系统设置了监督、评价机制，持续反馈信息给领导层和管理者，为健全组织提供持续的动力。

（二）原理

1. 整体性

系统的整体性，可以理解为“整体大于部分之和”，它既不是各个部门简单相加，也不是资产的简单整合。这表明系统的构成要素都是有机的个体，每个个体都有其自身功能或特长，如对制度的解读、对专业技能和信息的掌握等方面。例如，医院系统科室的建成与业务工作的开展，绝不能认为是简单的医务人员数量的增加，而是源自学科建设与专科建设的需要。例如，对于肠梗患者，以往都是消化科和普外科的业务范围，治疗方式无非就是保守治疗与开放手术治疗，医师根据患者病情一般只能提出这两种诊疗方案。介入科的建立和发展，为肠梗患者提供了新的治疗方案，即空肠置管引流，这是介于普外科和消化科之间的方案。同时，这也是系统的整体性通过组成部分的功能扩展，实现了系统功能的优化。

2. 层次性

系统是一个多因素的结合体，系统内的各个组成成分是有机地结合在一起的，其组成结构决定了系统的功能，不同的组成结构就有不同的系统功能。基于系统论的系统内组织结构，主要强调的是层次结构，即高层次的系统应包含低层次的系统。医疗卫生服务网络就是非常庞大的系统，其中最大的系统是全国卫生服务系统，下一层为省级卫生服务系统，再下一层为市级卫生服务系统，最基层的医疗服务系统是农村卫生服务系统，如村卫生站。根据结构层次的分布情况，可以进一步厘清各层次的功能和职责。

3. 目的性

任何组织的存在、壮大，都离不开目标导向作用。目标贯穿于组织发展的整个过程，包括系统的搭建、功能分区、任务分解和战术调整等都是目标引领的作用。系统的目的性能够激发组织内部成员的工作热情，通过强化系统内各个组成成分的协同运作，使系统达到良好的运行状态。因此，系统首先应明确系统目标、正确定位，明确系统为实现组织目标可能达到什么样的最终状态，以便依据这个最终状态来研究系统的发展与现状。

4. 适应性

系统分为大系统与小系统，医疗系统就是典型案例。随着社会经济飞速发展，社会公众对健康的需求逐步增加，卫生资源却十分有限，系统必须跟进调整才能适应周边的环境变化，以便采取最为有利的系统模式。而改变的方法主要是增加系统的构成部分，调整系统的结构，才能调整好系统的功能，适应各种系统环境的变化。

三、系统论对医院安全文化的丰富与发展

根据系统论的观点，在外界环境相对稳定的前提下，系统结构的情况很大程度上决定着系统的功能。同时，系统结构的复杂性与稳定性有着非常密切的联系，系统结构越是复杂，其稳定性越差。系统结构是指系统里的组成部分互相联系的模式，或是按照系统的固定秩序排列。

根据医院的性质可以分为综合性医院、专科医院、护理院、社区卫生服务中心（站）。根据医院的营业性质可以分为公立医院和私立医院。不管何种分类，医院都是一个系统。为了简要阐述基于系统论的医院管理系统，本书选择综合性医院作为研究对象。根据系统论的观点，医院系统的组成需要很多子系统，如财务系统、信息系统、管理系统、护理系统、后勤系统、院感系统等。系统相关的环境又可分为政治、经济、文化、社

会、技术和其他影响因素。而系统的结构，根据我国等级医院评审，可以分为三级十等，具体为三级特、甲、乙、丙等，一级甲、乙、丙等，二级甲、乙、丙等。医院相关系统的环境影响因素包括当地医疗市场竞争激烈程度、医保基金的结余和支付管理制度、当地民众对健康的需求、当地地理环境和交通便捷程度等。医院内部结构通常分为临床科室、护理单元、医技科室、行政职能部门四大类。临床科室应根据医院在医疗市场的定位设置手术科室和非手术科室，而目前国家对药占比、检查检验占比的监管，对抗菌药物的规范使用，要求各综合医院降低药品、耗材的费用，将手术、治疗相关科室纳入医院重点发展科室。在当前医改政策条件下，医院应主动调整医院的系统结构，重点增加手术科室投入，鼓励手术科室的医师多进修，增强医院整体竞争力。

根据一般系统论，系统的运作分为四个环节：投入阶段、实施阶段、效果评价、反馈控制。医院系统的投入，一方面要看政府财政支持和卫生行政部门的公共卫生投入，另一方面要看院领导对医院的配置。按照既定的医院运营管理模式，运营一段时间后要动员职能部门，如医务处、护理部、质量管理科、财务处、绩效考核办公室联合统计分析，评估医院现行系统的运行状况，特别是对一些经济指标、效益指标和社会反响度进行评估。针对医院内医疗事故或医疗差错的发生，在系统内结构相对稳定的情况下，应该针对现有医疗流程、关键环节进行分析，剖析系统中各个因素对事故的影响程度。根据事故致因理论，事故的发生可能是一连串连锁反应的结果，但这仅能针对简单的事故案例；针对复杂的医疗事故，可以用系统理论的方法去研究相关影响因素。若是系统性原因导致的事故，则不能将事故原因归咎于医务人员，而是整个医院层面的问题，如存在医院管理相关制度不健全、诊疗流程存在缺陷、医疗分工与责任不明晰的情况。这些系统性问题只能依靠医院领导者和中层管理者去解决。

系统论的创始人贝塔朗菲强调任何系统都是一个有机的整体，它不是各个部分的机械组合或简单相加。医院作为一个独立的运行系统，必须是医院领导者掌握医院运营方向，中层管理者负责医院正常运转，确保医务人员正确执行医疗核心制度和相关法律法规，医务人员则按照执行诊疗指南，根据患者病情，正确制订患者最适宜的治疗方案，从而达到最好的疾病转归效果，获得预期疗效。医疗风险存在于整个医疗的服务过程中，如何消除系统性医疗差错，是医院领导者和普通员工需要齐心协力解决的问题。医院要以系统论为基础，建立“医务部牵头、全院协同合作”的医疗差错管理模式。医院管理者要通过宣传教育，让每位员工意识到医疗安全的重要性，动员员工自主地、积极地参与到风险管控工作中，加强法律与风险防控知识的学习，共同为解决患者安全隐患问题，确保医院安全高效运营，以及为医患双方提供安定环境做出最大的努力和贡献。

第四节 人为错误模式

一、人为错误模式的历史沿革

（一）国外研究

1881 年，James Sully 对错觉的系统性研究被认为是人为差错模型研究的开端，随后 Freud 对于人类行为的动机进行深入探讨，Wertheimer 和 Koffka 专注于格式塔心理学的研究与推广，Bartlett 将“图式概念”运用到记忆和知识结构的研究中。1981 年，Norman 提出的分类法在研究人为差错原因的理论中占有重要地位。1990 年，James Reason 提出了 Reason 模型，系统地分析了造成航空事故的人为因素。1991 年，Senders 和Moray 提出之前的人为差错的研究主要从心理理论和行为理论两个方面分析且都是以人为研究的焦点，而他们则另辟蹊径地提出人为差错的研究不能仅以人类相关行为或是心理变化为依据，人为错误模型应形成独特的理论体系。于是，他们对人为差错理论提出了两个研究方法：“原因理论”和“结果理论”。1997 年，McCarthy 和 Dekker 深入研究人为差错理论，对其具体内容进行拓展，系统地研究了人为差错产生的原因、分类及其相关背景因素。在这一研究的过程中，西方理论学家们在结构工程领域，关注人为错误发生规律、发生机理及其相关影响因素，并且致力于通过数学建模，利用统计分析工具来总结归纳人为差错的一般规律。这些专家学者包括 Nowak、Lind、Nessim、Bruce、Hadiprono、Stewart 等。人为错误的相关理论模型具体如下：

Nowak 等利用简单的二项分布模型，剖析严重错误对某些理论结构及公式的预测程度，但在其分析模型中未考虑人为因素在数学模型中的错误及其影响情况。他们还提出人为错误模式研究的要点是减少系统性的错误发生概率，判断系统对人为错误的反映灵敏性，通过反映灵敏性确定关键因素。

Lind 对数据模型的研究较为深刻，提出了三类不同的数据模型，分别为简单的离散错误模型、错误消除模型和错误结合模型。但这些数学模型具有明显的缺陷，理论剖析过多，缺少大数据支持，也无实际数据对模型进行评价，其科学实用性无法得到验证。

Nessim 基于决策树构建了概率模型，用于描述错误发生、发展与最终结果。该概率模型将人为因素细分为两种模式：集中型任务分析模型和分散型任务分析模型，应用的数学模型是二项分布模型和泊松分布模型，这两种数学模型都是概率学的经典模型，通常用于定性资料或是二项式资料的概率学统计分析。Nessim 还利用了贝努利试验描述和核查数学模型。基于决策树的数学模型将研究重点同样放在人为错误的概率与频率上，但对人为错误的内容及其影响因素讨论较少。

Bruce 基于事件树方法提出了人为错误及其影响因素的模型。该模型通过事件树相关理论剖析了结构设计与施工中的人为因素导致的错误的深层次原因及其分类，提出了基于事件树的人为错误影响模型。该模型将泊松点视为人为错误发生的概率，但缺陷仍然是未将人为错误对整个事件的影响程度予以反映。

Hadiprono 针对过往数学模型中存在的问题，用界限法分析了人为错误的概率，也重点探讨了在工作流程中的人为因素导致的错误情况。Melgrejc 等将流程设计与设备操作过程具体描述为“马尔可夫链”。

Stewart 则通过人因可靠性分析（Human Reliability Analysis，简称 HRA）方法进行统计学描述，结合蒙特卡罗模拟技术分析具体事件，但人为因素在相应工程或是事件中是错综复杂的，简单数据模型无法恰当地描述其作用。Stewart 利用数学模型对检查过程进行细分，分别为自我检查、专项检查和全面检查。他提出的决策模型是基于效用理论的，最核心的要素是利用期望效用最大化达到最佳决策。

（二）国内研究

我国学者陈毅然将人为错误的相关影响因素主要聚焦于工作环境，这种工作环境主要包括自然环境和社会环境，如声音分贝、空气潮湿度、温度、光线，主要研究这些环境因素是否会对劳动者的心情、工作产生影响，是否会降低劳动者的操作便利性，影响处理正常工作的规范性流程，从而导致与人为因素有关的错误。另外，繁重的重复性机械式的流程工作也可能使劳动者的精力难以集中，容易对枯燥乏味的工作产生厌恶感，失去工作的热情，更不谈容易出现系统性错误。王勇等认为，人为差错的主要诱因不能完全归咎于环境因素，人员责任心不强、规章制度执行不力、现场组织管理不到位、技术技能欠缺、长期疲劳作战等也是非常重要的方面，也需要引起企业管理者的高度重视。郎国鹏认为，人为差错的产生原因主要还是在于人的原因，如对安全麻痹大意、对危险的认知度不够、缺乏有效的处理方法、无健全的应急机制。黄宝军等从员工的性格特征着手，研究与事故有关的员工的性格缺陷，或是其不利于相关工作开展的特质。这类研究对于领导识别人才，选用相应岗位的能手具有较大的借鉴意义。领导者根据岗位需求决定何种性格的员工胜任工作，并且实施目标管理与岗位责任制。原思玉提出，人为差错的理论研究应着眼于典型的相关影响因素，如个人的抱负水准、价值观、嗜好和兴趣，以及知觉的判断。一个人是否能按照既定流程或路径完成目标，取决于个体对实现目标的期望值、执行力和决心。

国内外专家对人为差错的研究差别较大，西方学者比较倾向于数学模型的构建和相应因素的归因分析，从而评价组织或个体中的相关因素是否具有统计学意义，但得出的结果往往是具有概率性的，而且缺乏对人文因素和影响程度的比较分析。国内专家的研究比较倾向于定性研究，如管理制度、运行机制、员工操作流程与规范、工作时间等，具有中国古代道家、儒家等学派的研究特色，但缺乏系统性与科学性，更无实践数据的验证，形成的是一般规律性的感性认识。因此，国内外对人为错误模型的定义差别较大，对主要影响因素的争论较多，研究方法的应用也不尽相同。但总的来说，都是研究人为因素导致错误的内在机理，研究组织系统内和系统外的环境，规避导致人为错误的不良因素。

二、人为错误模式的内涵及主要模型

（一）内涵

本书结合国内外专家对人为错误概念的理解，认为人为错误是指组织内的成员行为超过组织的制度框架或是不利于组织目标的实现，产生的结果与组织期望值相悖离。造成人为错误的主要原因包括：（1）职能部门之间交叉，导致权责不清，无法高效运转；（2）部分职能的执行超过了职权的范围，导致职能部门间的内耗与低效；（3）职能部门未完成组织分配的任务，导致组织整体目标未能达成；（4）职能部门完成任务的时间不符合操作流程，或提前或迟缓；（5）职能部门对任务的执行程度未达到预期，导致组织整体目标无法高质量完成。

（二）人为错误的理论模型

1. 冰山理论

冰山理论：形象地将“自我”描述为沉在大海里的冰山，我们只能看到表面很少的一部分——行为，而更大一部分内在世界隐藏在大海深处，不为人所见，恰如冰山一样。根据物理学研究，冰的密度为 0.9 g/cm^3，海水的密度近似为 1 g/cm^3，冰山受到的浮力和重力相等，因此它可以漂浮在海面上，也就说冰山有 90% 的体积处于海面之下。这个形象描述凸显了事故背后大量潜伏的原因，其中任何间接原因都可能转化为人为错误的诱因。冰山理论认为每一件事故背后，至少有 30 次微小事故和 300 次事故征兆及 1 000 次潜在事故。可见，隐藏在事故背后的因素还是非常多的，这就要求组织管理者要透过表象，深入剖析事故发生的内在原因，并采取针对性的措施。

2. 墨菲定律

墨菲定律：如果系统客观存在漏洞或是操作缺陷，那么系统内出现差错只是时间早晚的问题，必然引起系统性损失。组织成员面对系统漏洞可能存在盲目的侥幸心理，认为自身运气不会太差，未能意识到这种系统漏洞的客观存在和事故发生的概率之间的必然性。基于墨菲定律的人为错误理论，人们要重视系统缺陷和自身缺陷，严防概率性差错的发生。墨菲定律既告诫人们要全面、周到地思考事件及其存在的影响因素，同时也告诫人们人为错误是客观事物的一部分，而不是全部，这是人为错误理论的核心理念。

三、人为错误模式对医院安全文化的丰富和发展

英国曼彻斯特大学心理学教授 James Reason 提出过经典的“瑞士奶酪理论模型”，这是事故致因理论的模型之一。该理论在高风险系统中认为人为错误可以从两个方面看：人的方面和系统的方面。该理论形象地将系统错误比喻为铲子的两端，铲子的一端表示组织直接工作的一部分员工，而另一端表示系统管理者，如领导层、中层管理者和基层指导者。James Reason 归纳总结人为错误的模式可以分为群体模式和个人模式两种。群体模式是指组织内的员工接受统一的规范化培训，让员工都按照一定操作流程和规范工作。若系统存在较大的漏洞，则组织容易发生系统性错误，而这种系统性问题不是因为某个人的作为或不作为，而是因为存在不可避免的系统性缺陷。个人模式主要是由于个体的能力、心理素质、认知、价值观等存在差异，导致员工出现异常行为。这也是典型的人为错误模式，而且导致系统出现错误是个体原因，与整个系统无关。要防止个人模式的错误，主要措施是点评、总结、教育、培训、处罚等。

基于人为错误模式的理解，医院同样存在这两种错误模式，即医院层

面的错误和个体层面的医疗错误。医院层面的错误主要是医院管理者在医院的流程设计、管理制度、人员配置等方面存在系统性的错误。比如医院手术分级管理制度若是仅仅依靠纸质备案制度，医务管理部门仍停留于表面的专项检查，则手术医师极有可能违反手术分级管理制度，低级别、低年资的医师很有可能开展高级别、高风险的手术，对患者的生命健康造成较大威胁，极大地提高了医疗事故发生的可能性。这种错误的出现不是因为某个医师的职业道德低下或是能力不足引起的，而是因为我国的手术分级目录在实时更新中，一些手术级别有所调整导致的对于这类系统性的人为错误模式，医院层面要通过信息化手段，在手术麻醉系统就设置控制节点，即低年资、低级别的医师无法开出超过手术权限的手术通知单；另外，在手术工作量绩效奖励方面，低年资、低级别的手术医师不能获得高级别的手术绩效奖励。

在医院中也可能存在个体层面的人为错误。这部分医护人员可能会发生的错误不是由系统性原因而是由于自身原因引起的。例如，有些医师在执行某项医疗制度时，对制度的理解不够，也未严格按照制度要求执行，如对危急值汇报制度、交接班制度和查对制度的执行。还有些医师责任意识不强，风险意识极为薄弱，在医疗诊断与治疗工作中，时常存在麻痹大意的现象。有的医师确实按照指南和规范执行了术前检查、检验工作，但查阅报告的责任落实不到位，仅凭自身经验判断而忽视检查结果的核查。这样即使医师的技术再精湛、手术再成功，也可能导致术后严重感染、器官衰竭甚至死亡。而对于个体的人为错误模式，医院管理者需要制定严格的医疗事故追责与绩效制度，加强相关法律法规和规章制度教育，宣传警示典型案例，提高医师的安全意识和风险意识，时时刻刻按照医疗核心制度和专业指南进行诊疗。

第五节　JCI标准相关理论

一、JCI 标准相关理论

美国医疗机构评审国际联合委员会（Joint Commission International，简称 JCI）是美国医疗机构评审联合委员会（JCAHO）的附属机构，该机构成立 1988 年，其标准是对全球优质医疗机构和医疗项目进行评审和认证的基础。JCI 评审通常评价医院的医疗质量与管理的系统性与规范性，特别重视各个组织在重要医疗、护理、医技等区域的综合管理水平，聚焦于对患者知情同意权和满意度、疾病的最终转归、院内感染的控制与管理等，质量核心要求有以下目标：安全、有效、实效、均等化、围绕患者健康需求。

（一）JCI 标准的基本理念

围绕患者健康需求，建立类似临床路径的规范化诊疗流程，按照无差别医疗服务模式，通过消除潜在的安全隐患，营造理想的就医环境，为患者提供高质量、高效率、高满意度的医疗服务。

（二）JCI 的认证程序

JCI 医院评审的考核程序主要包括两个阶段：评估咨询和现场评审。第一阶段的时间跨度较长，主要工作内容为对医院整体运行与质量情况进行评估，提出改进建议，并持续提供相关咨询支持。第一阶段的最后一个步骤是模拟现场评审，并给出最后的建议。第二阶段是现场评审，现场评审的时间一般会控制在 5 天之内，一般包含以下三个步骤：

（1）准备台账资料。要求准备的台账资料包括医院章程与核心制度、医院文化、住院流程、门诊流程、急诊流程、医院管理相关委员会及其工作记录等。但这对于国内医院来说工作量比较繁重，因为评审专家都是外国人，所以台账资料都需要翻译为英文。

（2）考核领导。JCI 考核评审团队在现场评审时会重点和医院领导层会谈，包括院长、业务院长、医务部部长、护理部部长。考核团队主要通过谈话形式掌握医院领导层的管理理念是否围绕患者，是否致力于持续提升医疗质量与安全，通过问题来挖掘深层次的内容。

（3）考核临床科室。JCI 专家会重点巡查医院的基础设施建设和重要设备布置，以医生为主的评价团队会对全院运行病历进行质控，对病历模板、粘贴顺序、内涵质量进行深度评价分析，同时也会抽查部分归档病历，通过回顾法评价医院的医疗质量持续改进与管理。在对临床科室的评价方面，考核团队还会与医师、护士、医技人员进行谈话，主要通过谈话的形式去验证医院领导层的质量管理思路是否得到执行与落实。在此基础之上，专家组再对医院医务管理部门进行有针对性的评价，追踪患者就诊流程的便利性与满意度，其中疾病的最终转归是重要的考核指标。

（三）JCI 标准的主要内容

JCI 标准的理念是以患者为中心，以质量安全为核心竞争力，营造一个良好的医疗环境，打造卓越的医疗品质。《JCI 医院评审标准（第 5 版）》共有 329 个标准项目，细分为 1 159 个小项。这些评审标准与江苏省三级综合医院评审细则类似，都着眼于医疗、护理质量的评价、管理、分析及改进环节，而且 JCI 标准也将医院周边的公共基础设施、高精尖设备、医务人员的继续教育纳入评审指标体系。JCI 标准另一个显著的特点在于时效性，标准条款都会根据新技术、新手术、新设备、新理念的应用而随之更新，因此，JCI 标准每三年就会修订一次。JCI 标准尽管是根据国外医疗机构运行机制制定的，相应认证也是根据美国评审机构的理念设立的，但为我国医院管理带来了诸多裨益。JCI 标准有利于医院管理者带领医院员工系统地接受 JCI 安全理念，改变以往的安全防护模式，坚持"以患者为中心"的出发点和落脚点，尊重患者的知情同意权、保障生命健康权，全面提升医疗质量与安全。医院的核心竞争力在于持续提升医院安全与质量，构建相应的监管体系，保证患者能享受安全、可靠的医疗服务。美国《JCI 医院评审标准（第 5 版）》是国际公认的医疗质量和服务评价标准，对我国完善医院管理、提高国际竞争力具有重要借鉴意义。

JCI 标准非常重视将先进理念应用到医院安全文化之中，《JCI 医院评审标准（第 5 版）》将 JCI 标准下的"医院安全文化"定义为：医院的安全文化是个人和团体价值观、态度、观念、能力及行为模式的综合产物，这些内容涵盖了医院的健康和安全管理的方式与水平。我国以往的医疗质量管理的主要考核指标为杜绝医护人员发生操作失误，医院的管理层通常认为医疗事故完全可以通过对人的管控而避免。然而根据事故致因理论中"事故倾向性理论"和人为错误理论，可以认为事故是概率性事件，与人为因素密切相关。但这明显与国内当前医疗质量管理理念不同，JCI 标准的理念不回避医护人员可能会发生的医疗差错，倡导医院管理者鼓励医护人员积极上报工作的过失或是潜在的不良事件。这些不良事件不仅包括医疗工作，还包括护理、药剂、检验、后勤和行政等工作。JCI 标准要求医院管理者要应用 PDCA 循环理念（P-plan 计划；D-do 执行；C-check检查；A-act 处理）、鱼骨图、头脑风暴法等质量管理方法和工具，让每位员工都能认识到工作流程或操作中可能存在的高风险隐患，改进当前操作流程或规范，从而提升医疗安全与质量。JCI 标准要求各家医院根据自身实际情况设定适宜的、具体的医院质量监测与管理指标，但不要求统一化，而是采用"11 +9"方案，即在 11 个临床领域和 9 个管理领域设立监控指标，如“医院实验室服务”“患者病情评估”“法律法规所要求的活动上报”“医院财务运行管理”等。这些指标具有很强的实用性，医院可以根据这些量化指标评估分析出医院真正存在的问题，找出安全隐患和风险漏洞。这些问题若不能很好地解决，将会导致常见的不良事件的发生，其后果将是非常严重的。因此医院只有通过科学、合理的分析，加快完善相关管理制度，健全监管机制，才能建立一整套质量控制和风险管控体系。

二、JCI 标准相关理论对医院安全文化的丰富和发展

1. 根据系统原理，强调人本原理的标准编排

JCI 标准要求医院根据系统原理和人本原理，紧密围绕患者医疗卫生需求，按照 JCI 标准设计医院的住院、门诊、急诊三个流程，具体标准可以细分为医院和患者两个方面内容。医院首先必须将患者的权利放在第一位，尊重患者的生命健康权和知情同意权。例如，在《JCI 医院评审标准(第 5 版)》的第一章中，针对患者对医院医疗服务的可及性提出了明确的要求；另外，要保证患者在医院内转科或是离开医院，其个人信息都必须前后一致、准确无误，患者入院后能得到及时治疗。在《JCI 医院评审标准（第 5 版)》的第三章中，对医疗服务的均等化与公平性提出了具体要求。医院要完善医疗核心制度，落实首诊负责制、三级查房制度、交接班制度、手术安全核查制度、手术分级管理制度、分级护理制度、病历书写规范制度、安全用血审核制度、危急值制度等，通过制度来制订标准化、规范化的医疗操作流程。要求医院在提供卫生服务时，不能过多地聚焦患者的身份、职业、性别，不能因为患者没钱、身份低微而降低医疗服务标准。在《JCI 医院评审标准（第 5 版)》的第十三章中，制定了严格的诊疗技术分级管理制度，类似于我国的手术分级管理制度。一般情况下，住院医师只能开展一级手术，中级医师只能开展一、二级手术，副主任医师只能开展一、二、三级手术，主任医师可以开展四级手术。另外，医院要建立医院手术能力和高风险技术能力的评价制度，对于经常发生医疗差错或是医疗纠纷的医师，要实施动态权限变更机制，必要时降低其手术权限。另外，JCI 现场评审还会采用模拟患者就诊的方法或是采用跟踪法，评价整个医院各个环节提供的服务，评估医院提供的服务质量。这不同于我国目前的等级医院评审制度，我国是将主要评审的细则聚焦于医院服务及诊疗的范围，未充分重视患者在诊疗过程中的体验和感受。

2. 根据人为错误模式，通过质量持续改进来确保医疗安全

医院最宝贵的资源是医务人员，这是劳动密集型的人力资源，具有很

强的主观能动性。根据人为错误模式，可以认为医疗行业发生差错的概率较大。JCI 标准的相关理论其实涵盖了事故致因理论、系统论、人本原理等核心内容，而且标准的实施也对应相关理论的实践。例如，在《JCI 医院评审标准（第 5 版）》第九章中提到，制定医疗质量与安全的相关标准就是根据 James Reason 的“瑞士奶酪模型”，认为医疗差错的发生是概率性或是系统性的。该章节要求医务人员积极主动地上报医疗差错，医院层面要制订鼓励措施，对于系统性差错不应纳入绩效考核体系或是不适用医疗安全奖惩办法。医院要根据上报的重大不良事件，综合评价分析，找出差错发生的根源，通过制定管理办法，优化诊疗流程，消除或是降低系统性的损失。

然而，我国很多医院在面对各种不良事件时，通常是采取责任制，要求当事人对事件进行自我分析与评价，并进行责任归属或分配。很多医院领导者都会问当事医生是谁，而不是问医院为什么会出现这类错误，有没有其他医师、护士、医技人员犯过同类错误。《JCI 医院评审标准（第 5 版）》要求医院领导者改变过往处理医疗不良事件的一般做法，运用系统方法找出差错发生的根源，就像我国古代的经典故事“亡羊补牢”中提到的，不要只追究哪只狼来偷羊了，而是要看看导致羊减少的羊圈是否有漏洞。JCI 标准也不是一味地追求医疗水平必须达到哪一个层次，也就是说即使是二级医院，也可以申请相关评审。这与我国等级医院评审不同，我国等级医院评审规定医院分为三级十等，对每一级医院都有明确定位，而且下级医院可以往上级医院运转病人，形成了覆盖城乡的医疗卫生网。我国目前的等级医院评审仍是将新技术、高级别手术、平均住院日、次均费用、临床路径、日间手术、重点监控病种的上报与管理等数据资料作为评审的重要内容，这与 JCI 评审的内容存在较大差异。JCI 认证侧重于质量改进过程和最终疗效导向作用，国际评审标准仅仅是指明了医院持续改进的领域和方向，对医院如何执行、执行的程度不做细节要求，即对医院是否通过信息化优化诊疗流程，是否通过引进专家提升医疗服务水平，是否通过基础设施建设改善医疗服务环境等不做要求。而是要求医院针对 JCI 关注点做相应的改进，结合医院现实情况和当地经济、社会、卫生等综合发展水平，制定符合医院情况的战略方针，构建相应的制度框架及运行机制。JCI 评审模式是系统化、立体化、程序化的，对存在的问题，评审专家会从多方面追踪与评析，避免片面或偏颇的评价。JCI 不仅以患者的疾病最终转归为依据，还重视医疗服务的流程；不仅关注院内服务，还关注患者出院后的康复情况；不仅关注患者在医院的感染控制等安全，还关注医院员工的健康安全。

综上所述，JCI 标准改变了我国医院管理的模式，提升了医院的内涵质量，使医院不再为了评审高级别医院而做些评审的文字工作或是其他的形象工程。对于是否实施 JCI 项目，主要还是取决于院领导的管理理念和改革决心，毕竟医院通过 JCI 认证后也仅是内涵质量的提升，对于国内医院评审标准、社会公众的认知与认可医院还不能达到期望值。JCI 标准也未要求医院必须通过质量持续改进达到某个层次，而是把质量提升与管控的自主权交给医院自身。这充分调动了医院的积极性，激发了医院的创造性，同时也让医院在良好的环境中静心做好质量管理与提升工作，而不是做表面文章。JCI 认证可以辅助医院建立一整套促进医疗质量持续提升的体系，根据我国法律法规和医疗核心制度，结合医院评审需求，探索适合、适宜医院发展的道路。

（黄　辉）

第三章

JCI 与医院安全文化

第一节 JCI概念及标准

一、JCI 概念

医疗机构评审通常是指由医疗机构以外的一个组织对这个机构进行评估，以判断这个机构满足质量与管理体系标准的符合程度。JCI 是美国医疗机构评审联合委员会（JCAHO）国际部的简称。JCI 认证代表了医院服务与管理的国际水平，是目前全球公认的医院管理质量的最高标准之一。

二、JCI 标准

要想了解 JCI 标准，首先要对美国医院评价标准的发展历程进行回顾。国际上最早开展医疗机构评审工作的国家是美国。早在 20 世纪初，Ernest Amory Codman 率先提出卫生保健领域成果评审鉴定的思想。1913 年成立的具有权威的美国外科医师学会（American College of Surgeons，简称 ACS）在 1917 年提出了具有划时代意义的五点医院评价标准。1918 年相关部门的调查显示，全美 692 家医疗机构中能够通过医院评价的只有 89 家。1951 年，美国外科医师学会与美国医院学会、美国内科医师学会、加拿大医学会、美国医学会共同组成了美国医院评审联合委员会，并于 1953 年出版了相对完善的医院评审标准。1965 年，美国的《医疗法》将医院评价体系与保险支付体系挂钩，规定医院必须通过评价体系认证以后，保险公司才可将其作为支付接受者，这一举措大大加强了医院评价的权威性。1987 年，美国医院评审联合委员会更名为美国医疗机构评审联合委员会，第二年又成立了负责国际支持、为国外提供医疗评价服务的美国医疗机构评审国际联合委员会（Joint Commission International，简称JCI）。

（一）JCI评审的特点

1. 独立的评价主体

JCI是一个独立的非营利性组织，为医疗机构提供自愿申请的评审服务。由于JCI的基本理念是在医疗机构自愿申请的基础上强调质量持续改进，因此往往能在评审机构和医疗机构之间建立起相互信任、透明性高的良好氛围。

2. 延续的评审标准

JCI的评审标准具有一定的延续性，并在评价的过程中逐步自我总结、完善，形成了一套行之有效的、在实践中反复印证的评审标准。JCI体系的368条评审标准中，有197条为核心标准，涉及内容主要包括医疗质量和病人安全，要求接受评审的医院必须达到患者满意的水平。如果有一条核心指标被评估为部分符合或不符合，则整个医院不能通过评审。JCI评审保证了患者在医疗全过程中的各个环节都会有安全保障，强调了医院的基本业务和医疗功能的“不伤害性”，提高了医疗质量，减少了患者就医的诊疗风险。

3. 简单的评审方式

JCI评审程序分为评价前的培训和整改、现场评价两个环节。评价前的培训和整改是医院评价的一个重要环节，需要投入大量的精力，评审机构针对每所医院的具体情况进行详细的个性化咨询指导，对医院的自我改进将起到极大的促进作用；同时通过与医院的交流，使得评审机构和医院之间的关系更为融洽。JCI评审重在评审前的咨询和指导，通过对被评医院的指导，提高医院的管理水平，完善医院的相关制度。在具体评审过程中，往往跟踪一个病人从门诊、入院、手术、出院的全过程，现场观察医院各相关部门的管理规范是否符合标准，较多地使用约见普通职工、与病人交谈等方式获取信息。

（二）JCI标准的构成与特点

1. JCI标准的构成

JCI标准分为四大部分，每个章节由概述、标准、可衡量要素三个部分组成。

第一部分：参与评审的要求。

第二部分：以患者为中心的标准。

国际患者安全目标（IPSG）：该部分强调了医疗中存在问题的领域，并说明了与患者安全相关问题的例证和专家提出的解决方案，让医院意识到健全的系统设计是提供安全、高质量医疗的内在动力，因此这些目标通常着重于提出系统的解决方案。

医疗途径和医疗服务连续性（ACC）：该部分规定医院要适当满足患者的需求，实现患者合理、有效的流动，以及适当安排患者转移、出院，或至其他医疗机构。

患者和家属的权利（PFR）：该部分规定医院要更多地考虑患者的价值观，认识到自身的法律责任，并告知患者在其就医流程中的责任。患者权利相关的标准还包括知情同意权、处理投诉权和保密权。

患者评估（AOP）：该部分是对病人在医院内所有部门接受的医疗服务的评估，包括收集病人生理和心理病史的信息材料，分析信息以识别病人的医疗需求，制订满足这些需求的医疗计划。

患者服务（COP）：该部分探讨对病人的治疗，包括治疗计划的制订和服务的协调、治疗结果的监测、治疗计划的完善和追踪。

麻醉和手术治疗（ASC）：该部分涉及镇静和麻醉剂的使用，以及手术服务。它包括麻醉手术前、中、后的评估和监测及术后治疗方案的调整等。

药物的管理和使用（MMU）：该部分涉及对医院的系统流程、采购、储存、订购、开处方、抄写、准备配药、管理、记录、药物疗法的监测。

患者与家属的健康教育（PEE）：该部分涉及提供有效的教育及对患者与家属进行成功教育的方法，也考虑到了患者学习的意愿及使其学习效果最理想的方法。

第三部分：医疗机构管理标准。

质量改进与患者安全（QPS）：该部分中的标准可确定结构、领导层和活动，以支持整个医院层面的特定科室和服务部门内已确定优先级别的资料收集、分析和改进。其中包括对医院层面的警讯事件、不良事件和近似失误事件资料的收集、分析及其应对措施。这些标准也详述了协调医院层面的所有质量改进和保障患者安全的举措，还起到了为员工培训、与患者安全信息的沟通提供指导的关键作用。但这些标准未确定医疗机构的结构（如科室），因为这应由每家医院自行决定。

感染预防及控制（PCI）：该部分中的标准适用于医院用以设计和实施项目的方法，以确定并降低患者和医务人员被感染的风险。其中涵盖的领域包括报告感染程序和适当的持续监管活动的类型。

治理、领导和管理（GLD）：有效的领导取决于是否可以成功地实施以下程序：

规划和设计服务——定义明确的使命，包括未来的愿景和构成每日活动的价值观。

管理服务——制定和维持政策，提供足够数量的医务人员，并确定他们的资质与能力。

整合与协调服务——确定并规划所需的临床服务，并在各科室内和各科室间整合与协调这些服务。

改进表现——领导在开始表现和维持医院表现改进活动中的主要职责。

“治理、领导和管理”章节在《JCI 医院评审标准（第 5 版）》中得到了极大的扩展，甚至更加重视领导在医院安全及其有效运营中的职责。

设施管理与安全（FMS）：该部分中的标准可衡量医院对患者、医务人员和其他个人所处的安全、职能和有效环境的维护情况。适用的领域包括应急准备、安全和保障、生命安全、医疗设备、公用设施、危险材料和废弃物管理。

员工资质与教育（SQE）：该部分包括人力资源规划，医务人员入职培训和教育，医务人员的能力评估，处理医务人员的请求，以及执业的独立从业者、护士和其他从业人员的资质审查和专项资质许可等。

信息管理（MOI）：此前称为沟通与信息的管理（MCI）。该部分中的标准关注医院是否很好地获取、管理和使用信息，以提供、协调和整合各项服务。良好的信息管理原则适用于所有方法（无论是纸质版还是电子版），且 JCI 标准与其他方法同样相容。

第四部分：学术型医疗中心医院标准。

2. JCI 标准的特点

（1）广泛的国际性。JCI 标准由一支来自世界六大地区——拉丁美洲和加勒比海地区、亚太区、中东、中东欧、西欧、非洲共 16 人组成的国际专家小组，在对世界各国医疗机构广泛调研的基础上编写而成。（成员包括经验丰富的医生、护士、管理人员和公共政策专家等）

（2）标准的基本理念是持续改进医疗质量，确保患者安全。

（3）JCI 标准是以患者为中心，围绕医疗机构为患者提供服务的功能进行编写的。专家小组在评审过程中重点考核整个医疗机构对 JCI 标准的总体遵守程度。这种标准的功能性编写方法在当今世界已得到了广泛的使用，并且获得了科学研究、测试和实际应用的验证。

（4）评审过程的设计能够适用于所在国的法律、宗教和文化等。虽然 JCI 标准对医疗安全和质量设定了统一的高期望值，但评审过程仍考虑到在遵守这些高要求方面的国别因素。

（5）现场评审工作对日常医疗工作的干扰较小。现场评审的专家小组的人员数量及日程安排会因医疗机构的规模和服务类型的不同而有所不同。例如，一个大型公立医院可能需要由一名医生、一名护士和一名管理人员组成的小组进行为期四天的检查，而对于一个较小的地区或社区医院可能只需进行两三天的检查。不会像等级医院评审那样有一支庞大的队伍干扰医院的日常工作。

（6）以患者为中心的评审过程。采用“追踪法”进行检查，具体体现在评审过程更加关注患者在医疗机构的经历。这种以患者经历为核心的检查方法将检查重心从以往关注评审前的准备转移到对标准的持续符合上，评审成为一种对持续改进过程的现场评价。

三、JCI 标准的变化

JCI 标准并不是一成不变的，JCI 标准每三年修订一次，最新的《JCI 医院评审标准（第 6 版）》于 2017 年 1 月颁布。一般来说，每出一个新的版本都会有一些更新，但更新的范围、广度和深度又有所不同。如《JCI 医院评审标准（第 4 版）》（英文版）2011 年 1 月 1 日起推行。与《JCI 医院评审标准（第 3 版）》相比，《JCI 医院评审标准（第 4 版）》的内容变更主要体现在：用词更加清晰明确，增加了新标准或新要求，对原有标准进行了重大修订。新增和修订的部分标准对医疗质量和患者安全提出了更高的要求，要求管理者对医院所有合同负责，并对院内提供服务从业者的资质进行更为严格的审查，更加注重患者权利及其对服务的感受。同时修正了部分词汇的表述，提出了新的名词，如跟踪性专项检查、独立从业者、整合式医疗服务系统等。

《JCI 医院评审标准（第 5 版）》在《JCI 医院评审标准（第 4 版）》的基础上补充完善，主要改进了如下内容：一是更加重视制度和流程建设。《JCI 医院评审标准（第 5 版）》要求医院将规章制度和流程建设作为医院管理的基础，将制度内化到组织机构的运行机制和日常行为中，并与各地法律法规和文化习俗相适应，以促进持续质量改进。二是更加注重领导层在质量管理中的作用。《JCI 医院评审标准（第 5 版）》强调领导者应密切关注质量改进和流程再造，并对“领导访谈”环节做出了改进。评审之初的访谈内容主要涉及医疗质量核心指标与医院战略目标领导机制，而结束访谈环节主要涉及伦理框架和医院安全文化。三是对“国际患者安全目标”评分标准更加严格。以往的 JCI 评审要求各章节衡量标准中所有衡量要素平均得分不低于 5 分，该医疗机构即可被评为合格。而《JCI 医院评审标准（第 5 版）》在“国际患者安全目标”这一章节中的所有衡量要素评分均不能出现 0 分，否则一票否决。四是新增“器官和组织移植”相关标准。《JCI 医院评审标准（第 5 版）》中新增了移植管理标准并强化其细节。如医院应该为患者提供器官移植项目的信息咨询服务，授予患者获得接受第二医疗意见的权利，新增病人在长期使用免疫抑制剂时签署知情同意书的管理标准等。五是新增“患者流”管理标准。《JCI 医院评审标准（第 5 版）》增加了医院对“患者流”的管理标准。如保证患者在医院各科室之间实现医疗保障的连续性，保障病人信息交接的通畅和高效，设立新增患者分时段预约就诊和缩短平均住院日的管理标准等。六是新增“供应链”审查标准。《JCI 医院评审标准（第 5 版）》增加了对医院重要物资、设备、药品的管理标准，包括考核供应商的资质、能力和信效度；实施风险管理，控制关键环节；加强溯源管理，从上流环节严格把控供应品质量等。七是新增“暴力事件监控”管理标准。JCI 认证机构结合各国国情以保证标准的适应性，将暴力事件上升为最高级别的警戒事件，切实保障医务工作者和病人的安全。八是新增“医院安全文化”审查标准。JCI 标准重视医院安全文化建设对质量改进的重要作用，要求医院建立和实施合理的医院安全文化流程，包括建立医院安全文化事件报告系统、分析和解决系统性不安全行为事件等。九是新增“伦理框架”构建标准。JCI 标准认为伦理框架的构建要与当地文化、法律法规和习俗相适应，应充分参考国内外伦理标准，包括构建诚信的商业标准、透明的科研标准、廉正的道德标准和科学的医学伦理标准等。十是新增“学术医疗中心医院评审”相关标准。《JCI 医院评审标准（第 5 版）》对员工在职教育和医师考核标准提出了明确规定，包括制订各部门员工的教学培训课程计划，建立完整的课程培训记录流程，设置专门的教育管理部门和组织进行教学管理等。

第二节　JCI核心理念与医院安全文化

一、JCI 核心理念：以病人为中心，高度关注患者安全

（一）JCI 标准坚持“以患者为中心”的服务理念

JCI 标准在不断发展完善，从《JCI 医院评审标准（第 4 版）》的1 033 个要素发展到《JCI 医院评审标准（第 5 版）》的 1 146 个要素，始终以医

疗质量、患者安全和医院管理为核心。以《JCI医院评审标准（第5版）》为例，“以病人为中心的标准”包括八个重点领域：国际患者安全目标（IPSG）、可及和连贯的患者医疗服务（ACC）、患者和家属的权利（PFR）、患者评估（AOP）、患者服务（COP）、麻醉和手术治疗（ASC）、药物管理和使用（MMU）、患者及其家属的教育（PFE）。

从具体内容看，《JCI医院评审标准（第5版）》更加注重医院领导层在质量管理中的作用。JCI评审要求领导者在处理质量和安全检查中发现的问题时应具备清晰的思路，同时具备保证患者安全及促进医疗质量持续改进的战略意识。JCI标准规定，必须坚持以患者为中心的服务理念，保障患者权利，维护基础设施建设，加强医院安全与规范化管理，降低医疗风险，最大限度地体现“以患者为中心”的服务理念。医院应全面贯彻实施JCI在医院应急管理方面的标准，识别和消除各种潜在或现存的风险，最大限度地避免类似事件的发生，减少医疗安全隐患，提高各部门应对突发事件的能力。《JCI医院评审标准（第5版）》指出，行之有效的环节管理可以规避医疗和护理风险，提升医院服务水平，促进质量目标和操作流程规范化和标准化。要求医院明确工作人员的资质和权限，按不同的能力级别分配岗位职责，定期评估人员的胜任力和绩效。同时，JCI标准重视员工的在职教育，强化医务人员的考核标准，提高员工的专业技能和服务水平。

（二）JCI最显著的特点是高度关注患者安全

据世界卫生组织提供的数据显示，每年约有1 000 000名患者死于大手术后的并发症，有10%的患者曾遭受医疗事件的伤害，而通过接受标准化的医疗护理的照顾，有近50%的并发症和死亡是可以避免的。全球患者正遭受着不良医疗事件的伤害。美国科学院医疗研究院在一次报告中指出协引，在英国、新西兰、加拿大及其他欧盟国家，每年有10%的患者遭受医疗不良事件的伤害，而在澳洲这一数字达到了16.6%。在美国，每年有98 000名患者死于医疗事故，英国每年死于医疗事故的患者更是高达100 000名。面对如此严峻的患者安全现状，JCI将国际患者安全目标如正确识别患者、高危药品安全，保证正确的患者、正确的部位、正确的手术，降低患者跌倒/坠床的伤害等列入《JCI医院评审标准（第3版）》的首要部分，明确要求申请认证的医疗机构对可能导致患者安全的问题进行系统性的处理。

JCI最显著的特点是高度关注患者安全，其六大患者安全目标为：一是增强公众对医院关心患者安全和医疗质量的信任度；二是提供安全、高效的工作环境，提升员工满意度；三是利用医疗质量数据与支付方进行谈判；四是倾听患者和家属的声音，尊重他们的权益，把他们当作合作伙伴，让他们参与到医疗过程中来；五是营造一种开放的文化，可以从不良事件和安全问题及时报告中学习改进；六是建立合作型领导层，设定工作重点为对各级质量与患者安全持续的领导。医院要从六大安全目标入手，不达标，不优秀，不认证。关注患者安全应成为医院管理者和全体医务人员的首要职责。

JCI高度关注患者安全，注重持续改进医疗工作，加强安全文化建设，强化伦理责任意识，学习团队经验，关注管理动态，坚持以患者安全为导向。JCI认为医院的技术、人才等建设是该医院自己需要考虑的问题，JCI关注的是医院是否有能力提供安全的医疗服务来保障患者安全。例如，针对近年来多发的手术开刀开错部位问题的手术前核查（Time-out）；针对医院院内感染或交叉感染发生的手卫生制度；防跌倒用于防范患者在医院发生的二次伤害；患者身份识别确保对正确的病人给予正确的治疗；有效沟通强调医患、医护间的沟通规范；警讯药品管理强调药名相似、包装相似药品的管理。在危急值管理中，JCI标准对危急值的种类、上报时间、记录方式和回读重复的方式都有严格的要求。另外，JCI对医院的消防和设施设备可以说是要求“苛刻”。医院所有的设备必须标识清楚，设备正常运行贴绿色标签，损坏贴红色标签，维修中贴黄色标签，这就避免了医务人员的误操作。JCI还要求医院每个部门在20米的范围内必须装有消防装置，主要是因为医院是诊治患者的特殊场所，且人群密集，患者的安全始终是医院工作的重中之重，而国内评审并没有这项要求。

二、JCI标准与医院安全文化

（一）JCI标准中的医院安全文化

《JCI医院评审标准（第5版）》将医院安全文化定义为：个人和团体价值观、态度、观念、能力及行为模式的结果。安全是JCI认证的核心，良好的医院安全文化是JCI标准之一。JCI标准强调以患者为中心，注重患者安全与持续质量改进，营造出一种针对系统、非惩罚性的环境，鼓励医务人员上报不良事件，并对事件进行汇总分析，查找系统原因，进行持续改进并评估其效果，进一步保证患者安全。

JCI的使命是通过提供教育和咨询服务以及国际评审和认证，不断改进国际社会的医疗服务安全性和质量。JCI认证与医院所熟悉的其他检查不同，它注重医院整个管理体系的安全。我国“以患者为中心”的服务理念已经在医疗行业得到广泛倡导，然而，距将这一理念很好地付诸实践尚有差距。实施这一理念的医院管理系统亟待完善，就医环境与流程应体现患者权利的保障，监管机制也有待完善。构建以人为本的安全文化体系，不仅要确保患者的安全，也要兼顾员工的安全；不仅要直接的安全，也要间接的安全。员工处理有关不安全的事件（不良事件上报），只有消除不安全感，才能实现人性化的服务和管理。

（二）JCI 认证的过程就是医院安全文化的建立过程

JCI 标准强调"以患者为中心"的服务理念，从患者利益和安全出发，强调为患者提供完善、统一、安全的医疗服务。医院管理是系统问题，一切问题都应该从系统上给予解决。JCI 认证的准备过程会促使医院在质量与安全管理方面结合 JCI 的标准和可衡量要素，持续改善并维持改善结果，形成医院自身的管理体系。JCI 要求医疗机构要进行持续的质量改进，并定期向 JCI 提交质量改进报告，将质量逐层递进，不断持续发展。依据完善的管理制度制订培训计划，通过培训—执行—再培训—再执行，使员工"把规范变成习惯"，实现规范化管理。

JCI 认为加强医院安全文化管理应从源头抓起，实行全员质量管理，人人参与管理，每个人对自己的行为负责。在 JCI 认证的准备之路上，JCI 所倡导的质量改进是一种文化，是思想观念上的改变。将戴明环（PDCA）的"记忆芯片"移植进每个员工的大脑，进一步提出质量改进的方法，提高员工的安全意识，形成全院的安全文化和持续质量改进意识，是我们不断追求的目标。对于医院安全文化的建设、员工质量意识的提高，不仅依赖于开展质量教育工作，还要开展形式多样的"质量月"活动，营造良好的质量文化氛围，在潜移默化中提高员工的思想意识。同时紧密结合医院各个时期的中心工作开展质量文化活动，组织全院职工学习先进的服务理念、服务文化及服务艺术，使质量意识贯穿到每项工作中去，每个医务人员自觉地规范自身的医疗行为，改善服务态度，在全院形成一个质量就是生命、质量就是效益的共识。

JCI 认证促进了医院安全文化氛围的建立。在认证过程中，制定的员工行为准则强调了员工应当遵守的行为和不可有的行为；《JCI 员工指导手册》将与日常医疗活动息息相关的 JCI 标准概括成通俗易懂的学习内容，并下发给员工；通过有效的管理工具如品管圈（QCC）、戴明环（PDCA）、根本原因分析（RCA）、系统追踪等在科室质量与安全管理中的运用，营造持续改进的安全文化氛围。

JCI 认证理念、认证的核心价值观、认证的目标都集中体现了一个医院“以人为本”“以患者为中心”的医院文化，这也是对医院核心价值观、伦理道德观等精神文化所做的进一步要求。通过 JCI 认证，将 JCI 所强调的安全理念、价值观和行为观念等逐渐根植于全院员工的价值观、态度、观念、能力及行为模式中，从而进一步加强医院安全文化建设。

（康小明）

第四章

医院安全文化策略

安全文化对于医院生存发展的重要性不言而喻，如何建立适合医院自身实际的安全文化已经成为医院管理者面临的一个重要课题和挑战。JCI 标准是全世界公认的医疗服务的最新标准，其认证的主要关注点是医院的质量和安全。医院的质量和安全体现在 JCI 认证的 300 多项标准和 1 000 多个可衡量要素中，要求申请 JCI 认证的医疗机构对照评审标准，最大限度地达到评审目标细则，以病人为中心，通过强化领导，全员参与，建章立制，优化流程，持续不断改进医院质量和安全，逐步建立一种非惩罚性的医院安全文化。C 医院自 2014 年底引入 JCI 标准到 2017 年初正式通过 JCI 认证，紧密结合 JCI 的核心理念，通过健全医院安全文化管理组织体系、完善制度流程、营造安全文化氛围、优化不良事件上报系统及应用多种现代化的医院管理工具，对监测指标实施医疗质量与安全等的持续改进，建立了一套行之有效的医院安全文化策略。

第一节　组织文化：健全质量安全组织体系

有效的组织领导有助于协调和指挥医院各部门之间的工作，使得全院的质量改进和安全管理工作更加高效。JCI 标准的核心是医院质量改进和患者安全，要求建立专业管理委员会为主导的质量安全管理组织。专业管理委员会负责考核管理工作，更要解决实际问题，确保汇报、解决问题的路径通畅，强调临床科室是医院质量和安全管理的基础，应充分发挥科室质量与安全管理小组的基础保障作用。在 JCI 医院安全文化理念的指导下，

C 医院建立了由决策层、管理层、执行层组成的医院质量和安全管理的三层组织结构体系（见图 4-1-1）。所以，医院安全文化也是一种组织文化。

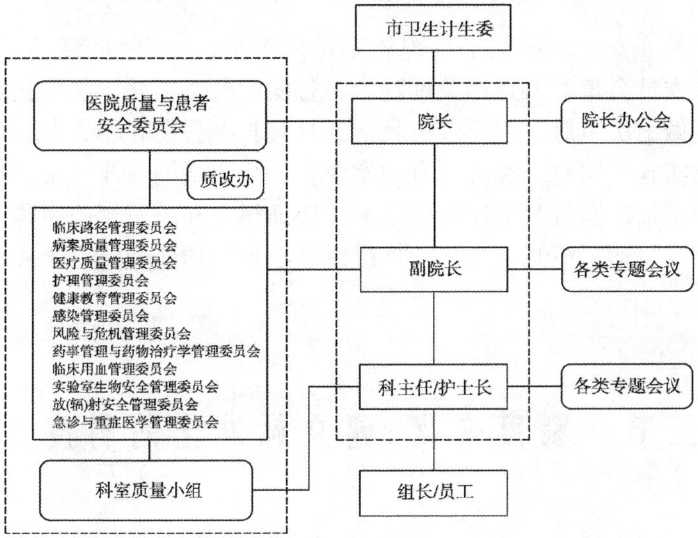

图 4-1-1　C 医院质量和安全管理的三层组织结构体系

第一层架构是决策层，即医院质量与患者安全委员会。医院质量与患者安全委员会作为一级专业委员会是医院质量和安全管理的最高权力机构，直接由院长负责，院长担任委员会主任委员，质量改进办公室主任担任秘书。成员由副院长及职能科室、临床科室、医技科室的负责人组成，并下设质量改进办公室，负责具体日常事务，其决定医院质量与安全改进的战略方针、政策，制订医院质量与安全改进远期规划和近期计划，确定全院质量和安全的优先改进及优先监控项目，并监督和指导执行，为质量与安全改进配置与之相适应的资源。第二层架构是管理层，由 12 个相关二级专业委员会组成。二级专业委员会由相关分管院长担任主任委员，相关职能科室主任担任秘书，成员由职能科室、临床科室及医技科室负责人组成。其工作一是要负责分解一级委员会的工作，二是要制定并贯彻各自条块的规章制度，协调和指挥所负责的各方面工作，形成质量和安全持续改进的决策机制。在第二层架构中，各职能科室主任是二级专业委员的秘书，其设计优点在于让二级专业委员会的管理职能和科室的行政管理职能完全融合一体，纳入科室日常管理工作中，避免了决策和管理的脱节。委员会秘书是质量管理的具体管理和实施者，按照科室职能和医院年度质量改进计划，确立职能所属范围内的质量和安全管理项目，并实施质量和安全管理监控。第三层架构是执行层，由临床医技科室主任、护士长和科室的技术骨干组成，同时可以分设多个项目的改进小组，负责本部门的质量和安全管理，收集数据，汇总分析原因，并按照 PDCA 做到质量和安全持续改进。

由质量和安全改进整个组织体系可以看出，一级委员会负责人是院长，二级委员会负责人是相关副院长、各职能科室主任。这样，决策层从专业角度做出决策后，相关政策就能通过院长办公会和相关专题会议立即得到贯彻实施。同时，医院所有的专业委员会要定期召开会议，听取下一级机构的汇报，监督其工作开展情况，协助解决和决策相关问题，形成上下互动的有效运行机制，为持续推进改进项目，构建全院安全文化打下组织根基。

第二节　制度文化：建立标准化的制度流程

"组织是根本，制度是保证"，这是管理界普遍的共识，医院质量和安全管理也是如此。在日常的质量和安全管理中逐步建立和形成医院安全文化是一项长期的系统工程，不仅需要医院有意识、有组织地进行总结、提炼、倡导和强化，更需要有一套完善的制度作为保证，并深入持久地体现在日常工作之中，以此推进医院安全文化建设长效机制的形成。

医院建立制度是为了约束和规范职工的工作行为，使其符合组织的目标和宗旨，但是员工执行和提供服务的过程不尽相同。标准化是对员工的执行效果从质的方面提出的要求，解决"起码做到什么程度才能符合要求"和"与组织行为契合度"的问题。建立系统、可行的制度是医院管理和医疗服务同质化的保证。所以，医院安全文化是一种制度文化。C 医院在 JCI 认证过程中主要从以下两个方面推进标准化的制度建设：一是制度格式标准化，二是制度内容标准化。

一、制度格式标准化

医院制定了《医院制度与程序制定管理办法》，用制度来管理制度，对文件的类别、制定部门、责任人、审批、生效和编号等做了统一规定。由相关职能部门起草形成院级文件，经相应的二级专业委员会和一级专业委员会审议通过后，统一由医院党政办进行审核、编号，最后由院长签字发文。如果制度、流程内容涉及跨部门，则由主要起草文件的部门召集相关部门会议进行讨论确认，确保文件的系统性、可操作性和唯一性。医院的制度、规范、标准都可以在医院内网中凭借工号和密码进行查阅，并定期进行更新。

二、制度内容标准化

在JCI认证中，医院制度除了要符合国家法规和行业规范外，还要满足JCI标准，体现“以病人为中心”的宗旨，符合日常工作实际，且具有可操作性。医院将现有制度依据JCI标准、流程进行修改，增加可操作性，画出流程图。从内容上看，每一个制度都由制定制度的目的、适用范围、定义、权责和参考文献等构成。各职能部门都必须按照这个要求进行起草，在内容上做到高度的统一，对于一些复杂而重要的制度要配有SOP（标准化的流程图）。这样能够便于制度的阅读者和执行者对全院的各项制度进行解读，提升其对制度的理解力和执行的效率。

C医院在JCI创建期间，各职能部门按照医院制度标准化的要求，将修订和完善的制度内容报送专业委员会讨论，再下发至执行部门征求意见，如此自上而下、自下而上反复修改，最终修订并完善制度270项，制定部门服务计划65项、岗位说明书709项。比如，进一步完善了《患者身份确认制度》，由以往仅通过姓名识别患者，改为“姓名+出生日期”，有效避免了因同名易混淆而发生差错；完善了《手术安全核查制度》，制订术前Time-out流程，对手术人员进行反复培训并不定期巡查，有效防止了手术部位差错的发生；完善了《手卫生制度》，通过洗手台张贴“七步洗手”流程图、关键位置放置免洗手消毒液及由院长担任洗手形象大使、全员洗手培训、抽查考核等多种方式，提高医务人员洗手的依从性，避免医源性感染事件的发生。医院通过这些标准化的制度进一步明确了员工安全文化行为准则，告知员工哪些可以为，哪些不可以为。

第三节　氛围文化：营造浓厚的安全文化氛围

安全氛围是能够让你看得到或者感受得到的东西，是医院安全形象最直观、最形象的表达。营造浓厚的安全文化氛围，能发挥潜移默化的作用，提高医务人员对安全工作的认识，让医院安全、患者安全成为全院职工的价值认同和自觉行动。所以，医院安全文化也是一种氛围文化。

一、注重安全宣传

安全文化宣传是医院安全文化建设的重要组成部分。医院宣传部门充分利用电子显示屏、条幅标语、板报橱窗、内网、公众号、短信平台等传媒手段，广泛、深入地开展医院安全重要性、安全理念、安全知识及如何安全执业等宣传活动，使全院职工深刻认识和把握医院安全的基本问题，有效促进医疗安全行为，保证医院安全。

二、安全视觉识别系统建设

医院充分利用视觉识别系统，结合安全理念和医疗行业特点，将制度和规定的条文转化为有统一安全视觉效果和医院特点的，且通俗易懂、操作性强的安全警示标识，更能直观地提醒医务人员、患者及其家属注意安全。例如，张贴 5S 定点、定位标识及地贴，促进全院物态工具安全；楼梯张贴“小心台阶”、坡道张贴“注意斜坡”标识，防止患者跌倒；制作病区医疗废弃物分类插卡，保证医疗废弃物安全存放；电梯内张贴“禁止谈论患者隐私”的标语、诊室前张贴“一人一诊室”标语来保证患者的隐私安全；制作预防意外标识、高危药物警示标识等，对医护人员、病人及其家属起到警示、告知的作用；各科室张贴紧急应变消防角色定位表、消防安全疏散示意图、火警紧急疏散图，提高医护人员、病人及其家属的消防应急能力。

三、加大安全设施投入

医院完善相关安全设施，在门诊和住院大厅安装防护围栏，公共卫生间厕位旁安装扶手，电梯机房、层流机房、地下室集水坑安装溢水报警装置，科室配备消防应急箱、防爆柜、危化品管理柜，改造消控中心，安装全院性应急广播系统、应急报警系统、电子监控系统等。通过上述措施，极大地提升了医院各个区域的安全系数，有效减少了安全事故的发生。

四、非惩罚性的不良事件通报管理

医疗机构建立不良事件报告系统对于保证医院质量和安全有着积极的作用，并且在世界范围内被广泛接受和认同。JCI 标准也倡导建立非惩罚性的不良事件上报制度。国内也有学者研究发现护理不良事件报告障碍与医院病人安全文化水平之间存在显著负相关，医院病人安全文化稍高于中等水平，护理不良事件报告障碍主要体现在惩罚性文化方面。建议在护理管理过程中，应构建非惩罚性不良事件报告系统。在 JCI 认证过程中，医院将不良事件管理作为医院安全管理的重要抓手，建立一个独立、不以惩罚为手段、鼓励全体员工积极主动通报不良事件的医院安全通报系统，寻找系统过错与责任，制订可预防措施，从错误中学习，防止再次发生同样的错误，不断持续改进，提升医院安全。为了鼓励员工上报，医院对于每例不良事件上报给予 50 元的奖励，从而营造积极、公正的医院安全文化氛围。建立不良事件通报系统分为以下几个程序：不良事件的界定与分类、不良事件通报系统的特点、不良事件标准通报程序、不良事件的分析和后续改进计划。

（一）医院对不良事件的界定

不良事件是指在医院内发生的、非预料的、不期望的、潜在的危险事件。按不良事件的严重程度分为警讯事件、一般不良事件和临界差错三大类，最终梳理汇总为以下十六小类（见表 4-3-1），全院职工遇到下列情况需要进行汇报。

表 4-3-1　C 医院不良事件分类列表

事件分类	说明	处理汇报
药物事件/药品不良反应	与给药过程相关的不良事件/正常剂量的药物使用时出现的与用药目的无关的反应	医务科、护理部/药剂科
跌倒事件	患者因意外跌落至地面或其他平面的事件	护理部
手术事件	在手术前、手术中、手术后等期间发生的不良事件，术前诊断与术后诊断在疾病部位、性质、病理存在明显不一致现象	医务科、护理部
输血事件	自医嘱开立、备血、传送及输血不当引起的不良事件	医务科、护理部、输血科
管路事件	管路脱落、自拔、错接、阻塞、未开启等不良事件	护理部

续表

事件分类	说明	处理汇报
压疮事件	压疮事件	护理部
外渗事件	药物外渗的不良事件	护理部
中深度镇静事件和麻醉事件	中深度镇静过程及麻醉过程中的不良事件	医务科
院内非预期心跳停止事件	发生在院内非原疾病可预期的心跳停止事件	医务科、护理部
检查/检验/病理切片事件	与检查/检验/病理切片等过程相关的不良事件	医务科
职业暴露事件	针刺伤、割伤、血液/体液暴露事件	院感科
器械不良事件	获准上市的、合格的医疗器械在正常使用情况下，发生的或可能发生的任何与医疗器械预期使用效果无关的有害事件	器械科
伤害行为事件	身体攻击、自杀/企图自杀等事件	保卫科、医务科、护理部
治安事件	偷窃、骚扰、诱拐、侵犯、病人失踪、他杀等事件	保卫科
公共设施事件	医院建筑、通道、其他工作物、有害物质外泄等相关事件	总务科
其他事件	非上述不良事件	首先汇报分管职能科室

（二）不良事件通报系统的特点

根据国外学者的研究，员工在发现系统的安全隐患、自己或别人出现了失误之后，采取主动报告还是隐瞒的态度，反映了一个医院安全文化水平的高低。一套完整、有效的报告系统应具备以下六个特点：

（1）非惩罚性：医院职工不担心因为报告而受到责备和处罚。

（2）保密性：为患者、职工保密，不将有关信息提供给第三方。

（3）独立性：系统应独立于任何有权处理报告者和组织的权力部门。

（4）时效性：报告应得到及时的分析，从而迅速地提出改进建议并及时反馈给一线人员，特别是遇有紧急情况更应强调及时反馈。

（5）专家分析：报告应交由相关专家分析。

（6）针对系统：提出的改进建议应该针对系统、过程或医院服务，而不是个人操作，以避免、防止失误的出现或再次发生。

（三）不良事件标准通报程序

不良事件标准通报程序如图 4-3-1 所示。

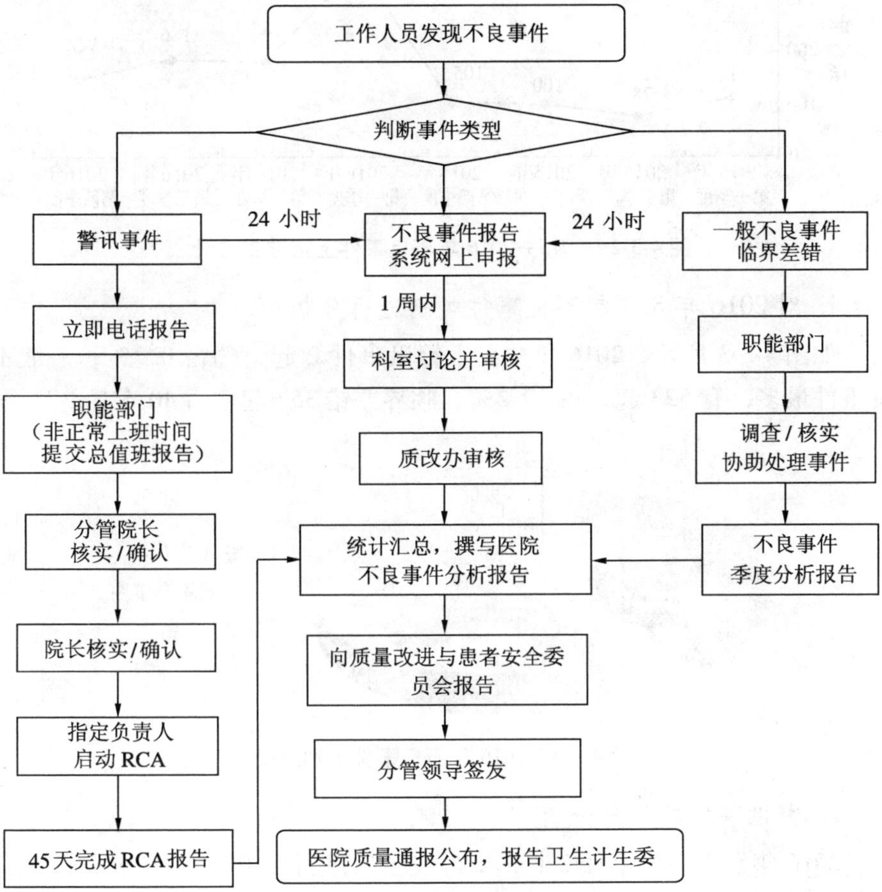

图 4-3-1　不良事件标准通报程序

（四）不良事件的分析与后续改进计划

医院质量改进办公室定期对不良事件通报情况进行梳理分析，形成改进报告，并在院内通报。以下是 2015—2016 年 C 医院不良事件上报数量统计（见图 4-3-2）：2016 年共发生各类不良事件 882 起，较上一年同期增长了约 123%，排除统计方法的不一致因素（2015 年药品不良反应、器械不良反应、职业暴露、输血等不良事件由部门进行分析和整改，未归并入医院不良事件分析中），上报的数量还是增长了 66.08%，说明在医院非惩罚性的、公平公正及奖励性环境下，员工对于不良事件上报的意识加强，主动上报的不安全事件数量明显增加。

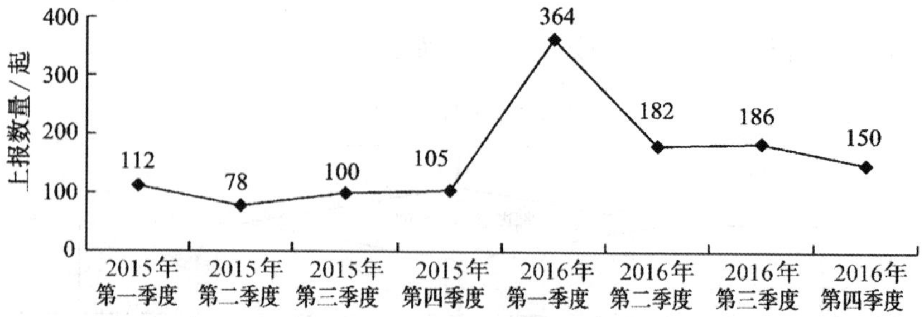

图 4-3-2 2015—2016 年不良事件上报数量统计

1. 对 2016 年 882 起不良事件类别进行分析

如图 4-3-3 所示，2016 年共发生警讯事件 2 起，约占 0.2%；一般不良事件最多，有 523 起，占 59.3%；临界差错 357 起，占 40.5%。

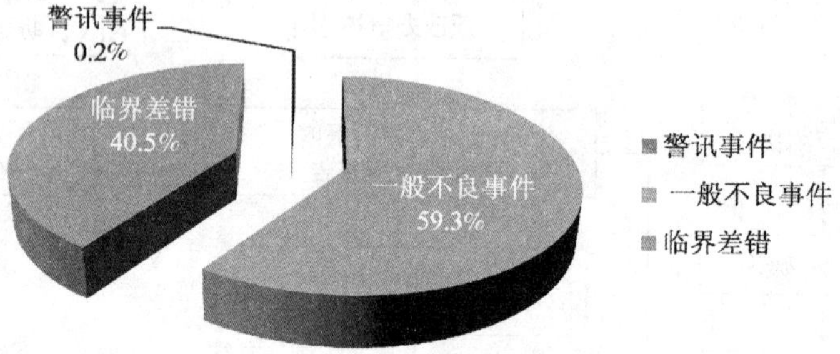

图 4-3-3 2016 年不良事件类别分析

2. 警讯事件的汇总分析

2016 年发生警讯事件 2 起，事件发生后进行了 RCA 分析和整改，详细情况见警讯事件 RCA 报告，总体情况汇总见表 4-3-2。

表 4-3-2 2016 年发生警讯事件汇总

发生时间	发生地点	事件类型	造成后果	流程、制度整改情况
2016. 03. 23	手术室	非预期心博骤停	部分认知功能障碍	1. 建立术前常规禁食和补液方案
				2. 增加 12 种麻醉危机处理流程
				3. 建立麻醉术前访视替代机制
2016. 09. 09	产房	新生儿重度窒息	死亡	1. 建立医院的 ICP 处理规范
				2. 制订胎心监测处理流程
				3. 制订新生儿窒息抢救流程

3. 其他进行 RCA 整改的事件

其他进行 RCA 整改的事件见表 4-3-3。

表 4-3-3　2016 年 RCA 整改事件

发生时间	发生地点	事件类型	造成后果	流程、制度方面的整改情况
2016. 06. 24	输液室	输注过期氯化钾稀释液	无不良后果	1. 制订高浓度电解质稀释液管理制度流程
				2. 建立药品效期管理预警和机制，以及药品过期追踪处理机制
				3. 修订输液室输液流程

第四节　改进文化：建立以质量监测指标为基础的改进机制

建立医院安全文化不是一蹴而就的，是在对医院质量和安全各个节点进行质量控制的基础上加以持续质量改进的过程。所以，医院安全文化也是一种改进文化。质量控制是设定一个目标值，然后测量结果，判定是否达到预期目标，并对没有达到预期的进行纠正，消除偶发性的问题。其中，对某一观察指标的数据测量是关键的一个环节。质量改进指的是通过采取各种有效措施，提高产品、过程或体系满足质量要求的能力，使质量达到一个新的水平、新的高度。所以，在医院安全文化建设过程中，以质量监测指标为基础，对医院服务和安全质量指标进行数据测量，是推进医院安全文化改进的重中之重。

医院在 JCI 创建过程中，注重用数据说话，建立质量监测指标库，以监测临床领域、管理领域、国际患者安全等六大目标及不安全事件等制度流程的执行情况，对没有达到预定目标值的监测指标使用 FMEA 和 RCA 等质量工具分析原因，有效采取纠偏措施，并通过持续质量改进保证监测指标控制在一个较好的水平。

医院采用一种“自下而上”的模式，鼓励员工在工作中发现问题，医院质量与患者安全委员会和科室质量小组通过打分评估确定医院和科室层面在安全方面最薄弱的环节并优先建立监测指标，以确保其质量的持续改进。2016 年医院确定了 10 个院级重点监测指标，105 个科室质量监测指标（部分指标见表 4-4-1、表 4-4-2）。经过一年的监测和 PDCA 改进，截至 2016 年底，有 92% 的指标达到了目标值；进行 PDCA 展示的指标有

68 项，其中 28 个指标连续 4 个周期达到目标值，申请结题。

表 4-4-1　2016 年院级重点监测指标

序号	指标名称	监测频率	目标值
1	患者身份识别操作正确率	每月	≥95%
2	危急值报告时限规范处理合格率	每月	≥95%
3	药房外储备的高警讯药物存放合格率	每月	≥95%
4	手术 Time-out 正确执行率	每月	≥95%
5	手卫生依从性	每月	≥90%
6	洗手正确率	每月	≥85%
7	住院患者跌倒所致 2 级以上伤害发生率	季度	≤0. 3‰
8	ICU 患者深静脉血栓（DVT）预防率	每月	≥95%
9	危化品管理合格率	每月	≥95%
10	院内急救 5 分钟到达及时率	每月	≥95%

表 4-4-2　2016 年部分科室质量监测指标

序号	负责部门	指标名称	目标值
1	医务科	临床路径入径率	≥50%
2	医务科	5 种疾病临床路径入径率（2 型糖尿病、计划性剖宫产、胆囊结石合并胆囊结石、良性前列腺增生、小儿获得性肺炎）	≥70%
3	质控中心	出院病历检查甲级率	≥90%
4	护理部	护士三基考试合格率	≥95%
5	护理部	住院患者留置针固定规范率	≥80%
6	护理部	住院患者跌倒发生率	≤0. 085‰
7	护理部	住院患者意外拔管发生率	≤0. 38‰
8	护理部	住院患者压疮发生率	≤0. 10‰
9	科教科	2015 级住院医师规范化培训大病史登记真实率	≥90%
10	院感科	医护人员锐器伤发生率	≤0. 68%
11	院感科	重症监护病房 VAP 发生率	≤11‰
12	院感科	重症监护病房 CRBSI 发生率	≤1. 4‰
13	院感科	重症监护病房 CAUTI 发生率	≤1. 7‰
14	人事科	医院职工离职率	≤1. 0%
15	保卫科	医院室内消防栓合格率	≥95%

续表

序号	负责部门	指标名称	目标值
16	合理用药科	门诊抗菌药物使用率	≤20%
17	合理用药科	急诊抗菌药物使用率	≤40%
18	合理用药科	抗菌药物使用强度	≤40DDD
19	医疗设备科	计量器具合格率	≥98%
20	医疗设备科	急救类、生命支持类设备合格率	≥98%
21	门诊部	门诊挂号服务预约率	≥50%
22	病员服务中心	床位统一管理科室入院预约率	≥20%
23	总务科	食堂综合质量达标率	≥85 分
24	总务科	保洁质量合格率	≥95%
25	病案室	出院病历 7 个工作日内回收率	≥90%
26	一病区	子宫肌瘤临床路径入径率	≥70%
27	二病区	顺产侧切率	≤30%
28	二病区	分娩后乳房胀痛率	≤4. 32%
29	二病区	自然临产经阴道分娩临床路径入径率	≥70%
30	六病区	腹腔镜下胆囊切除术临床路径入径率	≥70%
31	八病区	归档病案的合格率	≥95%
32	九病区	患者创面负压引流护理的规范率	≥95%
33	骨科	全髋全膝置换患者围手术期医护 预防性药物抗凝治疗依从性	≥90%
34	十五病区	住院病人中药饮片使用率	≥40%
35	十五病区	高危压疮预防措施的落实率	≥80%
36	十九病区	肿瘤科癌痛（NSR≥4 分）患者规范化诊疗率	≥80%
37	二十一病区	住院患者滴眼药水的正确率	≥95%
38	二十五病区	慢性肾炎患者高血压出院合格率	≥95%
39	血透	手卫生依从性	≥95%
40	二十六病区	脑卒中吞咽困难患者评估率	≥85%
41	二十六病区	脑卒中患者出院开具抗栓药物的比例	≥80%
42	二十七病区	社区获得性肺炎临床路径入径率	≥70%
43	二十七病区	深静脉血栓（DVT）预防措施落实率	≥85%

续表

序号	负责部门	指标名称	目标值
44	二十八病区	心功能不全患者住院时开具 ACEI/ARB 类药物治疗的比例	≥70%
45	二十九病区	消化性溃疡伴出血临床路径入径率	≥50%
46	三十病区	2 型糖尿病患者临床路径的入径率	≥50%
47	三十病区	住院患者注射胰岛素笔的规范率	≥90%
48	三十一病区	预防非计划胃管拔除措施落实率	≥90%
49	供应室	手工清洗器械清洗合格率	≥95%
50	手术室	全髋全膝置换患者术前 1 小时预防性抗菌药物治疗依从性	≥95%
51	ICU	人工气道气囊压力达标率	≥90%
52	ICU	深静脉血栓（DVT）的预防率	>90%
53	EICU	患者床头抬高 30°以上执行率	≥90%
54	ICU3	高危压疮预防措施的落实率	≥80%
55	影像科	住院病人磁共振检查及时率	90%
56	超声科	胎儿中期筛查超声检查图像质量优秀率	95%
57	病理科	常规病理报告审核及时率	95%

（朱成明）

第二部分

贯彻与实践

GUANCHE YU SHIJIAN

第五章

JCI 认证医院安全概况

第一节　为何创建JCI认证

C 医院是一所集医疗、教学、科研为一体的县市级综合性医院，国家重点扶持 500 所县市级医院之一。医院拥有两个院区，实行一体化管理，核定床位 1 000 张，拥有员工 1 900 人，设置行政职能科室 27 个、临床科室与医技科室 59 个，其医疗专业技术水平在该地区医疗机构中具有显著优势，拥有苏州市重点学科 1 个、苏州市临床重点专科 8 个。2017 年，医院在香港艾力彼医院管理研究中心发布的“2017 中国医院竞争力 · 县级医院 100 强”排名中位列第 13 位，其中重症医学科、泌尿外科等 14 个专科进入全国县级医院专科排名前 30 强。近年来，在技术、服务、效益跨越式发展的同时，医院在精神文明建设方面硕果累累。医院先后被评为江苏省文明医院、苏州市文明医院、苏州市“十佳医院”，2010 年荣获江苏省“五一劳动奖”，2011 年获得“全国综合性医院中医药工作示范单位”荣誉称号。

“穷则变，变则通，通则久”是《易经 · 系辞下》里的名言，大意是说事物发展到窘困穷尽的时候就会发生变化，发生变化之后，才会使事物的发展不受阻塞，事物才能持久顺利地发展。

在公立医院改革的过程中，公立医院的管理者在顺应整个体制机制改革的同时，应该积极探索如何强化医院内部管理，进一步深化公立医院改革。C 医院作为市公立医院改革试点单位，一方面努力巩固已经取得的成果，另一方面在提高医疗服务质量方面另谋出路。

和大多数综合性医院一样，C 医院作为提供医疗服务的载体，其规模庞大，相比之下运行效率略显低下，部分工作流程的安排不够合理，容易出错。近年来，医院门急诊就诊量日益增多，护理人员的工作量日趋加大。因此，要确保患者的安全，医院亟须提供安全、优质的服务，来消除各类安全隐患。加之 C 医院地处经济发达的苏南地区，国际化程度与日俱增，医疗服务也需要走向国际化，让来自不同国家的患者在 C 医院能够享受到高效、优质的医疗服务。

那么，如何解决医院内部管理上的问题，从工作流程中抓效率，以保证质量和安全，满足人们日益增长的医疗服务需求，如何从战略上建设与 C 市国际化城市定位匹配、与城市发展的需求同步的医院，是目前 C 医院迫切需要解决的问题。

JCI 认证是世界公认的医疗服务标准，它不仅代表了医院服务和医院管理的最高水平，也是世界卫生组织认可的“金标准”。JCI 认证强调流程和细节管理，关注医院的医疗质量、患者安全及其自身的不断改进和提高，完全从病人的利益和安全出发，向医务人员提出严格的要求，为病人提供完善、统一、标准、安全的医疗服务。为了实现医疗质量、患者安全及精细化管理的全面提升，在 C 医院管理团队的倡导下，全院上下思想认识高度统一。2014 年，C 医院开始了 JCI 认证初期探索的历程。

第二节 JCI医院认证历程

随着新一轮医药卫生体制改革的深入推进，公立医院改革工作也在稳步地开展。在运行机制改革中，一项重要任务就是要不断推进医院规范化管理工作，持续提高医疗服务质量，保证患者安全。医院秉承“以病人为中心”的服务理念，结合自身实际及医院长期发展规划，在市政府、市卫生计生委的大力支持下，走上了 JCI 认证之路。

C 医院首先成立了层次清晰、职责明确的迎评组织机构，建立了以院长为组长的评审领导小组，各分管院长为副组长的工作小组，职能科室和临床医疗、医技科室主任及护士长为执行成员的迎评组织架构，设立 JCI 评审办公室为负责日常的沟通与协调的工作机构。医院以提高质量、保障安全为前提，着力为病人提供优质、便捷的医疗服务。医院共分十个阶段通过了 JCI 认证。

一、前期调研与职代会通过

深入调研，学习 JCI 创建经验。院领导先后带领相关人员赴复旦大学附属华山医院、浙江省第一医院、河南省人民医院、郑州人民医院、河南洛阳正骨医院、北京和睦家医院、天津泰达国际心血管病医院、张家港澳洋医院等医院参观学习，借鉴国内通过 JIC 认证医院的成功经验，推进医院 JCI 创建工作，促进医院管理更加科学化和规范化，寻求可持续发展之路。

2014 年 1 月 18 日，医院召开第三届第四次职工代表大会，会议听取了医院开展 JCI 认证的可行性报告，得到了职工代表们的一致肯定。最终确定今后医院工作将围绕 JCI 认证，着力推进医院内涵建设，以提高医疗质量、保障患者安全为前提，为患者提供优质、便捷的医疗服务。

二、JCI 认证签约启动仪式

2014 年 11 月 3 日，在“职工之家”举行了 JCI 认证签约启动仪式，并提出医院将以创建 JCI 为契机，进一步完善医院科学管理的长效机制，不断提高医疗服务水平，加强患者安全管理工作，力争在两年内，努力建设成为 C 市一流的综合性医院，争创江苏省内知名的优质医院，顺利通过 JCI 认证。

三、GAP 分析

2014 年 12 月 8—19 日，美国专家组一行四人来院进行为期两周的 JCI 评审 GAP（差距）分析。专家组分别就医院的临床医疗、护理质量、医技、药剂、医疗设备、后勤保障、人力资源、院内感染控制等方面，采取查看病历、追踪访谈、实地走访等形式，对照 JCI 标准进行了全面的差距分析。在 JCI 差距分析报告会上，美国专家对两周的工作做了总结，围绕监管、设施、服务等方面，提出了必须优先解决的主要问题。院长在会上表示，将针对追踪发现的问题与差距，分阶段、分步骤进行解决，努力向 JCI 的目标迈进。

四、JCI 认证准备

1. JCI 标准解读与辅导

2015 年开始，医院共开展 JCI 标准解读培训 10 多场，邀请国内外医院管理咨询机构来院辅导 10 多次。

2. JCI 制度的修订

根据 JCI 国际医院评审标准，医院对全院现有的制度进行重新审视与修订，先后修订院级制度 273 项，对患者就诊、结算、入院、手术、出院等方面进行了流程再造，保证医院的每一项工作都有章可循，对新制度、新流程进行了全面培训。医院内网开辟了 JCI 专栏，医院将培训的 PPT 课件、新修订的制度和流程等统一挂在内网上供职工下载学习；同时，医院还编写了《质量改进与患者安全员工手册》下发给全院职工学习。院领导对全院 47 个考评单元进行 JCI 工作考核，重点检查员工对 JCI 各项制度流程的知晓程度和执行情况，对其进行情景模拟式提问，并即时予以点评。这既是检查也是培训，促进了制度流程的同质化执行，为 JCI 认证打下了坚实基础。

3. 设施与流程的改造

医院根据辅导专家意见，建立了 JCI 标准病房，并以此为标准对全院病区进行了设施改造，尤其是对 3 号楼进行了全面改造，还对急诊抢救室、门诊输液室、门诊手术室、计划生育室、DSA 室、新生儿病房、后勤设施等进行了改造，两年来改造基础建设、流程共计 400 多项。

4. 运用工具全面推进质量改善

根据国际患者安全目标、上级卫生行政部门要求、医院战略目标、医院质量短板、患者满意度等方面的综合评估，医院建立了 10 个全院性监测指标和 105 个科室监测指标，每月撰写质量分析报告，在医院内网的“医院质量通报”一栏公布质量信息，每季度向质量改进与患者安全委员会报告质量监测情况，研究质量问题，对监测中存在的问题，运用 PDCA 进行改善。优化不良事件报告系统，鼓励员工主动报告不良事件，对警讯事件进行 RCA 分析 4 次，对系统缺陷和流程进行改造，提升患者安全；运用 FMEA 进行跌倒流程管理，多部门协作有效降低跌倒发生率和跌倒所致伤害程度。全面推行 5S 管理，每月由院领导进行院内追踪检查。

5. 举办各种培训和应急演练

开展了全院性培训（手卫生、急救技能、消防）410 多场，培训合格授予合格证书。医务科、护理部、院感科、药剂科、保卫科、质改办等职能科室，对全院职工进行了医疗、护理、院感、高危药品管理、危险化学品管理等相关制度流程以及质量工具的应用等培训 110 场，培训人数达到近 2 万人次。

应急办公室在全院开展灾害脆弱性分析 2 次，根据 HVA 结果修订医院应急预案 24 个，进行全院性应急演练 13 次，其中实战演练 8 次，桌面演练 5 次，演练内容包括火灾、暴力袭医、信息系统瘫痪、新生儿失窃、停电、停水、电梯困人等事故或事件发生后的应急行动与应对措施，提高了员工应对事故灾害和突发事件的能力。

五、中期评估

2016 年 6 月 20—28 日，美国 3 名专家对医院进行了为期一周的追踪评审，对医疗、护理、行政管理、设备设施管理等方面进行了追踪调查。在 JCI 认证中期评估反馈会上，美国专家强调：医院经过 18 个月的努力，在医疗服务质量和患者安全方面有了长足的进步，尤其在设施安全、安保、危险品管理、防火、控烟工作等管理制度和流程改造上成就显著。但是 JCI 认证是一条很长的路，在医院管理与患者安全方面仍存在许多需要改进的地方。因此，专家建议注意加强药品安全的监督与管理，在感染控制方面注意遵从 CDC（美国疾病控制与预防中心）和 WHO 对感控的有关要求，还要注意防火门的管理等。最后陈院长要求医院在今后的工作中应严格执行《JCI 员工教育手册》中的制度流程，针对此次中期评估中发现的问题不断改进，为 JCI 认证做好充足准备。

六、提交申请

2016 年 9 月 27 日，医院向 JCI 官方提交正式认证申请。

七、冲刺阶段

2016 年 10 月 1 日，医院 JCI 创建进入了倒计时阶段，全院职工大多放弃节假日，加班加点，为 JCI 认证做足准备。10 月 20 日，医院召开 JCI 认证冲刺动员大会，院长发表动员讲话："希望全院职工共同围绕一个目标，不断改进，为顺利通过 JCI 认证而不断努力。"在最后冲刺的 12 月里，医院全体员工将质量改进和患者安全的理念完全融入自己的思维中，落实到日常医疗行为上，并潜移默化地转变为工作习惯；做到了全院上下，“人人会做心肺复苏术（CPR），‘七步洗手’难不倒，消防安全在我心，六大安全皆知晓，全院性监测指标会背诵，应急电话能牢记，急救代码会分清……”这些已经成为医院 JCI 认证冲刺阶段的主题语。

八、模拟评审

2016 年 12 月 5—8 日，医院邀请医院管理咨询专家来院进行 JCI 模拟评审。模评专家分成医疗组、临床组、护理组和管理组，专家们通过文件审查、质量访谈和现场追踪等手段，按照 JCI 认证标准对医院进行了严格、细致的评审。专家们严谨、务实的工作作风和细致专业的辅导，让医院在迎接正式评审前的一个月里有了更加明确的方向。对于模拟评估中发现的问题，医院进行逐条整改和落实，希望通过全院的共同努力，奋力一搏，顺利通过 JCI 认证。

九、正式评审

2017 年 1 月 9—13 日，JCI 五位评审专家用《JCI 医院评审标准（第 5 版）》对医院进行了全面、深入的审查。通过文件审查、质量访谈、服务质量追踪、设施巡查、人员资质访谈、归档患者医疗记录审查、供应链管理以及循证采购访谈和追踪、伦理框架和安全文化访谈等对全院的组织架构、管理体系、设施安全、药物系统、院感防控、质量监测与改进、员工资质、设施安全和供应链等进行了细致的检查和综合评估，地毯式地审核了 5 天，最终评审组长对医院给予了高度评价。

十、顺利通过 JCI 认证

2017 年 1 月 16 日，医院收到 JCI 官方发送的评审通过的最终报告；2 月 9 日 JCI 官方网站上公布 C 医院通过了 JCI 认证，成为苏州地区首家通过 JCI 认证的公立综合性医院。

回顾为 JCI 认证准备的这两年，医院始终按照 JCI 标准的要求，全面推行精细化管理，不断创新工作思路和方法，实现了医院高速、高效、高质量的发展。JCI 认证的通过，既是 C 医院发展史上一个重要的里程碑，也是一个新的起点，代表着拥有悠久历史的医院在迈向国际化、现代化的征程中，踏出了坚实而重要的一步。医院也将以此为契机，进一步深耕管理，打造成 C 市一流的综合性医院。

第三节 安全和质量改进的依据

安全和质量是医院管理的灵魂。如何提升医疗服务质量以保障患者安全已成为当今医疗卫生领域的重要挑战。国内外的医疗机构已逐渐认识到，通过持续的医院安全质量改进，建立医院安全文化是应对这一挑战的重要措施。在执行医院安全质量改进的过程中，国内的法律法规和行业标准、JCI 标准均对安全文化构建提出了具体的要求。如国内《三级综合医院评审标准（2012 年版）》要求医院从患者安全目标落实方面培养员工的安全服务意识；《中国医院协会患者安全目标（2017 版）》要求从员工到领导都要参与到医院安全文化建设中，并且鼓励患者参与患者安全活动。JCI 标准更加注重人性化服务，重视全面的医院质量管理及安全文化建设，倡导“以患者为中心”，通过规范医院管理，促进医院质量和安全的持续改进，为患者提供安全、高质量的医疗服务。C 医院在实施安全文化改进的过程中，除了依据 JCI 标准、国内的法律法规和行业标准以外，还把医院不良事件分析和医院安全的短板作为改进的实践依据。

一、以 JCI 标准为指导持续改进质量与安全

根据 JCI 标准 1 000 多项可衡量要素自评考核，结合医院实际开展的临床医疗服务项目和患者的需求，制定和完善了 400 多项制度及流程。这些制度和流程统一由院长签发后组织科室培训学习，然后由质量改进部门安排专门人员对员工的执行是否符合现有的制度和流程进行督查，最后由医院对执行不到位的环节提出书面整改意见。同时，医院将制度的执行转化成相关指标，利用数据监测的方法，监督制度和流程的执行情况，通过持续改进，直至达到目标值。

二、以不良事件为抓手推动医院安全和质量改进

医院安全问题的出现主要是由不良事件引起的，包括警讯事件、不良事件和临界差错事件。不良事件的上报、总结和反馈是指导医院提高安全

质量水平的有效方法，医院安全文化的构建离不开医院对不良事件的管理。鉴于此，医院高度重视不良件事件上报制度的执行情况，完善和改进了不良事件报告系统，倡导“非惩罚性的”不良事件报告制度，鼓励员工主动上报医院发生的不良事件，将典型的不良事件作为质量和安全改进的依据，及时做根本原因分析（RCA），进行循环管理（PDCA）改进。医院还形成了一套闭环的不良事件传送流程图（见图5-3-1），首先由员工发现不良事件，及时通过不良事件报告系统网上申报；相关职能科室接收处理，对不良事件调查分析，运用质量工具进行改进，并追踪和监测改进措施的落实情况，提交质量改进办公室；质改办每季度撰写医院不良事件分析报告，并提交医院质量改进与患者安全委员会，对重大的改进措施提交院长办公会审议讨论；然后通过内网发布安全质量改进信息，将完善后的制度、流程对相关员工展开新一轮的培训，让员工遵照执行。

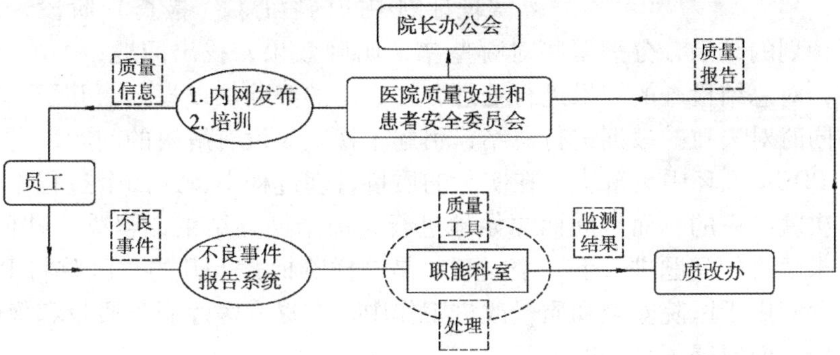

图5-3-1　不良事件传送闭环图

第四节　安全与质量改进工具

JCI 认证标准要求医疗机构在进行安全与质量改进的过程中，使用质量管理工具。C 医院在 JCI 认证的过程中主要采用了循环管理法（PDCA）、根本原因分析法（RCA）、失效模式与效应分析（FMEA）三种管理工具，对医院质量和安全改进工作起到了事半功倍的效果。

一、循环管理法（PDCA）

PDCA，也称戴明循环，是美国管理学家戴明（W. Edwards Deming）博士根据客观规律总结出来的，主要包括P（Plan）、D（Do）、C（Check）、A（Act）四个阶段，是被广泛应用于质量管理的标准化、科学化的循环体系（见图5-4-1）。P（计划）阶段，包括方针和目标的确定，以及活动规划的制定；D（执行）阶段，根据已知的信息，设计具体的方法、方案和计划布局，再根据设计和布局，进行具体运作，实现计划中的内容；C（检查）阶段，总结执行计划的结果，分清哪些对哪些错，明确效果，找出问题；A（处理）阶段，对总结检查的结果进行处理，对成功的经验加以肯定，并予以标准化，同时对失败的教训进行总结，引起重视。对没有解决的问题，进入下一个PDCA循环中去解决。在实际的质量管理过程中，这四个过程不是运行一次就结束的，而是周而复始地进行，一个循环结束，解决一些问题，对还未解决的问题进入下一个循环，是这样阶梯式上升的。医院将PDCA的理念应用于医院安全和质量改进工作中，在提升医疗服务质量和保障医院安全方面取得了良好的成效。

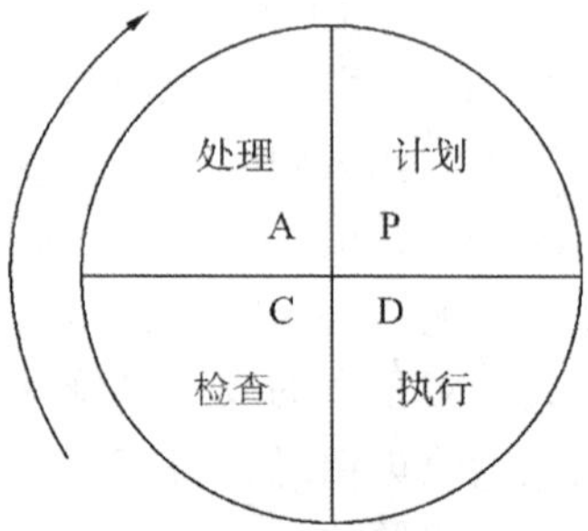

图5-4-1　PDCA循环图

二、根本原因分析法

1. 根本原因分析法的概念与核心理念

根本原因分析法（Root Cause Analysis，简称RCA），起源于美国，最早应用在航空安全、核工业等领域。1979年，美国宾夕法尼亚的三里岛核电站发生核反应堆被毁、放射性物质外逸的重大事故，随之美国国家实验室对核反应堆操作进行审查，促使RCA在核工业及政府核武器研究领域得到广泛的传播。经过30多年的发展，根本原因分析法已广泛应用在石油、化工、煤矿、电力、制造等行业，被证明是非常实用有效的事故分析方法。医疗机构运用根本原因分析法比较晚，在1997年才被美国医疗机构评审联合委员会（JCAHO）引入医院不良事件的调查中。根本原因分析法是一种对失误事件回顾性的分析工具，在管理中常被用于异常事件的检查与处理，广泛地收集各种主、客观资料，区分出近端与远端原因，以了解造成失误的过程和原因并进行系统性检讨，探求改善策略以减少失误的发生。根本原因分析法的基本理念是以系统改善为目的，而不是将问题归咎到个人，重点是找出预防措施，制订可执行的计划，避免类似不良事件的再次发生，营造良好的安全文化氛围。

2. 根本原因分析法的步骤与方法

根本原因分析法在实施的过程中，可分为 RCA 团队组建和资料收集、找出近端原因、确认根本原因、设计及执行改善行动计划四个阶段。

第一阶段：RCA 团队组建和资料收集。

首先，组建一个工作小组。工作小组成员通常由 3 ～ 4 人组成，最多不超过 10 人。根据事件的不同，RCA 工作小组成员组成也有所不同。如调查事件为严重伤害或死亡事件，RCA 成员应包括事件发生流程中的一线人员。如调查事件为一般或轻微伤害事件，可考虑由科主任、护士长或质量管理人员单人进行。成员要求具有批判性思维，并有优秀的分析技巧，负责人是具有与事件相关专业知识且能主导团队运作的人。

其次，事件调查与资料收集。事件调查主要是为了能给后续分析提供佐证，避免重要细节被淡忘。资料收集包括访谈人员、设备调查、书面记录发生地点和方法流程等内容。确认问题，需问“4W1E”，即“发生了什么”（What）、“什么地方”（Where）、“什么时间”（When）、“如何发生”（How）、“什么程度”（Extent），并明确先后顺序。发掘问题的方法有头脑风暴法、书面头脑风暴法、差异分析法和名义团体法等。

第二阶段：找出近端原因。

虽然医疗不良事件的发生常看似偶然，却往往存在多层面的问题。因此如何从中挑选出需要优先考虑和分析的问题，就成为该步骤的重要工作。可以通过原因找寻工具“鱼骨图”“原因树”“推移图”等，找出导致事件发生的直接原因，并在第一时间采取针对性措施，以避免损害的扩大或产生更为严重的后果。直接原因包括人为因素、设备因素、可控及不可控的外在环境因素和其他因素等。

第三阶段：确认根本原因。

此步骤在于更深层次的探索和挖掘，一般采用“5Why”法以确认不良事件的系统根本原因。可以通过以下问题来确认根本原因：（1）当这个原因不存在时，问题还会发生吗？（2）如果这个原因被纠正或排除，问题还会因为相同因素而再次发生吗？（3）原因纠正或排除以后，还会导致类似事件发生吗？如果答案为“是”，则为直接原因；如果答案为“否”，则为根本原因。

第四阶段：设计及执行改善行动计划。

确认根本原因后，必须制订具体并有可操作性的改善行动计划，有具体的落实责任人和改进时间，并追踪改善措施的有效落实，以防止事件的再次发生。设计解决方案要尽可能减少对记忆和注意力的依赖，减少疲劳，要简单化、标准化。同时，可设立若干指标，监测系统在改进计划实施前后的变化，以评价改进计划的效果。

三、失效模式与效应分析

失效模式与效应分析（FMEA）是一种预防不良事件发生的风险管理方法，常被用于分析系统内潜在的失效模式，以便按照严重程度加以分类，或者确定失效对系统的影响，确保潜在的问题已被考虑和预防。失效模式与效应分析的目的在于要找出潜在可能失效的流程，其目标是消除和降低事件发生的可能性及结果的严重性。世界上首次使用这个方法是在 20 世纪 60 年代中期美国的航天工业，美国医疗机构评审联合委员会（JCAHO）于 2001 年要求接受评审的医疗机构每年至少做一次 FMEA，之后 FMEA 被大多数医疗机构用于分析医院潜在的风险事件，修正失效的流程，以防止系统发生错误。

第一步：确定主题。

基于风险评估量表确定优先风险等级，如容易出现问题、工作量大、风险高的环节及新闻报道的、外单位的重大事件。

第二步：建立小组。

由跨专业和学科的成员组成，团队成员需要具有积极参与的意识，了解团队当前的任务或需要讨论的问题，接受多重（相关专业知识和质量工具等）培训等，人数一般为 5 ~ 9 人。

第三步：绘制流程图。

绘制一个包含主流程、子流程的流程图，并对流程图进行编号；如果是比较复杂的流程，找出流程中需要注意的重点。还需要与团队成员共同确认流程的真实性与正确性。

第四步：找出现存的或潜在的失效项目。

通过采用头脑风暴法，列出每一个流程或步骤所有可能的失效模式及失效可能的原因以及后果。

第五步：进行风险评估。

采用医疗失效模式与效应分析（HFMEA）的风险危害指数矩阵量表进行评估，该量表由美国患者安全中心（National Center for Patient Safety，简称 NCPS）研发，将 FMEA 三维的风险分析简化为二维，即风险优先数

RPN = 严重度 × 发生率。对每一个失效模式运用危害指数矩阵量表进行打分，并计算其危害指数，按照危害指数的高低进行排列。

第六步：拟订行动计划。

针对造成失效模式的原因决定行动策略，建立一个改善行动方案，确定负责执行的人员或部门，选定评估行动方案成效的监测方法或指标，并报送领导审批。

第七步：执行改善行动方案。

FMEA 小组对改善行动计划进行追踪，评估计划的可行性和实际改善情况，针对改进中存在的问题，召开专题讨论会议，及时修正改善措施，收集改善后的监测数据，跟踪改进措施落实后的情况，运用 PDCA 修正改进方法，评估改进流程的效果。

第八步：改进成果。

总结运用 FMEA 后的改进成效，将更新后并得到验证有效的措施/流程纳入工作标准中，使之标准化，以标准格式汇报 FMEA 的结果，形成书面 FMEA 报告。

（朱成明）

第六章

JCI 标准下医院安全质量持续改进实践

第一节　组织领导

一、委员会工作制，让质量改进有了“组织”

（一）背景

建立现代医院管理制度是公立医院改革的核心内容，医院的制度体系建设也是医院实现国际 JCI 认证工作的主要任务。医院首先要制定章程并以此为统领，构建科学、高效、系统的管理制度体系。章程是医院的基本纲领和行为准则，章程之于医院，相当于宪法之于国家，不仅规定了医院性质、办院宗旨、功能定位和发展方向，而且明晰了医院的管理架构及责任体系，是医院制定各项规章制度的基础和前提。只有确定了章程，才能以章程来统领，建立与之相适应的规章制度体系，把公立医院综合改革的决策部署落实到医院的日常运行管理中，实现政府治理与医院管理的有效衔接。

《国务院办公厅关于建立现代医院管理制度的指导意见》（国办发〔2017〕67 号文）指出，医院章程应包括医院性质、办医宗旨、功能定位、办医方向、管理体制、经费来源、组织结构、决策机制、管理制度、监督机制、文化建设、党的建设、群团建设，以及举办主体、医院、职工的权利与义务等内容。医院要以章程为统领，建立健全内部管理机构、管理制度、议事规则、办事程序等，规范内部治理结构和权力运行规则，提高医院运行效率。国外公立医院的法人治理结构无论是实行委托管理、利益相关管理还是新公共管理模式，在院长经营层上面普遍有类似理事会、董事会或委员会的决策、议事结构，由政府委托任命。政府将公立医院的资产经营权让渡给决策层，决策层在保留重大决策权和监督功能的前提下，再逐级让渡给医院管理者（经营层）。由此公立医院的治理结构中包含了政府、决策层的逐级监督管理和激励约束的机制。JCI 评审过程中，所有关于质量、安全等系统问题最终都归结到医院决策层的层面。

（二）JCI 标准概述

标准 GLD. 1：医院有章程、制度、程序或类似文件描述治理机构的结构和职权。可衡量要素包括：在书面文件中描述治理机构的职责和责任，治理机构批准医院的质量和患者安全计划，定期获取质量和患者安全计划的报告并采取相应措施。

（三）制度流程改进

1. 治理机构

治理机构为市卫生计生委员会。

2. 授权原则

（1）医院实行所有权与经营权分离的法人治理结构（见图 6-1-1），实行院长负责制，遵循相关法律法规，按规定实施、推进公立医院改革，落实市卫生计生委年度绩效考核办法和突发公共卫生事件的救援行动。

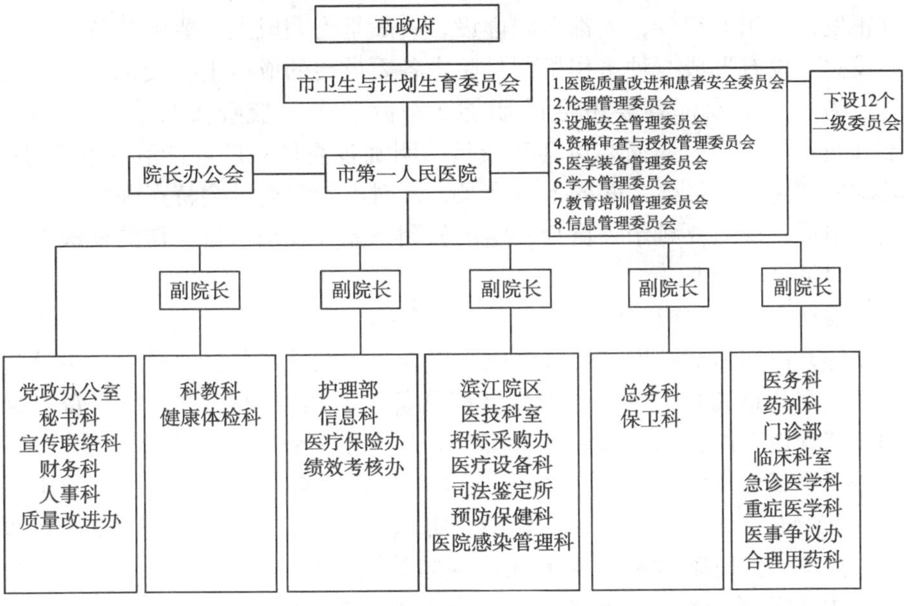

图 6-1-1　医院治理结构管理模式框架

（2）实行民主集中制。医院重大事项的决策、重要干部的任免、重要项目安排和大额度资金的使用，由院长办公会讨论决定；大型设备的采购、重大基础建设等项目，必要时需经医院职工代表大会通过。

（3）医院宗旨（使命）、愿景、目标，以及年度工作计划、年度收支预算、年度医院质量改进及患者安全计划等报市卫生计生委审批，每季度上报医院质量改进和患者安全情况，并按批示采取措施并进行追踪。

（4）人才招聘计划报市卫生计生委审批，编制外人员由医院自行招聘。

（5）对药品和医用耗材的采购按照省、市集中采购的相关政策执行；购买医疗器械总价在 10 万以上，须经市卫生计生委报批并进行招标采购。

3. 医院宗旨

医院宗旨为严谨求实、敬业尽职。

4. 医院愿景

医院愿景为护卫大众健康，造福 C 市人民。

5. 医院目标

医院目标为通过 JCI 认证，建设成 C 市一流的综合性医院，创建省内知名的优质医院。

6. 医院委员会管理架构

医院是一个庞大的组织系统。目前我国医院的各类委员会很多，但是真正发挥作用的很少，大都形同虚设，一般是为完成上级要求的各项任务而设立，没有形成一种工作机制且院内各委员会的成员重叠交叉严重。因此，为了真正发挥各委员会的职能，医院首先要梳理委员会的管理构架（见图 6-1-2），精简委员会和成员，明确各委员会的职能和工作要求；其次要避免各委员会之间的人员交叉，针对不同的委员会特点确定不同的人员组成；最后要赋予委员会一定的权利，充分调动人员工作的积极性。

（1）委员会职责。

委员会的成立应包含确定委员会的名称、工作职责、主任委员、组成人员等，由相关部门提交委员会成立报告，待院长办公会通过后，由医院正式发文公布成立。通常各委员会都具备以下几项职责：① 负责督导推动全院管理工作，制订全院性管理计划与方案，督促落实并做年度评估。② 各委员会定期召开工作会议，听取各委员及各部门工作汇报，确定目标，分配人、财、物、技术等资源，组织改进项目的实施。③ 定期对医院监控指标、风险数据、重大问题缺陷等资料进行分析，并批准改进方案。④ 制订并组织实施相关员工培训计划。⑤ 建立医院相关信息的有效传递机制，促进医院的建设。⑥ 主任委员全面负责并主持委员会工作，各委员认真履行相应职责，秘书负责委员会的日常事务，各部门负责本职范围内的相关管理工作。

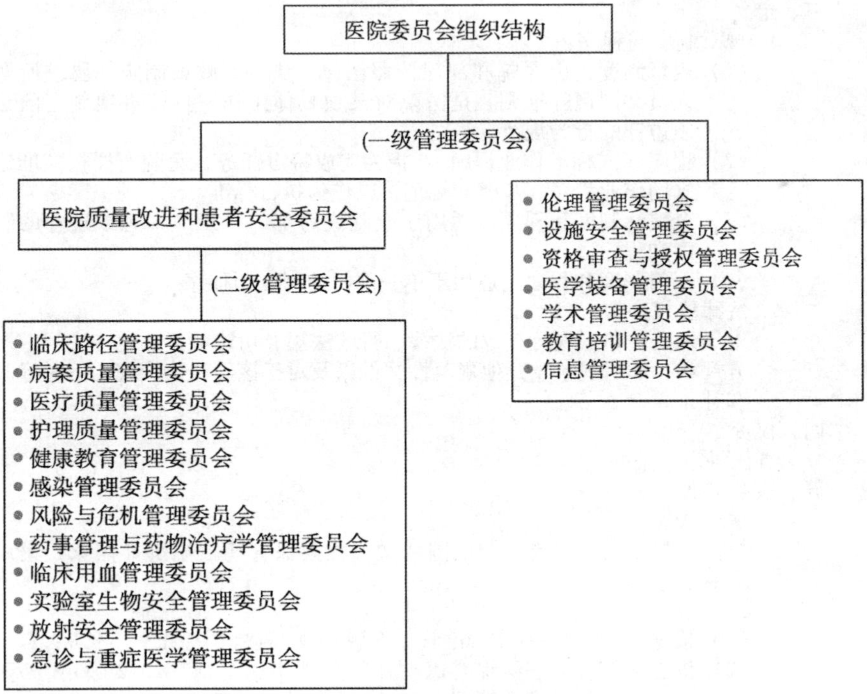

图 6-1-2 医院委员会管理架构

（2）委员会章程。

为规范各委员会的各项管理制度，医院出台制度与程序制定管理办法（见表 6-1-1），保证了委员会章程的一致性。章程须标明生效日期、修订日期、核准日期，章程内容应包括设置目的、适用范围、定义、人员权责、参考文献等。

表 6-1-1 医院制度与程序制定管理办法

类别	全院制度—行政管理			文件编号	001
名称	医院制度与程序制定管理办法			生效日期	2015. 07. 01
制定部门	院办	责任人	李 *	修订日期	
定期更新	每三年	总页码	5	版本	第 1 版
一、目的 为规范医院制度和程序新增、修订、废止、审核、批准、公告及管理等，特制定本办法。 二、范围 适用于全院性及部门制度或程序。					

续表

三、定义

1. 规章制度与程序：

（1）规章制度：由医院和部门依照法律、法令、政策制定，要求所属人员共同遵守准则，是医院对某项具体工作、具体事项制定的必须遵守的行为规范。

（2）程序（或标准作业程序）：指为完成特定任务，医院所授权核准建立的作业程序、步骤与规范，以作为执行标准。

（3）全院性制度和程序：适用于全院或跨部门员工应知悉或遵守的制度和程序。

（4）部门制度和程序：适用于单一部门的制度和程序。

2. 法律法规

中华人民共和国现行有效的法律、行政法规、司法解释、地方法规、地方规章、部门规章及其他规范性文件以及对于该等法律法规的不时修改和补充。

四、权责

责任科室、院办。

五、参考文献

1. 法律法规

依据《机关文件材料归档范围和文书档案保管期限规定（国家档案局第8号令)》。

2. 评鉴条文

（1）依据《JCI医院评审标准（第5版)》中的标准MOI.9、MOI.9.1。

（2）依据《江苏省三级综合医院评审标准实施细则（2012版)》第四章“医疗质量安全管理与持续改进”中的4.2.2.1。

六、政策

1. 制度和程序类别、申请、审核和批准原则

类别	新增、修订、废止申请	审核	批准	编号及版本管制
全院性制度和程序	职能科室主任	医院各委员会	院长	院办
部门制度和程序	科主任	部门主管	分管院长	院办

2. 制度和程序标准格式

（1）格式需遵从标准格式（制度与程序标准格式）制度。

（2）字体与边界。

① 中文以宋体、英文以Times New Roman作为标准。

② 标题以粗体五号字，内文则使用五号字（不加粗），增加阅读清晰度。

（3）常态化管理流程。

第一，会议周期。各委员会根据实际情况定期召开会议，一般一个季度召开一次会议，如遇重大医疗质量异常事件可召开临时会议。必要时，

会议讨论事项需通知相关单位或全院进行配合，以便共同解决问题。

第二，会议管理。委员会秘书做好委员会日常工作，形成工作报告，并提交至委员会；收集委员会成员工作报告及重点讨论事项，拟定会议议程，准备会议资料，经主任委员确认后，提前发至委员会成员，使其熟悉相关内容，提高会议效率，保障会议顺利进行；及时完成会议记录，经主任委员审核签发；负责会议记录存档，并须将复印件上交至医院一级委员会备案。会议记录须注明实施每项任务的负责人，各委员会成员及相关责任科室依据委员会记录内容落实相关工作。委员会须对会议讨论形成的决策进行督促落实，每次会议须追踪前期改进措施的执行情况及有效性。对已经落实的措施，负责科室要汇报改进措施落实之后的效果；对尚未完全落实的改进措施，负责科室要在委员会上说明情况并提出进一步实施方案。各委员会负责收集本领域内的资料，听取各科室的改进意见，解决相关问题，定期向委员会提交工作汇报及重点讨论议题。

（4）医院质量改进与患者安全委员会工作机制。

为了进一步提升医院质量与安全管理效能，建立和健全质量和安全管理的流程和监督机制，确立“以病人为中心”的质量管理理念，进行持续质量改进，保障患者安全，构建医院质量和安全管理体系，医院成立了质量改进与患者安全委员会，由作为医院安全管理第一负责人的院长担任主任委员，其余院领导与一级临床、医技、职能科室主任等担任委员。其主要职责为：① 主持制定医院质量改进与安全管理的政策，制订医院质量改进和患者安全年度计划，全面推动和监督计划的实施。② 讨论和决策医院质量管理问题，组织协调医院质量管理工作的实施、监督、检查、统计分析和评价，主持制定医院年度质量改进目标及重点质量监控指标。③ 配备必要的质量改进资源，建立医院质量改进与患者安全信息沟通的机制和方法，保证信息的有效沟通。④ 负责医院其他质量管理与患者安全相关事宜。

委员会通过讨论审议二级委员会的年度计划和总结报告，全面监督各分支委员会工作的落实情况。每季度召开委员会会议（见图6-1-3），向全体委员汇报每季度全院性质量监测分析报告及不良事件分析，并听取各分支委员会的工作报告，对二级委员会提交的问题及建议提案进行决策，对重要的质量与安全管理工作方案进行讨论决策。对医院重大的质量缺陷、警讯事件及风险事件进行讨论分析，提出改进和预防方案并督促落实。

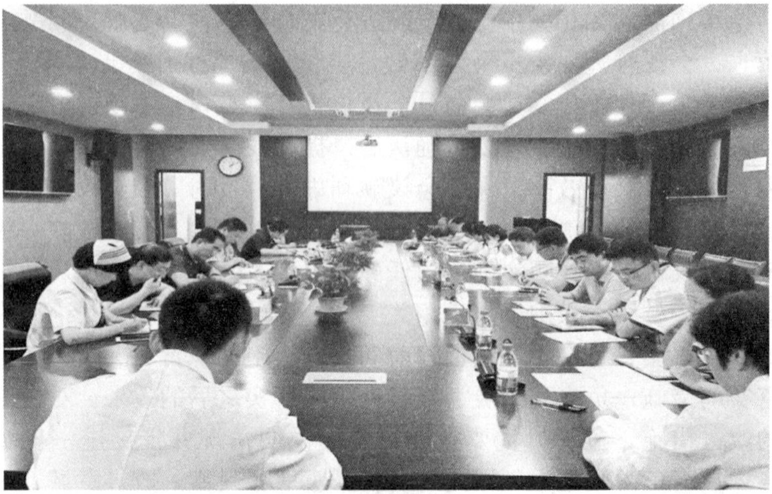

图 6-1-3　委员会召开季度会议

此外，委员会下设质量改进办公室，负责全院性质量监测及改进。质量改进办公室定期组织开展医院质量与安全教育培训（见图 6-1-4），对全院各科室质量管理人员进行质量工具运用及管理培训，定期组织医院或外部不良事件案例分享会，运用典型案例进行安全警示教育，运用多项质量管理工具进行项目、流程分析及管理。组织年度全院职工安全文化调查，提高全院员工的质量和安全意识，营造良好的医院安全文化，构建病人安全体系。

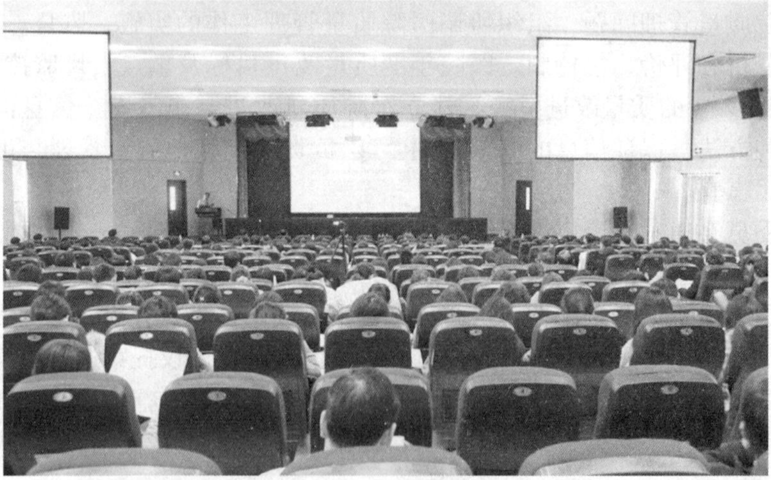

图 6-1-4　全院质量管理人员参加质量和安全教育培训

（四）取得的成效

委员会机制成立前，医院的各条管理线上缺乏具体的指导监督机制。委员会成立以后，在全院范围内推行 5S 管理，全院范围内运用各种质量工具进行质量监测与改进，成立院内质量督查小组，由医院院长及领导层担任组长，进行院内追踪检查，对存在问题的科室开具质量改进联系单，持续改进质量。建立质量督查和质量改进的长效机制，由相关职能科室每月对所分管领域进行质量检查，对存在的问题进行限期整改。接受卫生行政主管部门的质量督导，对督查中存在的问题及时进行分析和整改，并对整改情况进行追踪。

（五）实施过程中的关注点

（1）持续的质量改进是 JCI 的理念，应通过对制度的管理，体现持续质量改进的理念。但制度的修订和回顾不可随意进行，每次的修订和回顾是基于病人的临床质量检测数据、质量工具的分析结果及新的质量标准的出台，做到制度制定有程序、有要求，制度修订有依据、有论证，制度回顾有流程、有记录，让员工看到的医院制度是一部完整、可信、适合和有效的制度，形成以病人安全为中心、持续质量改进的医院文化。

（2）各委员会对委员的资质、构成和培训要有要求。委员对于履行职责时利益冲突的处理要有流程。会议的开会要求、流程、记录、传达意见要有标准规范。会议过程要求可记录，可追溯，可追责。只有切实履行院级管理组织的职能，明确其在各自领域管理的常态化工作，才能推动医院管理水平的持续提升。

（徐丽宏、张睿雯、颜晓强）

二、伦理管理，让人文关怀传递医患真情

（一）背景

伴随医学模式由生物医学模式向“生物—心理—社会”医学模式的转变，生物因素、心理因素、社会因素、生态因素等对疾病和健康的影响再次进入医学视野。现代医学已不仅只是对疾病的治疗，更是对病人的关怀和照顾。“有时，去治愈；常常，去照顾；总是，去安慰”理应成为现代医学的功能之一。医学伦理学充分体现了以病人为中心，给予病人人文关怀的医学理念。

（二）JCI 标准概述

1. 标准 GLD. 12

医院领导确立可促进道德实践文化发展和决策制定的道德管理框架，以确保在符合业务、财务、道德和法律规范的情况下提供医疗服务，同时保护患者及其权利。

2. 标准 GLD. 12. 1

医院的道德管理框架主要处理运营和业务问题，包括营销、入院、转院、出院和所有权的披露，以及可能有损患者最佳利益的任何业务冲突和职业冲突。

3. 标准 GLD. 12. 2

医院的道德管理框架主要处理临床治疗中的道德问题和决策制定问题。

（三）制度流程改进

1. 构建医院伦理组织框架

医院原有伦理委员会未涉及职业伦理的内容，现重新调整伦理委员会组织架构和人员组成（见图 6-1-5）。

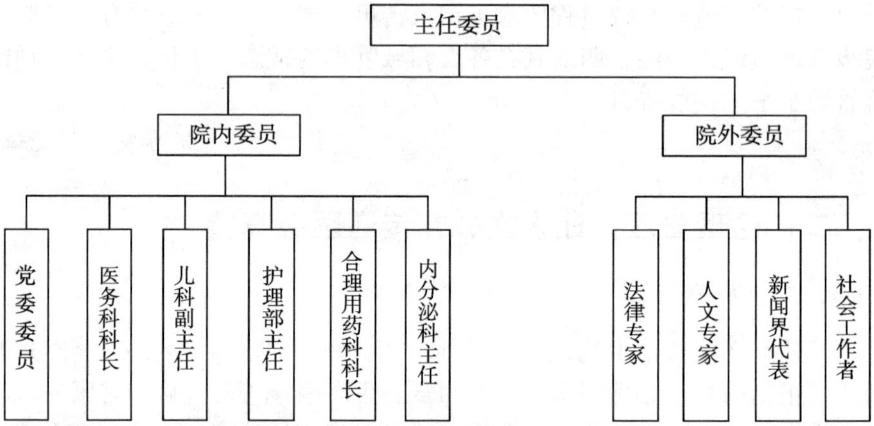

图 6-1-5　伦理委员会组织架构和人员组成

伦理委员会为发展本院的医学伦理问题进行医学伦理决策的咨询，维护患者及医务工作者的权益和安全。医院在原有伦理委员会委员的基础上，按问题的侧重点不同，增加相关伦理审查委员，并对新委员进行伦理规范化培训，保证伦理审查的质量和效率。

医院定期组织委员培训和考核，对于考核不合格的委员进行及时更换。

2. 制订标准作业程序

参照国内外伦理法规和准则，结合本院实际情况，制订标准作业程序（SOP），包括SOP的撰写、审查、颁布与修订，伦理委员会的组成和人员职责，保密协议和利益冲突声明，伦理委员会成员的培训，独立顾问的选择标准操作规程，医疗新技术、新项目伦理审查标准操作规程，临床医疗、职业伦理审查，项目送审的管理，项目的初始审查，快速审查标准操作规程，按审查意见修改方案的复审，严重不良事件、非预期不良事件的监测与评估，会议议程准备、会议内容及会议记录，紧急会议标准操作规程，文件保密和调阅，伦理委员会文档管理。

3. 培训并执行标准作业程序

组织伦理委员会委员、医院相关人员进行 SOP 的培训，并在院内网公布相关伦理申请表格和流程，使医务人员知晓伦理申请的要求，伦理委员会委员掌握伦理审查的要点，并熟练使用各种评审表格。按新制订的 SOP 严格执行，根据实际运行情况，对不适合的 SOP 进行修订，不断完善，持续改进。

4. 审查后质量跟踪

由于多种原因，对审查后项目进行跟踪审查确实存在很多难处。可通过联合医务科、科教科、质控办、合理用药科、纪检监察室等职能部门，制订合适的流程，分工合作，有效地跟踪伦理审查结果和项目后续进展，并纳入医院质量和病人安全考核的范畴。如有不良事件应上报院内“不良事件呈报系统”。

5. 案例

金成（化名），男，生于 1932 年 10 月 5 日，于 2015 年 12 月 29 日因“左股骨颈骨折”入院进行手术，但因 2 型糖尿病、高血压、房性期前收缩等原因暂停手术。住院期间，医师评估患者若不接受手术，未来恐将无法行走，但若进行手术，也存在极高的风险。经医师与患者的两个儿子反复沟通和交流，对患者的病情、诊疗方案和风险进行了充分的告知，家属表示理解发生风险的可能性，但担心一向喜好运动的父亲无法接受未来失去行动能力的状况，仍要求手术。在完善相关检查，排除手术禁忌证后，于 2016 年 1 月 18 日行左侧人工股骨头置换术，麻醉实施后患者出现意识淡薄、呼之不应、血压偏低的情况。与麻醉师及患者家属充分沟通后建议停止手术，采取保守治疗，家属表示理解，同意进行保守治疗，尽可能在不造成患者更大伤害的前提下，尽力维持患者的身体活动功能。

伦理议题讨论：本案例涉及医学伦理基本原则中的“行善”“不伤害”“自主”。其中，“行善”：为了维持患者最佳生命品质（行动能力），在一开始，医师思考手术的可能；“不伤害”：原本为了“行善”，维护患者最大利益而进行的手术，却因为复杂的慢性病与身体状况问题，可能反而造成对患者的伤害，而与“不伤害”的原则发生矛盾；“自主”：患者年纪大且偶有口齿不清，无法确定是否具有理解能力，因此医师选择向家属说明病情、建议，并由家属代为决策。但家属所想与患者意愿一样吗？患者是没有能力为自己做决定吗？

执行结果：经由伦理委员会专家、委员的讨论与建议，临床人员采取的行为及结果如下：第一，临床医务人员实时细心评估患者的病情变化，并加强与患者及家属的沟通、宣教，最终能及时调整治疗计划，避免对患者的更大伤害。第二，临床医务人员更应尊重患者的自我决定，与其讨论治疗方向，最后患者与家属一同决定采取保守治疗，维持有限的身体活动能力。

（四）取得的成效

医院通过给员工提供医学人文、医患沟通技巧的培训，提升医护人员的沟通能力与在诊疗过程中“及时”告知和“持续”告知的知情理念。2016 年 1—12 月，由医务科早期介入共同参与高风险人群诊疗计划知情同意 182 例均未发生医疗纠纷，患者投诉数量明显减少。

（五）实施过程中的关注点

医院突破传统的伦理概念，在做好新技术、新项目伦理审查的同时，增加了职业伦理，对医疗日常实践过程中遇到的有关医德伦理问题（包括医院员工的医德伦理规范、经济激励机制与支付条款可能影响病人医疗护理的矛盾、患者知情同意和隐私权保护、医院市场营销、入出转院制度的合理性、危重患者放弃抢救、临终关怀等），提供决策支持和咨询。医院通过保护患者隐私、充分进行知情告知、鼓励患者参与手术部位识别、不良事件上报、医疗援助经济困难患者、尊重宗教信仰、举办系列健康讲座等在各个层面展开了医学伦理探索，特别强调了如何通过伦理建设去传递医护人员对病人的关爱，将“尊重、有利、不伤害患者”作为所有医务人员工作的核心之一，落实到医院管理的方方面面。

（陆艺红）

第二节 质量改进

一、危急之际，刻不容缓

（一）背景

危急值是指某项检验或检查结果异常，此时表明患者可能处于高风险或生命垂危的状态，如不及时处理，可能危及患者安全或生命。因此，临床医生需要快速获取检验或检查信息，给予及时有效的干预措施或治疗，但是从危急值的发现确认到通知科室再到医生处理这一过程，涉及医技、护理、医疗、后勤等多部门、多环节。如何提高多部门之间的有效沟通与合作，提高危急值应急处理效率，不仅是等级医院和 JCI 评审的要求，更是维护患者安全的重要举措。因此，医院将危急值规范处理作为 2015 年院级优先质量改进项目。

（二）JCI 标准概述

标准 IPSG. 2. 1：医院制订并实施相应的流程，报告诊断检查的危急值结果，制订紧急情况下接收检查结果的指南，接收危急值要执行“写下→接收者复述→报告者确认”的流程。可衡量要素包括：医院已为每类诊断性检查明确危急值，医院已确认诊断性检查危急值报告的报告者及接收者，医院已确认患者病历中应记录哪些信息。

（三）制度流程改进

1. 改进前的现状分析

随着中国医院协会发布 2007 年患者安全目标，对危急值报告项目要求进行严格的质量管理。C 医院根据实际情况，制定了适合本院的危急值项目和危急值报告制度，对危急值实行报告登记制度。2015 年 7 月，质量改进办进行基线调查，按照“危急值确认→通知科室→汇报医生→处理记录”等环节进行全面追踪调查，共抽样调查 244 份危急值，25 分钟处理率仅为 38. 52%，主要存在以下问题（见图 6-2-1）：

（1）危急值范围不齐全，没有将内镜检查、病理检查等危急值纳入危急值范畴。

（2）对危急值重要性认识不足，培训不到位。

（3）危急值处理链的时间问题：批量危急值集中通知科室时间不准确，医院信息系统（HIS）、影像归档和信息系统（PACS）以及病区走廊的时钟时间不一致，医院没有定期校正，导致科室接收危急值的时间早于检验科报告时间。

（4）危急值处理的通知、汇报、处理不及时。

（5）检验/检查以及临床科室的危急值手工登记本字迹潦草，对某一危急值的处理链进行连续追踪非常困难。

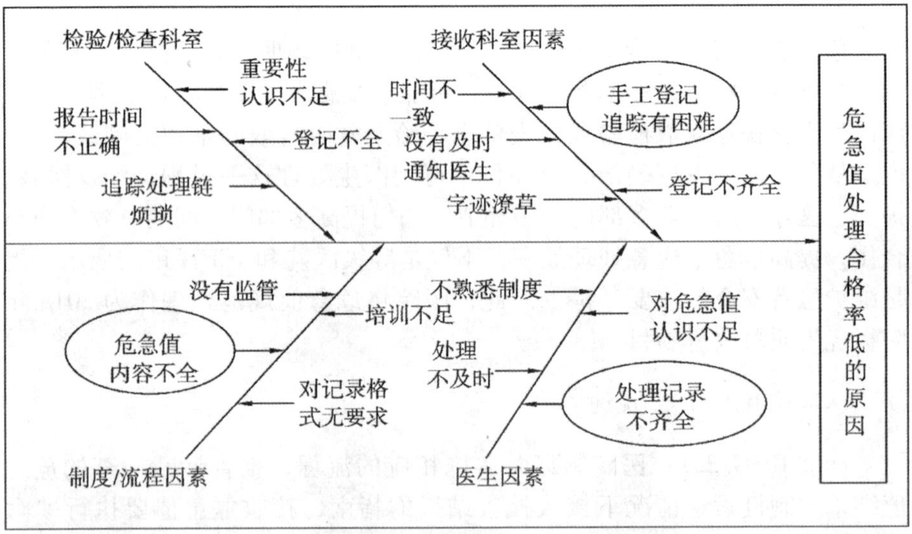

图 6-2-1　危急值处理合格率低的原因分析

2. 制订危急值监测计划

质改办负责每月对全院的危急值进行抽样调查，监测危急值各个环节的时间和危急值处理记录，对存在的问题进行反馈，协同多部门进行改进。“危急值报告时限规范处理合格率监测计划”见表 6-2-1。

表 6-2-1　危急值报告时限规范处理合格率监测计划

指标名称	危急值报告时限规范处理合格率
指标定义	监测核查的危急值报告规范处理的例数占核查危急值总数的比例
分子	监测期间核查的规范处理的危急值报告例数
分母	监测期间核查危急值的总数

续表

目标值	≥95%
资料收集方法	回顾性数据收集
样本量	抽取每月危急值总数的 20%
监测区域	全院各部门/科室
数据汇总和分析，报告的方式和程序	每月将监测结果在“医院质量监测分析报告”中反馈，并在医院内网上公布，每季度在医院质量改进与患者安全委员会上通报结果

3. 修订危急值管理制度和报告处理流程

（1）医务科牵头组织临床科室、医技检查、护理部等科室人员对原有危急值制度进行讨论修订，将内镜检查、病理检查等异常结果纳入危急值的范围，修订后的《医院危急值管理制度和报告流程》经医院审批后执行，明确了危急值处理链上的各个环节的管理要点和标准化流程。危急值处理流程见图 6-2-2。

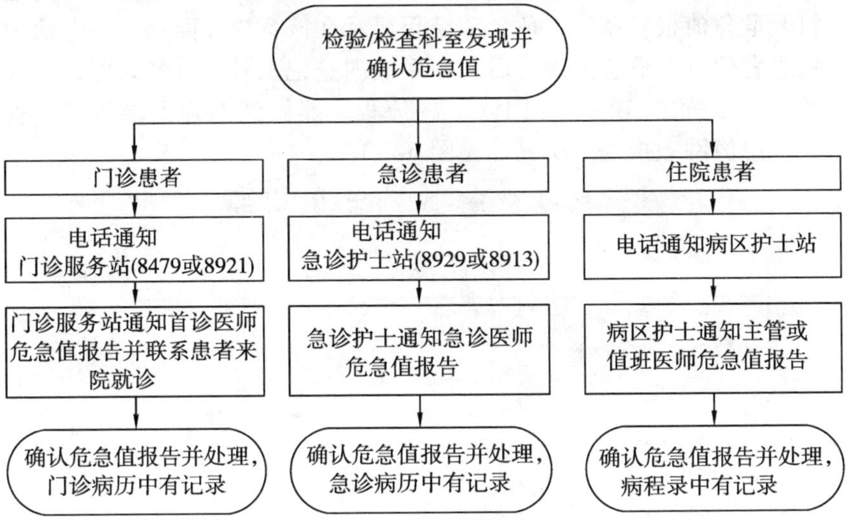

图 6-2-2 危急值处理流程

（2）检验/检查科室危急值处理流程：当出现危急值时，检验/检查报告人在确认操作正确、仪器设备正常运转的情况下，立即进行复检（必要时请上级医师、技师复检），确认复检结果无误，立即在危急值登记报告系统中检索到相关危急值内容点击发送，并在 5 分钟内电话通知相关科室，告知患者姓名、出生年月日、病历号、检验/检查项目名称、危急值结果，同时记录接收方姓名及工号。

（3）科室危急值处理流程：病区接到危急值报告电话后，立即登录危急值登记报告系统，并于 5 分钟内通知床位医师或值班医师（夜班或节假日），记录报告方姓名、接收方姓名、工号、通知时间，以及所通知医师的姓名和工号。门诊服务站工作人员接到危急值报告电话后，5 分钟内通知首诊医师并电话联系患者来院就诊。

（4）医师接到危急值报告后，立即打开危急值登记报告系统，检索危急值内容并确认，并在接到危急值报告 15 分钟内给予有效干预措施或治疗，在病程录中书写危急值处理记录。

4. 开发危急值网上报告系统，优化危急值处理流程

医院每天有大量的检查和检验项目，产生近 100 个各类危急值，原有的手工登记既不清晰又难于追踪，甚至会在沟通中出现差错，因此，质量改进小组和信息科共同商讨开发危急值网上报告系统，并于 2015 年 11 月正式启用危急值报告系统。

当检验/检查科室确认危急值后，点击发送，危急值系统即时传输数据到临床科室，同时立即电话通知科室，临床科室接到危急值报告的电话后，打开危急值报告系统，危急值结果显示在该系统界面上，在电话中双方确认患者信息和危急值内容后，在系统内登记工号、姓名即可，取代了原有的"人工读出→写下→回读"的流程，能做到准确无误传输，省时省力。危急值网上报告系统界面见图 6-2-3。

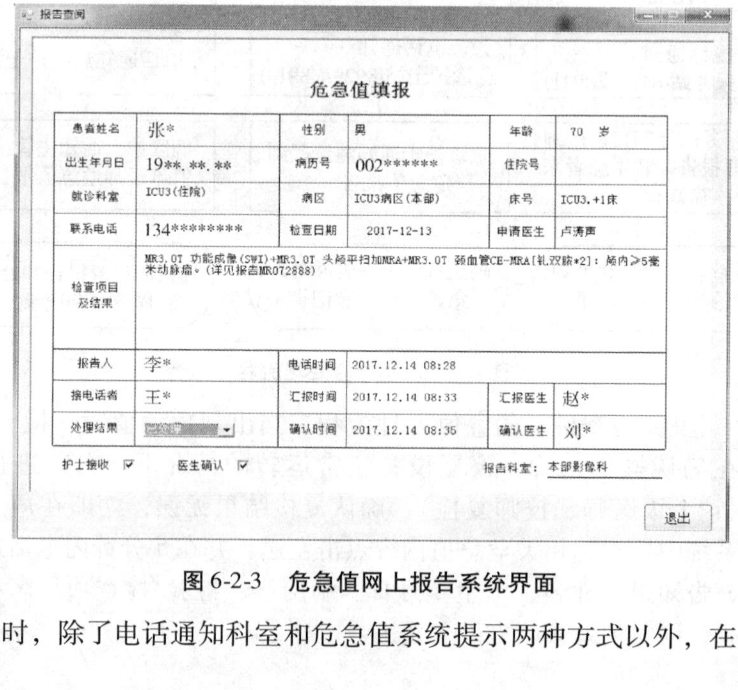

图 6-2-3 危急值网上报告系统界面

同时，除了电话通知科室和危急值系统提示两种方式以外，在 HIS 系

统中还增设了闪烁的危急值提示框，提醒临床医生及时处理危急值。一旦检查人员确定危急值并审核后，系统会自动将信息平台发送至医生和护士工作站，并跳出信息提示框，等待医护人员查收。

5. 制订危急值记录模板，提高病历书写的规范性

医院质控办结合江苏省病历书写规范，制订全院统一的危急值处理记录模板，要求在病程录中进行危急值处理记录，记录内容包括：危急值接收时间和处理时间、危急值结果、对患者进行病情告知以及对患者诊查和采取的处理措施等内容，同时提高病历书写的规范性。

6. 培训员工，保证同质化执行

医务科分期分批组织全院医务人员学习危急值制度及危急值的标准化处理流程，信息科人员对危急值报告系统的操作步骤进行了演示和讲解，做到全员培训，同时将培训课件挂到医院内网上，供随时查阅，也作科室自行再培训使用，确保危急值报告处理流程的同质化执行，同时在科室质量联合督查中随机对危急值制度和处理流程进行现场抽考知晓情况和执行率。

7. 定期对医院 HIS 系统、PACS 系统的时间进行校正，有效解决“时间矛盾”

针对院内各科室之间网络时间存在的差异，信息科定期对全院的网络时间进行了统一，保证了检验/检查科室与临床科室之间的确认时间与汇报时间的零误差。

8. 每月监测和整改

（1）质改办每月在危急值系统内导出报表，按危急值的 20% 进行抽样调查，对危急值较少的科室采用全样本调查，对危急值处理各个环节的时间点进行查检；查看对应的危急值的处理流程记录，监测病历书写记录的合规性。

（2）对查检数据进行汇总和分析，计算每个部门的危急值报告时限合格率，对未达目标值的科室发放质量改进通知单，要求科室进行整改，每季度在质量改进与患者安全委员会会议上报告，对存在的问题进行原因分析，提出整改建议，多部门联合整改。

（四）取得的成效

（1）通过对危急值的持续监测、督查和采取多部门联动整改机制，有效提高了危急值各个环节的处理效率，危急值报告时限处理合格率不断提升，达到了目标值，同时为患者争取救治赢得了时间，保障了患者安全

（见图 6-2-4）。

（2）将危急值处理的流程标准化，作为新员工上岗前的标准化培训和考核项目。

（3）危急值报告系统信息化及危急值的实时传输与提示，确保了危急值传递的准确性，同时电话沟通便利、快速，无须登记，有效节约了工作的时间成本和耗材成本。

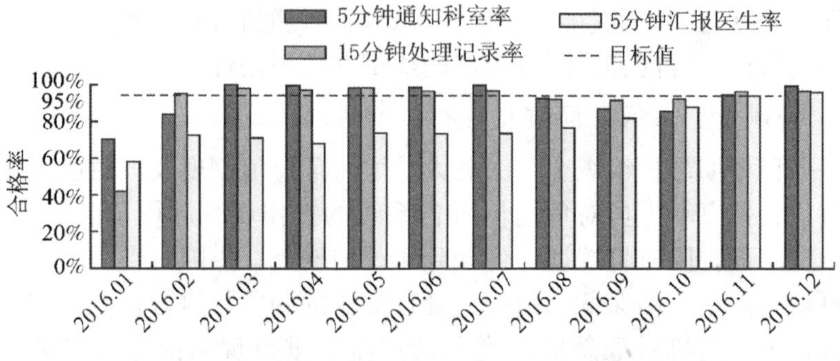

图 6-2-4　2016 年危急值报告时效规范处理合格率趋势图

（五）实施过程中的关注点

（1）门诊患者流动性大，当门诊患者在检验/检查中出现危急值时，在通知经治医生的同时，还要电话通知患者及时就医。但是，如果患者在挂号时未留下联系电话或者电话错误，就难于及时通知到患者，存在一定的安全隐患，因此，在挂号时要准确留取患者的联系电话。

（2）鉴于 ICU、血液科、新生儿等科室患者的特殊性，如果采用与全院统一的危急值标准，显然不太适用，建议要循证制定适合于专科特点的特殊危急值，提交医疗质量管理委员会审批后执行。

（3）每年组织检验/检查科室与临床医师对危急值有效性、临床医师危急值处理情形等进行分析讨论，制定下一年度危急值新标准，以适应临床医学的新发展。

（金友红、刘响宇、宋悦、范红春、李红亚）

二、生死较量中的急救黄金 5 分钟

（一）背景

医院是人员相对密集的地方，如果有人在医院的一个僻静的角落或者地下车库突发心搏骤停，怎么办？研究数据显示：心搏骤停 1 分钟内开展 CPR 的成功率高达 90%，1 ～ 4 分钟内开展 CPR 的成功率约为 60%，

4～6分钟内开展 CPR 的成功率则降至 40%，超过 10 分钟则成功率几乎为零。因此，每一分钟的延误意味着 10% 生存率的下降，“时间就是生命”！如何在第一时间采取快速有效的急救措施，可能决定了患者的生死，也是对一个医院急救管理水平的考量。因此 C 医院将院内急救作为 2016 年的院级优先质量改进项目。

（二）JCI 标准概述

标准 COP. 3. 2：复苏服务在全院各处均可及。可衡量要素包括：每天 24 小时，在医院所有区域内，发现心搏骤停或呼吸停止后，立即提供基本的生命支持，并在 5 分钟内提供高级生命支持；用于复苏的医疗技术以及用于基本和高级生命支持的药物实现标准化，并能根据服务人群的需求加以使用。

（三）制度流程改进

1. 改进前的现状分析

C 医院地处老城区，院内建筑物楼层不高，但区域相对分散。在医院的任何区域有人发生心搏骤停，要想保证急救专业人员在 5 分钟内到达，并给予有效的急救措施，提高心搏骤停患者的抢救成功率，必须要对原有的急救流程进行改造，建立一套标准的操作流程，构建院内急救体系。2016 年质量改进办进行基线调查和现况分析，医院急救主要存在以下几点问题（见图 6-2-5）：

（1）急救院内通知模式存在问题。院内发生突发事件时，医院原有的紧急模式是通过拨打各个科室的电话请求援助，显然费时费力，效率较低，无法做到 5 分钟内到达。

（2）缺乏一支专门负责急救的团队。当抢救时需要气管插管等急救措施时，再电话通知重症监护医生和麻醉医生，浪费了时间。

（3）急救知识和技能培训不足。原来比较重视临床一线医务人员的培训，但是对于非临床工作人员、外包人员等没有进行培训，当第一目击者为这些群体时，就无法快速实施现场心肺复苏，浪费了宝贵的急救时间。

（4）抢救车有多种型号，配备的急救药品和器材的数量和种类各科室根据专科特点自行设定，未进行全院统一；除颤仪的数量较少，目前仅在急诊室、手术室、心内科、ICU 等区域配备，难于做到在任一区域内在 5 分钟内得到除颤仪，进行高级生命支持。

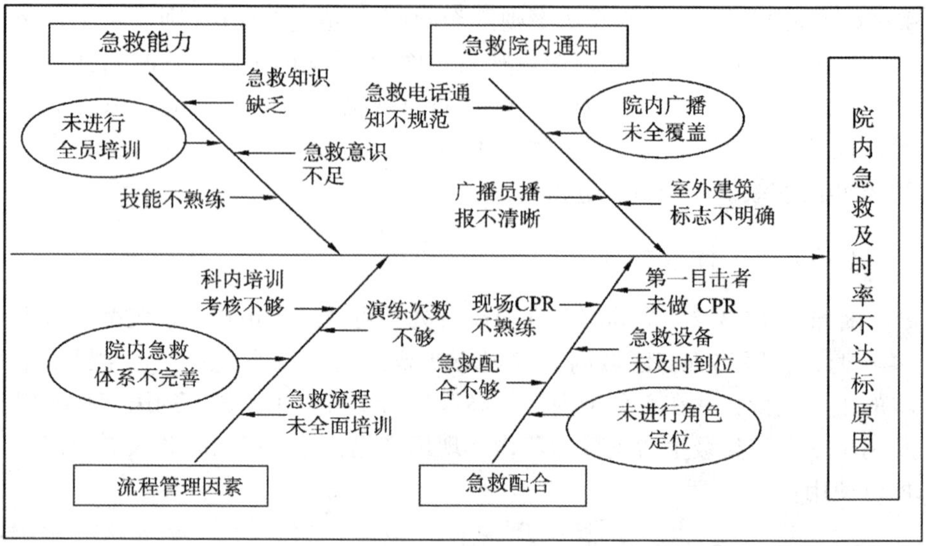

图6-2-5 院内急救及时率不达标的原因分析

2. 制订院内急救监测计划

针对院内急救改进项目，制订了“院内急救5分钟到达及时率监测计划”（见表6-2-2），由质改办和医务科共同参与，专人负责每月进行院内急救模拟演练和监测，同时对实际发生院内急救事件进行监测，对存在的问题进行反馈，协同多部门进行改进。

表6-2-2 院内急救5分钟到达及时率监测计划

指标名称	院内急救5分钟到达及时率
分子	监测期间院内急救在5分钟内到达的急救小组成员的数量
分母	监测期间参与院内急救的急救小组的总人数
目标值	≥95%
资料收集方法	现场采集/回顾性数据收集
监测区域	全院各部门/科室
数据汇总和分析，报告的方式和程序	每月将监测结果在“医院质量监测分析报告”中反馈，并在医院内网上公布，每季度在医院质量改进与患者安全委员会上通报结果

3. 改进方案的落实

院内急救系统的改进，牵涉到医疗、护理、药剂、设备、后勤、保卫科等多部门的联合改进，是一个系统工程。因此，针对医院现状，多次召开协调会，采取多团队合作协作的整改模式。

（1）制订院内急救标准流程。

由急诊与重症医学管理委员会主导，制订了一系列院内急救改进方案，完善医院急救体系。根据 2015 年美国心脏协会（AHA）的临床数据标准制订院内急救流程，明确规定现场复苏流程和专业小组急救流程，保证医院的应急机制在任何时候都能顺利运行，从而在心搏骤停发生时能保证急救小组及时赶到并参与抢救。

（2）组建院内急救小组（CODE BLUE 小组）。

由医院急诊与重症医学管理委员会牵头组建院内急救小组，由分管院长担任组长，医务科副科长担任副组长，综合考虑医院院区分散，组建了 4 个 CODE BLUE 小组，包括 3 个成人急救小组和 1 个新生儿/儿童急救小组，其中 2 个成人急救小组由重症监护医生、护士组成，另外一组由麻醉医生、心内科医生和护士组成。新生儿/儿童急救小组由新生儿医生和护士组成。

（3）院内急救分区分块，责任明确。

将医院院区分为 A、B、C 三个区域，由 3 个急救小组分别负责，做到院内所有区域都有责任小组，无盲区和盲点。急救小组成员保持对急救广播的敏感性，保持应急状态（见图 6-2-6）。

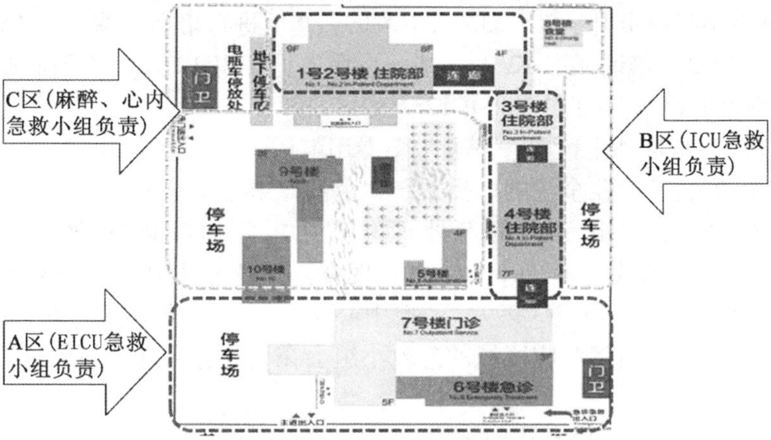

图 6-2-6　院内急救责任分区

（4）统一医院抢救车配置，实行全院区的同质化管理。

医务科、护理部、药剂科对抢救车药品配备进行了多次讨论，根据指南要求以及急救常规将抢救药品的品种和数量进行统一，抢救药品由药剂科负责每月检查效期，使用后由药剂科统一更新。设备科负责采购全院同一款式的抢救车和急救箱，病区及部分门诊区域配置抢救车，较小区域的门诊则备用急救箱。对急救药品、器材摆放位置进行标准化管理，抢救车采用数码锁管理，确保在任何地点、任何区域得到的急救设施是一致的，同质化的管理有助于急救措施的快速有效率。

（5）统筹安排除颤仪，缩短供应时间。

统筹安排除颤仪，制作全院除颤仪的分布情况汇总表，放在抢救车内。增添了 10 台除颤仪和 3 台自动体外除颤器（AED），统筹安排除颤仪，划分每个除颤仪的服务范围。除颤仪放置在每个楼层的中心区域，AED 放置在急救包内。凡是在医疗区域内发生心搏骤停事件，由相应责任区域内的科室负责运送除颤仪到现场，非医疗区域则由急救小组负责随时携带急救包，保证在现场急救时能够快速除颤。

（6）急救技能培训全覆盖，人人都会现场急救。

急救知识和技能培训课程分为基础生命支持（BLS）和高级生命支持（ACLS），培训对象为全体员工，包括外包公司工人、保安等。根据不同的培训对象和岗位采取分层培训，对于重症监护室、麻醉科、急症科、新生儿科、心内科等医生必须要进行 ACLS 培训，护士、医技后勤、行政人员、工人等则仅需要进行 BLS 培训和考核。按照美国心脏协会（AHA）标准培训课程进行培训，进行了 40 多场急救知识培训和技能考核，共完成培训 2 400 余人次。

急救小组成员赴浙江、江苏 AHA 培训基地进行培训，取得 AHA BLS-ACLS 导师课程培训证书 12 人，基础生命支持证书 12 人，美国心脏协会儿童/新生儿高级生命支持证书 12 人。

（7）急救广播全覆盖，开通应急专用电话。

医院安装了覆盖全院的广播系统，由消控中心安保人员负责广播和扎口管理，24 小时由专人负责处理和广播，开通院内应急专用电话（8909），设立急救代码（999）。当发现有心搏骤停患者时，即可拨打应急电话 8909，报告地点 +999，消控中心接到报告后立即进行院内广播，连续广播 3 遍，负责对应区域的急救小组会在 5 分钟内赶赴现场进行专业救治。

4. 每月进行急救模拟演练

2016 年 4 月开始每月进行院内急救的模拟演练，每次更换不同的场景，做到院区全覆盖。对院内急救的启动、拨打急救电话、急救广播、现场 CPR、急救专业小组实施高级生命支持、复苏后转运等多个环节的时间点和需要改进的细节等进行监测记录，对存在的问题进行原因分析，提出整改建议，多部门联合整改。院内急救 5 分钟监测资料查检表见表 6-2-3。

表 6-2-3 院内急救 5 分钟监测资料查检表

监测日期	急救场地	电话通知时间	通知规范	广播呼叫	现场CPR时间	急救人员到达时间	急救器械到达时间	抢救车送达时间	除颤仪送达时间	平车送达时间	需要改进的细节	监测人

（四）取得的成效

（1）锻炼了一支院内急救队伍，监测指标达标。经过不断的模拟演练和跨团队协作改进，院内急救到达及时率不断提升。监测数据显示，从2016年6月开始及时率达到100%（见图6-2-7），CODE BLUE小组到达现场进行专业救治的平均时间从最初的5.12分钟下降到2.04分钟。

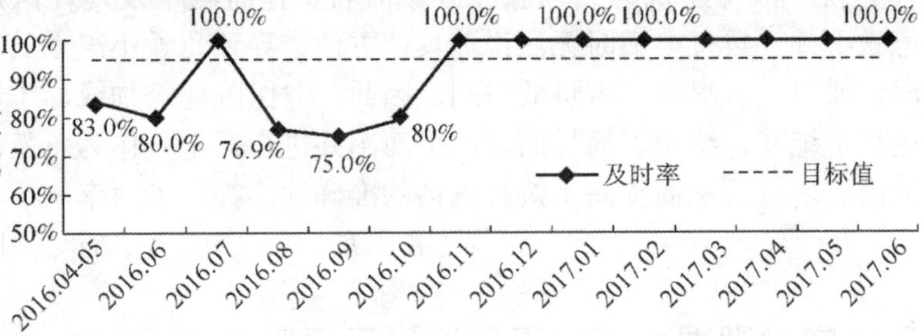

图 6-2-7 院内急救 5 分钟到达及时率趋势图

（2）院内急救应急体系有效运作，提高了抢救成功率。在一次次的应急模拟演练中，院内急救小组的团队磨合开始顺畅，院内急救应急体系逐渐成熟。因此，在2016年下半年院内实际开展的急救也采用该模式，取得了良好的效果，不管是白天和夜间，心搏骤停患者均能在5分钟内得到专业的高质量救治。对心搏骤停急救成功的观察指标进行分析和比较，2016年“24小时复苏有效率”和“脑复苏成功率”与2015年同期相比分别提升了28.19%和21.28%（见图6-2-8）。

（3）完善了急救标准化流程，作为不同层级员工的标准化培训和考核标准。

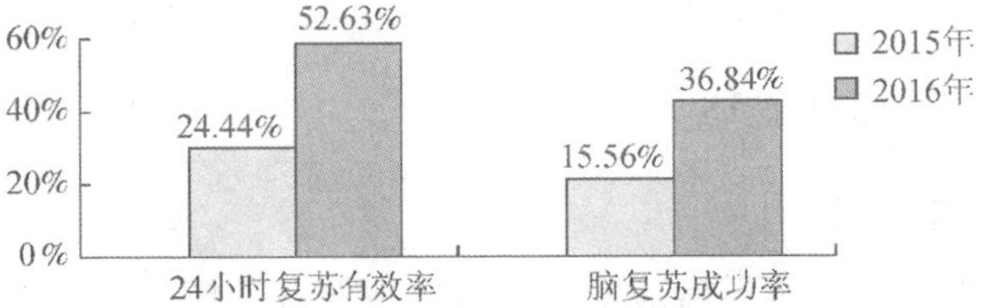

图 6-2-8 2015 年与 2016 年院内急救有效率与成功率比较

（五）实施过程中的关注点

（1）建立定时循环培训机制。医院每年要招聘新员工、新实习生，兼之部分科室员工流动性大，如外包人员等，且进入医院时间不统一，因此需要建立定期循环培训的机制。将 BLS 培训考核纳入医院新员工的岗前培训内容之一，同时将在监测中发现对 BLS 技能掌握不到位的人员纳入继续培训人员名单。

（2）模拟演练和实战相结合。鉴于院内急救发生率的不平衡性，对于很少发生心搏骤停的科室或者区域，定期的模拟演练是必不可少的，只有注重平时的锤炼，才能保证任何区域任何时间节点的急救畅通和有效。医院每月选择不同的科室进行模拟演练，监测急救系统的有效性。

（3）统一医院建筑物或标志性区域命名。在监测中发现在医疗区域外的急救事件，拨打电话时无法说清具体方位，导致急救小组人员在赶赴现场时还要寻找，浪费了宝贵的时间。因此，对医院建筑物或标志性区域命名进行了统一，绘制了简易的院内平面图并进行标记，作为急救培训和考核的内容之一，从而提高了拨打电话的准确性，提高了效率。

（吴晓东、金友红、曹艳春、叶宏伟）

三、守护咽喉之道，无压迫，无误吸

（一）背景

人工气道是危重病人生命支持的一项重要措施。人工气道气囊是气管插管和气切套管前端所带的气囊，用以封闭气道及相对固定气管导管，其基本作用是防止漏气和误吸。气囊充气不足可产生漏气，影响机械通气效果，且声门下气囊上分泌物下流容易导致误吸和微误吸，增加呼吸机相关肺炎（VAP）的发生风险；气囊过度充气则可导致局部气道黏膜缺血损伤甚至坏死。研究结果显示：气囊压力低于 20 cm H_2O 导致误吸率明显上升，成为发生 VAP 的独立危险因素。因此，管理好气囊是降低 VAP 发生的重要手段之一。经科室医护人员进行评估打分，选定“提高人工气道气囊压力达标率”作为 2016 年 ICU 的科室质量改进项目。

（二）JCI 标准概述

1. 标准 GLD. 11. 1

科室或服务部门领导者应实施对科室或服务部门的持续专业实践审查较为实用的指标。

2. 标准 PCI. 6

呼吸机相关性肺炎预防与控制操作规程中要求“气管套管囊内压力监测至少每日 3 次”。参见 2014 年 12 月中华医学会《人工气道气囊的管理专家共识（草案）》及《急性呼吸窘迫综合征患者机械通气指南（试行)》。

（三）制度流程改进

1. 改进前的现状分析

2015 年 12 月对人工气道气囊压力达标情况进行基线调查，监测人工气道气囊压力 107 人次，达标 49 例次，达标率为 45. 8%，具体数据见图 6-2-9。

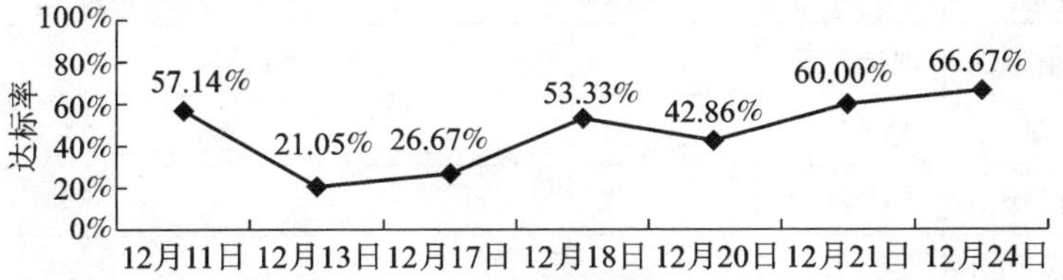

图 6-2-9 2015 年 12 月 ICU 人工气道气囊压力达标情况基线调查结果

基线调查结果显示，临床上气囊压力的管理状况并不乐观，针对基线调查科室质量监测小组进行专题讨论分析，导致不达标的主要原因如下：测压时未调整压力至规定值；护士断开测压表时导致漏气；患者体位改变；护士预计可能发生漏气而故意调高压力等。具体气囊压力不达标的原因分析见图 6-2-10。

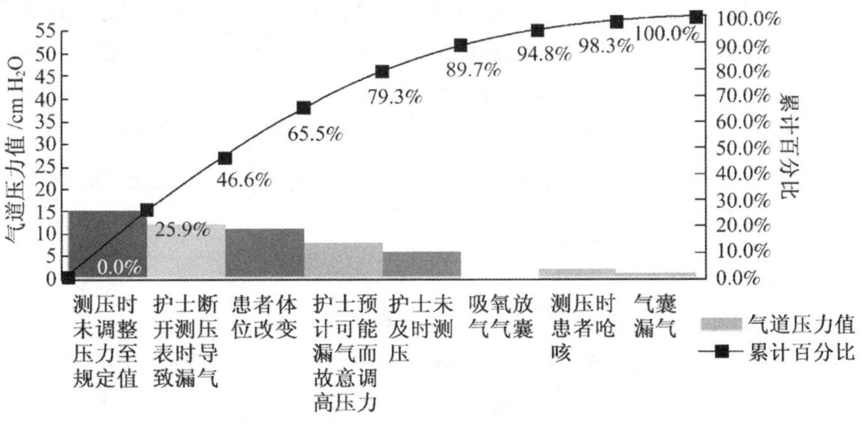

图 6-2-10 气囊压力不达标的原因分析

2. 制订监测计划

科室成立气囊压力监测质量小组，负责每周气囊压力监测调查，对存在的问题每月进行反馈和改进。“人工气道气囊压力达标率监测计划”见表6-2-4。

表 6-2-4 人工气道气囊压力达标率监测计划

指标名称	人工气道气囊压力达标率
指标定义	监测人工气道气囊压力在 25 ~ 30 cm H_2O 的患者例次数占监测气囊压的患者总例次数的比例
分子	监测人工气道气囊压力在 25 ~ 30 cm H_2O 的患者例次数
分母	监测气囊压的患者总例次数
目标值	≥90%
资料收集方法	现场采集
样本量	>64
监测区域	ICU
数据汇总和分析，报告的方式和程序	每月在科室质控会议上汇总、分析，并在会上向全体科室成员反馈结果，每月向质量改进办公室反馈结果

3. 统一气囊压力测定的操作流程

（1）具体测压流程：气囊测压表测压管路端连接三通，测压前先关闭三通，将连接管路内压力调整到 30 cm H_2O，再将三通连接人工气道气囊腔，打开三通测压表，测压表上显示的度数即计为该气囊压力。

（2）监测方法：每周一由查检者（护士长）和验证者（护理组长）双人同时对科内人工气道患者现场使用气囊测压表测气囊压力值，查检测压避开晨间护理、翻身等体位改变较大的操作时进行。所测压力值以 25 ~ 30 cm H_2O 为达标，低于或高于此压力值为不达标。查检对象为 ICU 在科患者中带有人工气道的患者；排除因治疗或其他原因需要气囊放气或保留无气囊人工气道的患者。

4. 改进措施

（1）对气囊测压流程进行全员培训和考核。

对科内护士进行气囊测压流程培训，并统一护士监测气囊压时单人连续测量 2 次，即时复测检查自身测压及断开手法是否正确，避免护士因断开手法而导致的少量漏气，发现问题及时整改。如连续第 2 次测压已显示气囊压力下降 0.2 cm H_2O，则表明此护士测压后断开接头手法过慢或不正确，需进行手法训练并至护理组长处考核。年轻护士轮转过程中，凡是有护士新入科，两周内需进行培训并练习气囊测压手法，经护理组长考核合格后方可单独测压。

（2）测压时调整压力。

科内统一规定护士每次测压时必须将气囊压力调至 30 cm H_2O，以避免测压间隔期间气囊自身的缓慢漏气导致压力低于 25 cm H_2O，也避免护士因担心气囊自行缓慢漏气而临时将压力稍微调高，导致气囊内压力短时间内过高。

（3）体位改变后加测气囊压力。

针对患者有大幅度的体位改变时加测气囊压力发现，患者头颈部体位改变后气囊压力出现明显改变。科内统一在翻身、搬动、晨间护理等大幅度体位改变且安置好患者体位后及时测气囊压，并及时调整气囊压力至 30 cm H_2O。不在患者呛咳时测压。

（4）保证足够数量的气囊测压表。

发现测压表有故障时及时送修，必要时购买新的测压表，需要的情况下护理组间可借用气囊测压表并做好消毒隔离工作。无法及时提供测压工具和打乱护士工作流程将影响护士监测气囊压力的执行；保证足够数量且性能良好的气囊测压表可供临床即刻使用，可以提高护士监测气囊压力行为的依从性。

（5）至少每 4 小时测压一次。

多人次 >4 小时后监测的气囊压力值显示，4.5 小时以上复测气囊压力时，气囊内压平均仅为 21 cm H_2O 左右，其原因可能与时间太长气囊缓慢漏气以及过程中的患者呛咳、吸痰等有关。监测小组建议至少每 4 小时测压一次，并且每次测压均调整压力至 30 cm H_2O。

（四）取得的成效

1. 人工气囊测压达标率持续提升并达到目标值

经过多轮 PDCA 改进，该指标监测值持续上升明显。2016 年 6 月的监测值为 90.5%，首次达到目标值（90%），7 月小幅下降后，8—12 月持续 5 个月达到目标值。2016 年 1—12 月，气囊压力达标率从 62.1% 持续提高并维持在 90% 以上，完成指标（见图 6-2-11）。

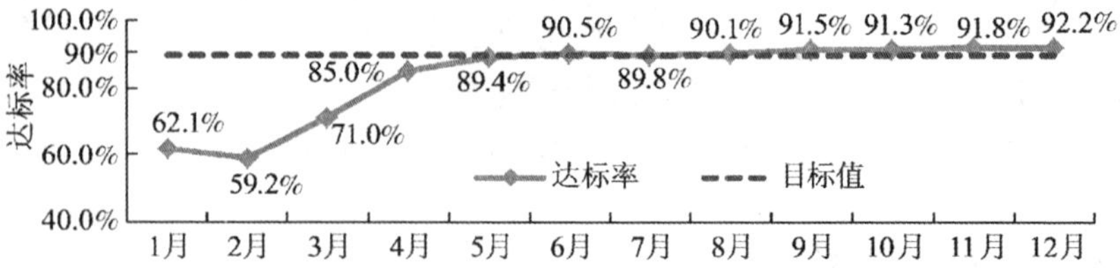

图6-2-11 2016年1—12月ICU人工气道气囊压力达标情况监测

2. 科室呼吸机相关性肺炎（VAP）的发生率连续三个季度持续下降

从2016年的监测数据可以看出，科室VAP的发生率由第一季度的9.93‰持续下降至第四季度的1.37‰（见表6-2-5），与科室加强落实VAP集束化预防措施有关。气囊压力监测作为集束化管理措施之一，VAP监测数据的下降与气囊压力管理的规范也有一定的相关性。

表6-2-5 2016年ICU范围内VAP发生率

时间	第一季度	第二季度	第三季度	第四季度
导管日	906	664	854	728
发生例数	9	5	6	1
发生率/‰	9.93	7.53	7.03	1.37

3. 完善和修订气囊测压流程及注意事项

气囊测压表测压管路端连接三通，测压前先关闭三通，将连接管路内压力调整到30 cm H_2O，再将三通连接人工气道气囊腔，打开的三通测压表上显示的度数即计为该气囊压力。立即重复以上操作，以第二次测压度数为气囊压力值。用该方法测气囊压力可以避免测压瞬间气囊内部分气体分布至测压表连接管路导致气囊内压力下降，导致气囊压度数偏低及气囊上分泌物微误吸，保证患者安全。

至少4小时测压一次，有人工气道的患者头部尽量保持中立位，患者有大幅度体位改变后测气囊压并调整压力至30 cm H_2O。新护士入科两周内培训人工气道气囊压力监测流程，训练测压手法并至护理组长处进行操作考核。

（五）实施过程中的关注点

1. 护士行为的同质化

从气囊测压的流程培训、考核到测压流程的执行，均要求护士行为的同质化。我科共有三十多名护士，较大的护士群体以及中夜班的轮班，甚至包括青年护士的轮转，都给此部分工作带来了较大的考验。经过培训、考核、现场跟班检查、反馈、改进后再评估等一系列的反复循环，可以规范护士个人行为，并使其养成良好的气囊测压习惯，也可以较好地保持人工气道气囊压力在合适的范围之内。

2. 难点和困惑

鉴于中夜班护士人力资源配备不够充分，中夜班人工气道气囊压力监测存在一定的困难，本次监测未将夜间压力监测纳入，而是采用查看护理记录单上测压记录作为科室质控的一部分。

（吴海珍、马丽丽、戴维、毛明月）

第三节　医疗安全

一、交接你我他，SBAR 来帮忙

（一）背景

在医院管理中医务人员与患者的沟通受到了普遍重视，而成员内部（如医护或护护之间）的沟通没有得到足够的重视，医护沟通障碍已成为 60% 以上警讯事件的主要原因之一。成员内部的沟通交接对于患者连续性治疗、照护的质量以及提高患者的治疗依从性和医疗护理工作的连续性，增进医护之间的信任起到了至关重要的作用。中国医院协会（Chinese Hospital Association，简称 CHA）在 2014—2015 年度提出的患者十大安全目标之一为“加强医务人员有效沟通，完善医疗环节交接制度，正确及时传达关键信息”。在 JCI 标准中也要求医护人员之间进行标准化的沟通。有研究指出，规范化、标准化的沟通模式可促进医护人员之间进行安全有效的交流，尤其是在交接过程中，标准化的交接沟通可减少或消除交接过程中的安全隐患，使患者信息及时、完整传递，从而确保患者安全，减少医院不良事件的发生，为医院安全管理提供保障。但是，在医院传统的交接管理中，仅是各科室有一个大的交接流程框架，而没有一个全院统一的标准与理论模型来指导交接工作。因此，医院急需探索一种有效的医护沟通方式以保证患者的安全，提高医护工作效率，同时减少与沟通有关不良事件的发生。

（二）JCI 标准概述

标准 IPSG. 2. 2：医院制订并实施相应的流程，以促进交接沟通。可衡量要素包括：医疗交接过程中，医务人员之间进行标准化的重要内容沟通；标准化表格、工具和方法为实现持续、完整的交接过程提供支持；交接沟通的数据有追踪，并被用于改进安全交接沟通的办法。

（三）制度流程改进

1. 改进前的现状分析

改进前医院医护之间的沟通主要表现在交接班，仅是一个传统模式的交接，没有一个统一的标准，在制度与流程上医疗与护理分别有各自的交接班制度与交接方式。医务科和护理部于 2016 年 8 月对全院的患者交接与转运进行了现状调查，共抽样调查了 15 个科室的夜班与日班的医护交班，150 位患者的床边交接；追踪调查了 10 位手术患者、10 位转科患者、10 位急诊患者入院的转运交接，10 位出科检查患者的交接，10 位新生儿的交接。调查发现主要存在以下问题：

（1）医疗交接班没有统一的模式，大部分科室没有床边交接；护理交接班模式一致，但交接过程较长，重点不突出，缺乏条理性。

（2）转科、手术交接规范性不够，专科性不强。

（3）交接表单种类多，内容不规范，书写烦琐。

（4）危重患者转科交接医生很少参与转运与交接，转运时携带的应急物品不统一。

（5）普通转运患者出科检查诊疗没有交接。

针对调查现状，结合标准 IPSG. 2. 2 的要求，医务科和护理部召开专题会议，组织讨论在全院范围内改进交接模式。通过讨论，拟使用标准化结构化的交接模式——SBAR 沟通模式，并在全院推广应用。SBAR 标准化沟通模式是世界卫生组织推荐的沟通模式，包括现状（Situation）、背景（Background）、评估（Assessment）、建议（Recommendation），涉及信息交流中的各个环节，曾被用于美国海军核潜艇和航空业，在紧急情况下保证了信息的准确传递。现状（Situation）：患者发生了什么，即患者的一般情况（床号、姓名、年龄、诊断、目前的病情状况等）；背景（Background）：患者的临床背景是什么，即与患者病情相关的病史（患者的主诉、疾病史、过敏史、饮食情况等）；评估（Assessment）：你认为问题是什么，即对患者病情的评估（最近一次生命体征数据、各类检查/检验结果、特殊管道等，目前已进行的评估与处理进度）；建议（Recommendation）：我应该做什么，即对于患者当下情况处置的建议或你认为所需要的帮助。

2. 制订 SBAR 交接监测计划

针对医务科护理部对全院患者交接、医护沟通的评估现状，决定启用 SBAR 交接模式在全院推广应用，制订“SBAR 交接监测计划”（见表 6-3-1），评价医护运用的效果。两职能部门负责每月对临床科室进行现场调查，监测 SBAR 交接遵从的情况以及各类 SBAR 交接单的书写记录，对存在的问题进行讨论分析，协同科室改进。

表 6-3-1 SBAR 交接监测计划

指标名称	SBAR 交接遵从率
指标定义	监测期间遵从 SBAR 模式交接的患者例数占交接总数的比例
分子	监测期间遵从 SBAR 模式交接的患者例数
分母	监测期间交接患者的总数
目标值	≥80%
资料收集方法	现场收集
样本量	现场调查≥128 例
监测区域	全院各部门/科室
数据汇总和分析，报告的方式和程序	每月将监测结果在“医院质量监测分析报告”中反馈，并在医院内网上公布，每季度在医院质量改进与患者安全委员会上通报结果

3. 修订交接班制度，制作 SBAR 转运交接单

医务科与护理部对原有的医疗护理交接班制度进行讨论，修订“交接班制度”“患者转运交接制度”，更新产科患者、新生儿科患儿、手术患者、转科患者交接记录单及患者出科检查诊疗交接记录单，依据 SBAR 内容将交接单设计成选钩表格式，便于医护人员书写与记忆。相关交接单见表 6-3-2 和表 6-3-3。

表6-3-2 产科患者交接记录单

产科患者交接记录单

姓名： 科别： 床号： 病历号：
性别： 出生日期： 年龄： 交接日期：

	病房 /	/病房	/病房
转交接科室	时间： /	时间： /	时间： /
	护士： /	护士： /	护士： /
现状 （Situation）	诊断名称：		
背景 （Background）	过敏：□无 □不详 □有：__________ 隔离：□无 □接触隔离 □其他隔离 备血：□无 □有：__________ 以下事宜确认：排空膀胱 □是 □否 转运工具：□平车 □轮椅 □病床 □其他：__________ 陪检人员：□家属 □医生 □护士 □医院护送人员 携带用物：□脉氧仪 □简易呼吸气囊 □应急急救箱 □其他：__________ 其他：________________________		
评估 （Assessment）	□身份确认	□身份确认	□新生儿身份确认
	T： P： 次/分 R： 次/分	P： 次/分 R： 次/分 BP：	手圈：□无 □有 脚圈：□无 □有
	皮肤完整性 □完整 □不完整 Braden 评分：______	皮肤完整性 □完整 □不完整	皮肤完整性 □完整 □不完整
	带入药品：□无 □有：____________ 带入血制品：□无 □有：____________ 物品：□无 □病历 □导尿管	药品：□无 □有：____________ 血制品：□无 □有：____________ 物品：□无 □有：____________ □导尿管 □输液管	一般情况： 早吸吮： □成功 □不成功 面色：□红润 □青紫 脐带：□有渗血 □无渗血
	宫缩情况：□无 □有 阴道流血：□无 □有 阴道流液：□无 □有	宫底：□平脐 □脐上 □脐下 阴道流血：□多 □少 □中等 目前输入液体药名：__________	哭声：□响亮 □不响亮 活动度：□好 □其他 畸形：□无 □有 大便：□无 □有 小便：□无 □有
	其他：	其他：	其他：
建议 （Recommendation）	□无 □有：________	□无 □有：________	□无 □有：________

表 6-3-3　患者出科检查诊疗交接记录单

患者出科检查诊疗交换记录单

姓名：　　　　科别：　　　　　　　　床号：　　　　病历号：
性别：　　　　出生日期：　　　　　　年龄：
出科日期与时间：　　　　　　　　　　交班者：

现况（Situation）	诊断：		
背景（Background）	过敏：□无　□不详　□有：________ 隔离：□无　□接触隔离　□其他隔离：________ 药物：□无　□口服药　□静脉用药　□其他：________ 转运工具：□平车　□轮椅　□病床　□其他：________ 隔检人员：□家属　□医生　□护士　□医院护送人员 携带用物：□脉氧仪　□简易呼吸气囊　□应急急救箱 □其他：________ 其他：________		
评估（Assessment）	□身份确认	□身份确认	□身份确认
	输液管：□无 □畅通 导管：□无 □畅通 病情：□无变化 □变化	输液管：□无 □畅通 导管：□无 □畅通 病情：□无变化 □变化	输液管：□无 □畅通 导管：□无 □畅通 病情：□无变化 □变化
建议（Recommendation）	□DR □CT □MRI □超声 □心脏彩超 □心电图 □脑电图 □胃镜 □肠镜 □血透 □其他	□DR □CT □MRI □超声 □心脏彩超 □心电图 □脑电图 □胃镜 □肠镜 □血透 □其他	□DR □CT □MRI □超声 □心脏彩超 □心电图 □脑电图 □胃镜 □肠镜 □血透 □其他
科室及签名	检查科室：	检查科室：	检查科室：
	时间：	时间：	时间：
	签名：	签名：	签名：

医科时间：________年____月____日____时____分　　　接班者：________

4. 医护分层培训，结合运用 PBL 与 CBL 教学模式

一种全新的交接模式在医院应用，职能部门首先要做的第一件事就是组织培训学习。考虑到医护人员的数量以及培训的效果，采用了分层培训的方法，医务科培训科主任、主诊医师，护理部培训护士长、护理组长，然后由这些受培训的医护人员再去培训科内员工。由此逐级培训全面覆盖。SBAR 交接是一项理论指导下的实践活动，对医护特别是护士的专业能力是很大的考验，如何能够在每天的临床工作中运用好，不是一件简单的事。护理部根据培训后护士临床应用情况，深化交接内涵，采用 PBL 与 CBL 教学模式，模拟个案进行交接培训，拍摄视频以供循环培训，让护士熟悉并掌握 SBAR 交接流程与要求。

5. 设计专科性交接模板，提升护士专科能力

质量上乘的交接十分考验医护人员的专业能力，特别是评估（Assessment）和建议（Recommendation）环节，要求护士对专科疾病有一定的评判性思维以及病情观察和分析能力。为提高护士相应的专业素质能力，护理部要求各个专科设计专科性交接模板，提升护士交接班质量，体现专科内涵，减少交接缺陷。专科交接模板个案见表 6-3-4。

表 6-3-4　心内科 SBAR 交接班表

心内科 SBAR 交接班表

<table>
<tr><td>I</td><td colspan="3">交班者自我介绍</td><td colspan="2">接班者确认</td></tr>
<tr><td>S</td><td>床号</td><td>姓名</td><td>出生日期</td><td>诊断</td><td>主诉</td></tr>
<tr><td rowspan="6">B</td><td colspan="5">既往史</td></tr>
<tr><td colspan="5">过敏史</td></tr>
<tr><td rowspan="2">目前用药</td><td colspan="4">特殊用药：地高辛、华法令、低分子肝素、阿司匹林、氯吡格雷、替格瑞洛、利尿剂等</td></tr>
<tr><td colspan="4">推注泵：</td></tr>
<tr><td>治疗情况</td><td colspan="4">吸氧、床边监护、遥测监护、测血糖、测血压、常规治疗</td></tr>
<tr><td colspan="5">入院后第　天/术后第　天</td></tr>
</table>

续表

<table>
<tr><td rowspan="20">A</td><td colspan="4">生命体征</td></tr>
<tr><td rowspan="4">各类阳性评分结果</td><td colspan="3">跌倒　分，标识、宣教</td></tr>
<tr><td colspan="3">压疮　分，标识、宣教、措施</td></tr>
<tr><td colspan="3">疼痛　分，措施</td></tr>
<tr><td colspan="3">DVT　分，措施</td></tr>
<tr><td rowspan="5">阳性辅检结果</td><td colspan="3">危急值</td></tr>
<tr><td colspan="3">血钾</td></tr>
<tr><td colspan="3">心电图</td></tr>
<tr><td colspan="3">心超</td></tr>
<tr><td colspan="3">其他</td></tr>
<tr><td rowspan="2">管道情况</td><td colspan="3">吸氧　L/min</td></tr>
<tr><td colspan="3">其他管道：标识、固定、宣教</td></tr>
<tr><td rowspan="8">病情评估</td><td>新病人/病情变化病人/危重病人</td><td>CAG/PCI 术后病人</td><td>起搏器术后病人</td></tr>
<tr><td>心功能分级</td><td>安装支架数量</td><td>起搏器类型</td></tr>
<tr><td>卧位</td><td>桡动脉搏动</td><td>伤口敷料</td></tr>
<tr><td>水肿分级</td><td>指端皮温、肿胀度</td><td>尿量</td></tr>
<tr><td>尿量</td><td>前臂肿胀度</td><td>沙袋压迫时间</td></tr>
<tr><td rowspan="3">其他</td><td>尿量</td><td>监护时间</td></tr>
<tr><td>监护时间</td><td rowspan="2">其他</td></tr>
<tr><td>其他</td></tr>
<tr><td rowspan="2">R</td><td>后续处理措施</td><td colspan="3"></td></tr>
<tr><td>观察重点</td><td colspan="3"></td></tr>
</table>

6. 制作 SBAR 交班本，提高交接记录的规范性

为了更加规范 SBAR 交接，提高医护人员的应用能力，医务科和护理部对原有的交班本进行了修改，将交班本设计成 SBAR 模式，使医护人员在口头和书面交接达到一致性。

7. 蹲点医技科室，现场查检与指导患者的转运与交接

为规范运用 SBAR 交接单，评价交接单使用的效果，医务科和护理部

每月组织查检小组蹲点医技科室现场督查患者出科转运，根据交接单查检表评价交接单使用情况，并对存在的问题现场提出改进措施，规范患者转运与交接。

8. 采用追踪法，评价转科、手术患者的转运交接效果

为使转科、手术患者的交接达到同质化效果，护理部在ICU、普外科组织SBAR交接模拟演练，拍摄视频，要求各科室参照演练脚本与视频模拟练习，一个月后查检小组采用追踪法现场查检转科、手术患者的SBAR交接情况。通过这样的方式，循环查检，不断纠错，直至运用熟练。

9. 全院统一发放患者转运急救箱，规范危重患者转运流程

针对全院危重患者出科检查、转科不规范携带急救物品的现象，医务科、护理部、药剂科三部门联动制作了转运急救箱，统一配备急救物品与药物，对危重患者的转运与急救箱做同质化管理，切实保障危重患者转运安全。转运急救箱见图6-3-1。

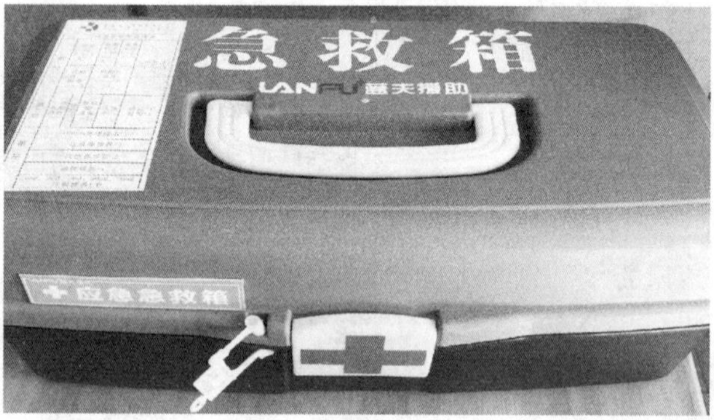

图6-3-1 转运急救箱

10. 每月监测和整改

（1）医务科和护理部每月对医护执行SBAR交接班的情况以及各类转运交接单的使用情况进行查检，按照监测样本量每月抽查128例以上的住院患者交接与128例以上患者的交接单的应用情况。为了规范查检，我们将新病人、危重症患者、手术患者、转科患者、术后第一天的患者、病情有变化的患者作为目标人群，依据查检表对交接的各个环节进行查检，监测各类交接单书写记录的合规性。相关查检表见表6-3-5、表6-3-6。

表 6-3-5　SBAR 交接遵从率查检表（交接班）

SBAR 交接遵从率查检表（交接班）

查检人：　　　　　　科室：　　　　　　　　　　　　　查检时间：

查检内容	查检人员类别（医/护）										
Introduction（介绍）	患者身份信息										
	姓名与出生年月日										
	1. 交班者自我介绍										
	2. 确认接班人员										
Situation（现况）	3. 诊断										
	4. 主诉										
Background（背景）	5. 重要病史										
	6. 目前用药										
	7. 治疗情况										
Assessment（评估）	8. 生命体征										
	9. 检查/检验阳性结果										
	10. 病情评估										
	11. 管道情况										
Recommendation（建议）	12. 后续处理措施										
	13. 观察重点										
合格											
不合格											

查检人员类别：1. 医生　2. 护士

查检频率：不定期查检

合格标准：3～13 项标准中≥10 项标准为合格

查检要求：符合标准打“√”，不符合标准打“×”，无相关查检项打“－”

表 6-3-6　SBAR 交接遵从率查检表(交接单)

SBAR 交接遵从率查检表(交接单)

查检人：　　　　查检时间：　　　　　　　　　　　　科室

查检内容	病历号																			
	交接单类型																			
	转出	转入	转出	转入	转出	转入	转出	转入	转出	转入	转出	转入	转出	转入	转出	转入	转出	转入	转出	转入
	查检情况										查检情况									
Situation(现况)																				
Background(背景)																				
Assessment(评估)																				
Recommendation(建议)																				
合格																				
不合格																				
存在问题																				

查检频率：不定期查检

合格标准：全部达标即为合格

查检要求：符合标准打“√”,不符合标准打“×”

交接单类型：1. 转科患者交接单　2. 手术患者交接单　3. 产科病人交接单　4. 新生儿转运交接单　5. 患者出科检查诊疗交接单

（2）对查检数据进行汇总和分析，计算每个科室 SBAR 交接的遵从率，对未达目标值的科室现场指导评价，并结合模拟练习使其尽快掌握 SBAR 交接的要点，并逐步养成 SBAR 交接习惯。

（四）取得的成效

（1）通过对 SBAR 交接的持续监测、督查和多部门联动整改，有效提高了 SBAR 交接的规范性，SBAR 交接遵从率不断提升，达到了目标值（见图 6-3-2），同时各类交接单的运用也达到病历书写规范的要求。

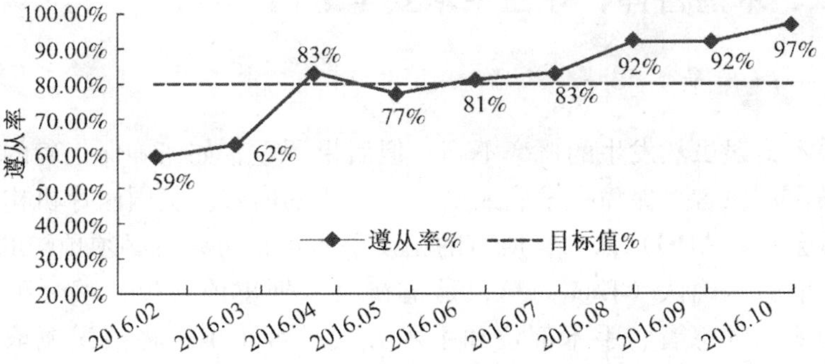

图 6-3-2　2016 年 2—10 月 SBAR 交接遵从率趋势

（2）通过运用 SBAR 交接，将转科、手术、危重患者的转运流程标准化，作为员工上岗前的培训和护理技能的考核项目。

（3）有效提高了医护交接班的质量。通过 SBAR 模式，完善交接班程序，理顺交接思路，避免交接时条理不清、重点不突出或遗漏信息。

（4）增进了医护人员之间的沟通。我们将 SBAR 延伸至 ISBAR，I 是 Introduction 的首字母，无论是面对面沟通还是口头沟通，医护双方确认对方的身份后进行 SBAR 交流，以确保将正确的信息传递给正确的接收者，减少因沟通不畅导致的不良事件。

（五）实施过程中的关注点

（1）全面的医护培训与实践是关键点。SBAR 沟通模式是一种实践活动，体现在各班医护人员交接与患者转运之中，仅有理论培训不足以应用在医疗活动中，必须在实际运用中不断改进不断提高，模拟练习是很好的手段。

（2）标准化的表格、统一的工具有助于交接流程的一致性和完整性。新生儿、手术患者、急诊患者、普通病房的患者转运交接有不同的内容，但是在交接程序上应给予标准化的要求，让 SBAR 模式贯彻一致，也有利于医护人员养成良好的沟通交接习惯。

（3）SBAR 交接班的查检非常考验查检人员的专业素质，专业知识技能强的查检员必定对交接质量有更高的要求，而职能部门人员不可能掌握各个专科要点，查检标准也会产生差异，这就需要在实施过程中请临床一线的科主任、护士长加入对本科室的交接督查，根据专科特点有的放矢地实施 SBAR 交接，提升专科交接质量。

（戴月琴、刘响宇）

二、术前暂停，守住手术安全之门

（一）背景

手术错误虽然发生的概率不高，但后果严重，如何确保正确的手术部位、操作及患者是保障手术病人安全最重要的内容。美国医疗机构评审联合委员会（JCAHO）认为，所有的错误手术都是可以且必须预防的。

术前暂停确认（Time-out），是指在手术划皮前暂停，整个手术团队再次确认手术患者、手术部位和手术方式是否正确，将错误扼杀在摇篮中，因此被认为是防止手术错误的最后一道防线，也是一个备受推崇的患者安全强有力的工具。2004 年美国首先发起该项运动，并将每年的 6 月 14 日定为“术前暂停确认日”（National Time-out Day）；2008 年 WHO 推出外科手术安全核对清单（WHO Surgical Safety Checklist）；2009 年中国医院协会提出了“手术安全核查表与手术风险评估表”，将其作为一项核心制度向全国推行。提高 Time-out 正确执行率不仅是等级医院及 JCI 评审的要求，更是维护患者安全的重要举措。C 医院将“提高手术 Time-out 正确执行率”作为 2016 年院级优先质量改进项目。

（二）JCI 标准概述

标准 IPSG. 4. 1：医院应为手术室中的术前暂停制订和实施相应的流程，以确保正确的手术部位、操作和患者。可衡量要素包括：整个手术小组应在即将开始手术/有创操作之前，在进行手术/有创操作的场所，执行并记录暂停程序；暂停工作的内容包括确认正确的患者，确定正确的手术部位和场所，就即将开展的手术达成一致，以及确认查证程序已完成；进行手术时（包括在手术室以外进行的内科和牙科操作），医院应使用统一的程序来确保正确的手术部位、操作和患者。

（三）制度流程改进

1. 改进前的现状分析

目前 C 医院的年手术量大约为 18 000 台次，每日多则上百台手术，少则也要 50 ~ 60 台手术，出错的概率随着工作量的增加而升高。2015 年 10 月，质量改进办公室进行基线调查，对首台手术的 Time-out 执行情况进行现场查看，发现手术 Time-out 执行率不尽如人意，主要存在以下问题：在进行 Time-out 时手术团队人员没有停止工作；启动 Time-out 的不是主刀医生；核对的内容不齐全；手术部位标识不全，标记多样未统一；等等。对存在的问题进行原因分析，主要原因如下：

（1）医院原有的手术安全核查制度没有明确规定术前核查由谁主导及怎样做，缺乏 Time-out 作业指导流程。

（2）手术医生、手术护士、麻醉医生职责不明，核对走过场，执行力度低。

（3）对于新修订的制度未进行全员培训。

（4）缺乏有效的监管。以前的监管模式重视病历终末质量的检查，缺少对手术核查执行情况的现场调查，无法确认临床一线人员完成术前查证的过程。

2. 制订手术 Time-out 监测计划

根据医院手术 Time-out 改进项目和 JCI 要求，制订了“手术 Time-out 监测计划”（见表 6-3-7），由质改办联合手术室对手术 Time-out 执行情况进行现场调查和运行病历专项检查，对存在的问题进行反馈，协同多部门进行改进。

表 6-3-7　手术 Time-out 监测计划

指标名称	手术 Time-out 正确执行率
分子	监测期间核查的正确执行 Time-out 手术例数
分母	监测期间核查的手术总例数
目标值	≥95%
资料收集方法	现场收集（收集表见表 6-3-8）
监测区域	中心手术室、门诊手术室、计划生育室、DSA 室等
数据汇总和分析，报告的方式和程序	每月将监测结果在“医院质量监测分析报告”中反馈，并在医院内网上公布，每季度在医院质量改进与患者安全委员会上通报结果

表6-3-8 Time-out执行情况调查资料收集表

调查地点：

序号	调查日期	床号	患者姓名	住院号	主刀医生姓名	参与核对人员			病人身份辨识		手术标识核对		手术方式、器材		调查者
						医生	麻醉师	护士	姓名	ID	标识	核对	术式	器材	
1															
2															
3															
4															
5															
6															
7															
8															
9															
10															
11															
12															
13															
14															
15															

3. 改进方案的落实

手术Time-out涉及科室众多，医务科、质改办、护理部等多部门联合，多次召开专题改进会议，针对基线调查中存在的问题制定对策，同时听取手术医生的建议，不断改进。

（1）修订手术安全核查制度，明确Time-out执行流程。

医务科负责修订手术安全核查制度，明确规定了主刀医生、麻醉师、巡回护士等手术团队的职责，规定Time-out核查由主刀医生主导，麻醉师负责记录。具体流程为：在所有术前准备完善后，主刀医生宣布术前暂停（Time-out），主刀医生依次读出手术病人姓名、出生年月日、手术名称、手术部位、拟使用的特殊器械、植入物或假体、手术关注点等，巡回护士查看腕带后读出病人身份信息，麻醉师逐项确认信息正确后口头表示“对”并打钩，核对中如有人对信息有任何疑问，应当立即提出，重新开始所有信息的核对。同时，根据不同的手术方式，绘制了“有麻醉医师参与的手术安全核查流程图”“局麻手术安全核查流程图”“手术室外有创操作安全核查流程图”3个手术安全核查流程图，供临床参照执行。

（2）细化手术部位标识方法，便于临床遵照执行。

手术标识的时机：所有手术标识应在进入手术室前或有创操作之前，由主刀医生或参与手术的医生完成，并鼓励清醒患者或其家属参与手术标识过程。

手术标识的符号：手术部位采用蓝色油性医用记号笔统一画直线“——”进行标记；对术中有植入物的手术画“⊖”进行标记。

特殊手术的标识：手术部位有纱布、石膏等敷料包扎物时，不可以标记在敷料包扎物上，需去除敷料包扎物后再做标记；对于一岁以内婴幼儿以及面部、肛门等难以做标记的部位，或是病人拒绝在皮肤上做标记等情形，可在手术部位标记图上进行标记。

（3）培训制度流程，全院同质化执行。

医务科组织全员培训，负责对“手术安全核查制度”的解读，质量改进办公室联合医务科拍摄了术前查证程序、麻醉前核查、术前暂停（Time-out）程序和术后核查等多个标准化视频，组织全院集中学习观看，并将视频上传至医院内网，方便科室和员工日常培训学习，推动规范执行。

（4）营造安全核查氛围，团队互相提醒。

在手术室医生休息处张贴Time-out实施流程图，提醒医生遵照执行；鼓励手术团队在术前相互提醒，正确执行术前Time-out，保障手术安全。

（5）修改手术安全核查单，规范核查记录。

根据手术安全核查制度，修改手术安全核查单，增加 Time-out 核查内容，记录时间要求精确到分钟。同时，鉴于 Time-out 执行时医生已经穿好手术衣和戴好无菌手套，无法即时完成核查签字，要求医生在手术完成后离开手术室之前完成签字（见表 6-3-9、图 6-3-3）。

表 6-3-9　手术安全核查表

手术安全核查表

姓名：　　　　科别：　　　　床号：　　　　住院号：

性别：　　　　出生日期：　　　　年龄：　　　　病历号：

麻醉方式：__________ 术 者：__________ 手术日期：______________

手术方式：

术前查证	麻醉实施前	手术开始前	患者离开手术室前
患者姓名、性别、年龄、病历号、出生年月日正确： 是□ 否□ 手术方式确认： 是□ 否□ 手术部位与标识正确： 是□ 否□ 手术病历资料完整且标签正确（包括各类文书准备、文件、影像资料及实验室检查结果）： 是□ 否□ 手术麻醉所需特殊医疗设备及材料是否准备就绪： 是□ 否□	患者姓名、性别、年龄、病历号、出生年月日正确： 是□ 否□ 手术方式确认： 是□ 否□ 手术部位与标识正确： 是□ 否□ 手术知情同意： 是□ 否□ 麻醉知情同意： 是□ 否□ 麻醉方式确认： 是□ 否□ 麻醉设备安全检查完成： 是□ 否□ 皮肤是否完整： 是□ 否□	Time-out 执行： 是□ 否□ 患者姓名、性别、年龄、病历号、出生年月日正确： 是□ 否□ 手术方式确认： 是□ 否□ 手术部位与标识确认： 是□ 否□ 各类仪器设备功能完好： 是□ 否□ 病人是否有过敏药物： 是□ 否□ 手术、麻醉风险预警： 手术医师陈述：	患者姓名、性别、年龄、病历号、出生年月日正确： 是□ 否□ 实际手术方式确认： 是□ 否□ 手术用药、输血的核查 是□ 否□ 手术用物清点正确： 是□ 否□ 手术标本确认： 是□ 否□ 皮肤是否完整： 是□ 否□ 各种管路： 中心静脉通路□ 动脉通路□ 气管插管□ 伤口引流□

续表

术前查证	麻醉实施前	手术开始前	患者离开手术室前
是否需要体内植入物且是否准备就绪： 是□（准备就绪□ 未准备□） 否□ 其他：________	术野皮肤准备正确： 是□　否□ 静脉通道建立完成： 是□　否□ 患者是否有过敏史： 是□　否□ 抗菌药物皮试结果： 有□　无□ 术前备血： 有□　无□ 假体□/体内植入物□/影像学资料□ 其他：________	预计手术时间□ 预计失血量□ 手术关注点□ 其他□ 麻醉医师陈述： 麻醉关注点□ 其他□ 手术护士陈述： 物品灭菌合格□ 仪器设备□ 术前术中特殊用药情况□ 其他□ 是否需要相关影像资料： 是□　否□ 其他：________	胃管□ 尿管□ 其他□ 患者去向： 恢复室□ 病房□ ICU 病房□ 急诊□ 离院□ 麻醉师在手术中持续监护病人： 是□　否□ 巡回护士在手术中持续照顾病人： 是□　否□ 其他：________
手术医师签名： 麻醉医师签名： 手术室护士签名： ____时____分	手术医师签名： 麻醉医师签名： 手术室护士签名： ____时____分	手术医师签名： 麻醉医师签名： 手术室护士签名： ____时____分	手术医师签名： 麻醉医师签名： 手术室护士签名： ____时____分

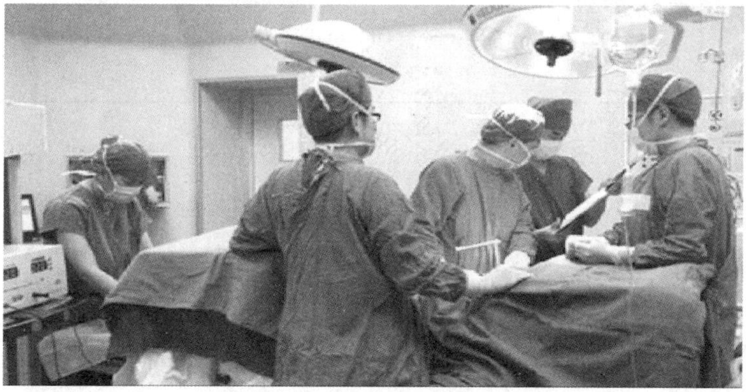

图 6-3-3　术前手术核查场景图

（6）建立监测反馈机制，及时整改提高。

① 现场查检与病历查检相结合，查检与验证同步进行。手术室指定专人负责首台手术的 Time-out 执行情况的现场查看，质量改进办公室进行抽查验证，对执行不规范的地方即时向手术团队提出，指导正确执行，监测范围涵盖所有涉及手术与有创操作的科室。同时进行运行病历“手术安全核查单”专项检查。

② 对查检数据进行汇总和分析，计算每个科室手术 Time-out 正确执行率，采取激励机制，对执行到位的科室给予奖励，对不达标科室发放整改通知书，要求限时整改，促进 Time-out 的快速有效推进。每月在“医院质量监测分析报告”中反馈查检信息，每季度在质量改进与患者安全委员会会议上进行报告，对存在的问题进行原因分析，提出整改建议，多部门联合整改。

（四）取得的成效

1. 手术团队主动参与核查，监测指标达标

Time-out 是术前最后一项对病人安全的把关。改进前，鲜有医生会主动提出暂停工作进行核查；改进后，主刀医生或操作者会主动提出执行 Time-out 程序，进一步规范了手术安全核查。经过 1 年多的多部门联合整改和持续监测，手术 Time-out 的正确执行率不断提高，达到了目标值（见图 6-3-4）。

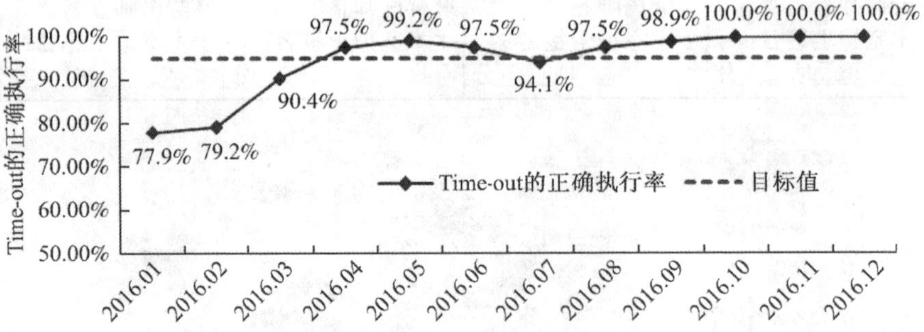

图 6-3-4　2016 年 1—12 月 Time-out 的正确执行率趋势

2. 完善手术标准化流程，降低手术错误风险

将手术 Time-out 作为手术管理的标准化流程，并作为医院和科室的质控项目，同时也作为新进人员岗前培训的内容和考核项目。手术 Time-out 的正确执行，降低了手术风险和手术错误发生率，2016 年医院未发生一起手术错误事故。

3. 将 Time-out 拓展到有创操作，保障患者安全

我国的手术安全核查制度仅限于手术，JCI 将有创操作参照手术进行核查，这既是创新点又是执行的难点。

（五）实施过程中的关注点

1. 对手术范畴进行重新定义

传统手术是外科对人体局部进行操作的狭义概念，俗称“开刀”，而 JCI 的手术和有创操作包括所有在诊治过程中以切割、去除、更换或植入方式对人体疾病或功能失调进行检查和/或治疗的程序。鉴于此，我院明确手术的定义为：通过诊断或治疗性切除、修复、植入等方法对人体进行的治疗、检查、操作。手术的范畴除传统手术外，将 DSA 介入检查治疗、各种内镜检查治疗（胃镜、肠镜、纤支镜、喉镜、膀胱镜等）、计划生育手术、各种穿刺（骨穿、腰穿、腹穿、胸穿、心包穿刺、B 超/CT 引导下穿刺、肾穿刺等）、胸腔闭式引流、深静脉置管等纳入手术安全核查范畴，执行 Time-out 程序。

2. 规范手术标记用笔

对于手术标记，既要保证消毒后仍然清晰可辨，还要注意标记的油墨对人体无害，因此，必须要对手术标记用笔进行审慎选择和全院统一，建议使用蓝色油性医用记号笔。

3. 强化安全理念，推动行为转变

核查工作增加了临床医务人员的工作量，在开始推行时部分医务人员出现了抵触情绪，尤其是有创操作前核查。如何有效推动 Time-out 执行是一个难点。因此，在培训时增加了典型案例分享，强化手术安全理念，同时加强制度执行的监督反馈。从开始的抵触到后来的主动执行，可见，Time-out 的执行需要一个从思想认识转变到行为转变的持续推动过程。

（吴旦平、王佳佳、金友红、曹艳春、张睿雯、金晓虹）

三、规范开展中深度镇静，让“无痛”更安全

（一）背景

门诊有个小儿患者需要做一个心超检查，但是患儿不配合而导致无法完成检查，怎么办？门诊有位女士需要做一次人流术，但是害怕疼痛无法忍受，怎么办？一位消化科住院患者需要做肠镜检查，但是无法忍受检查的不适感，怎么办？

随着生活水平的提高，患者对于舒适医疗的要求越来越高。如何让病人能够安全、舒适地完成检查与治疗呢？开展中深度镇静能够很好地解决以上问题。中深度镇静是通过调整镇静剂使用剂量，达到中枢神经系统的抑制状态，减轻病人的应激反应，提高病人的舒适程度，控制躁动、谵妄状态，便于进行特殊的治疗操作，稳定病人的心理状态，解除焦虑和恐惧。其实这项“无痛”技术已经广泛应用于临床，麻醉科、ICU 等多个科室每天都在常规开展。但是，这项高风险的操作到底由谁做？怎样做？如果医院没有一套统一的管理标准和流程，那么无论对患者或者对于医院都将面临很大的潜在安全风险。因此，2016 年医院将规范开展中深度镇静作为医务科优先质量改进项目。

（二）JCI 标准概述

标准 ASC. 3：医院有制度和流程指导开展中深度镇静治疗。可衡量要素包括：适宜的规章制度和程序，为中度和深度镇静患者的治疗提供指导；根据医疗机构的规章开展镇静前评估，评估对患者实施镇静的风险和适宜性；由具有资质的人员在镇静期间或镇静恢复期间监测患者并记录监测结果。

（三）制度流程改进

1. 改进前的现状分析

2016 年 3 月，医务科和麻醉科对医院开展中深度镇静的区域和实施情况进行了基线调查和现况分析，据统计：使用中深度镇静的科室有 3 个重症监护室、内镜室、计划生育室、功能科、影像科等科室，在镇静前评估、告知、记录、监测等方面存在很多隐患和不足，主要存在以下问题：

（1）医院没有统一的制度和具体的操作流程。

（2）从事中深度镇静的工作人员没有经过专业的培训，对镇静方案不能做出很好的选择。

（3）从事中深度镇静的工作人员没有通过 BLS、ACLS 培训，处理突发事件的能力参差不齐。

（4）中深度镇静前评估及同意书不完善，有空项和遗漏。

（5）中深度镇静过程中，存在工作人员脱离患者现象。

（6）大多数情况下，门诊患者苏醒后就同意其离院，缺乏离院标准，存在安全隐患。

（7）中深度镇静评估单和同意书保存未固定区域，随意放置，对患者的隐私缺乏保护。

（8）门诊患者在功能科检查中做中深度镇静没有氧气和其他抢救设备，也没有专门用于恢复的场所。

2. 制订监测计划

针对中深度镇静存在的突出问题，医务科、麻醉科、ICU 等多部门进行了讨论和整改，建立了监督机制，由麻醉科负责对医院中深度镇静进行监督和管理，对实施镇静病历进行检查，重点针对镇静前评估及同意书不完善的问题进行监测，制订了“中深度镇静前评估及签字规范率监测计划”（见表 6-3-10），专人负责查检病历、收集资料，对存在的问题及时反馈，并进行 PDCA 改进。

表 6-3-10　中深度镇静前评估及签字规范率监测计划

指标名称	中深度镇静前评估及签字规范率
分子	抽查的中深度镇静前评估及签字规范的病历数
分母	监测期间抽查的评估同意书总数量
目标值	≥90%
资料收集方法	回顾性数据收集
监测区域	实施中深度镇静的区域
数据汇总和分析，报告的方式和程序	每月将监测结果在科室质控会议上反馈，并向医疗质量管理委员会和质量改进办公室报告

3. 制订改进方案的落实

鉴于医院内实施中深度镇静的场所、科室较多，因此，整改工作由分院院长牵头，商讨根据 JCI 要求以及医院的实际情况制定管理制度和流程，多部门联合整改。

（1）制定全院统一的中深度镇静制度和流程。

由麻醉科牵头负责制定“中深度镇静制度”和“中深度镇静流程”（见图 6-3-5），医疗质量管理委员会审核，院长签字后生效执行。“中深度镇静管理制度”规定了中深度镇静资质的认定、适用范围和设备要求，药物的种类和用法，也规定了如何进行镇静前评估、镇静的实施和监护及离室/离院的标准等。

（2）明确实施中深度镇静的职能分工。

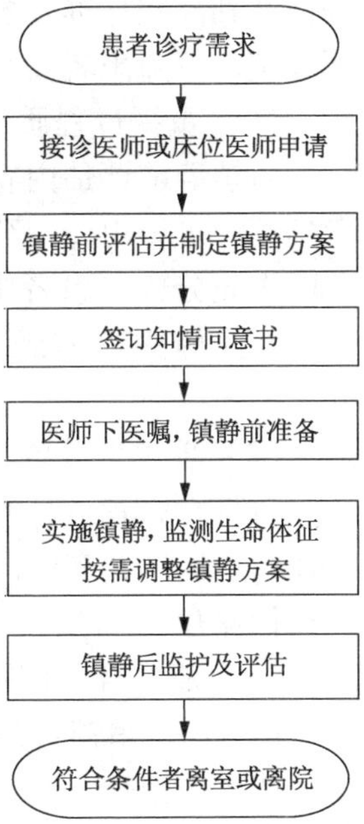

图 6-3-5　中深度镇静流程图

医院 3 个重症监护病房由本科室具有资质的

医生负责开立医嘱，经过培训的护士在监护下严格遵循医嘱使用镇静药物，并按照制度按时进行镇静评分；医技检查科室（包括内镜室、DSA、人流室等）的中深度镇静工作由具有资质的医师根据病人情况开立申请单，由麻醉科负责实施中深度镇静。

（3）全面培训操作人员，规范镇静准入流程。

培训内容包括患者评估、气道管理、镇静镇痛药物使用、并发症和突发应急情况的处理等。医院规定镇静医生的资质需同时符合三个条件：① 注册的麻醉科、重症医学科和急诊专业医生；② 参与统一的相关培训并通过考核；③ 通过 BLS、ACLS 培训和考核。然后由医务科统一进行授权后，方可实施中深度镇静操作。

（4）提供镇静和镇痛药物清单，规范用药。

经过讨论，纳入镇静的药物有咪达唑仑、丙泊酚、依托咪酯、氯胺酮 4 种，镇痛药物有芬太尼、舒芬太尼、哌替啶、吗啡、曲马多、地佐辛，拮抗剂有纳洛酮和氟马西尼，同时有相关指引指导医生按规范选择和使用药物。

（5）按制度要求添置设备，增设镇静恢复室。

梳理镇静区域内的急救设施的配备情况，按照标准要求进行添置，同时创造条件，重新规划布局，在计划生育室等增设恢复室，对实施中深度镇静的患者统一在恢复室观察，并由专人进行心电和血氧饱和度监护，经评估达到离室标准，告知相关注意事项，做好相关记录，方可在家属陪同下离室，保障患者安全。

（6）重视过程质量，完善告知和记录。

对镇静前评估内容进行了扩充，全面评估潜在风险，评估内容包括患者病情、过敏史、用药史、心肺功能、气道条件、ASA 评分等。在实施前医生充分告知患者中深度镇静可能存在的风险，严格履行知情同意手续，在实施中严密观察患者病情，保证患者顺利完成检查治疗和镇静安全。

（7）妥善保管资料，保护患者隐私。

对带有患者信息的各种门诊资料，如中深度镇静评估单和同意书，放置在固定区域，在中深度镇静操作结束后由麻醉师进行整理，由麻醉科统一归档保存。

（8）建立督查机制，规范镇静管理。

医务科、麻醉科质控人员共同参与对中深度镇静操作的落实情况进行不定期实地稽查，麻醉科设立专人负责指标监测的实施，每月抽查规定数量的中深度镇静评估单和同意书，对查检中存在的问题在科室质控会议上进行讨论，每月科务会上进行检查结果反馈并进行 PDCA 改进。

（四）取得的成效

（1）固化标准。C 医院在中深度镇静管理和监测过程中不断改进和完善，根据各临床科室的实际运作情况修订了“中深度镇静制度”“中深度镇静流程”“中深度镇静评估记录单”“中深度镇静知情同意书”等。标准化的镇静操作流程保障了实施中深度镇静时有章可循，镇静管理更加规范安全。同时，将该制度和流程作为中深度镇静资质培训和考核内容之一，也作为麻醉医生、急重症医生规范化培训内容之一。

（2）患者安全得到了保障。中深度镇静规范管理后，2016 年度未发生与中深度镇静相关的不良事件。

（3）中深度镇静病历书写质量得到不断提高。中深度镇静评估单和同意书科室内统一存放，既保护了患者隐私，也为今后查阅中深度镇静资料提供了方便。抽查 364 份镇静病历，镇静前评估及签字规范率从 50% 提升到 100%，监测指标“中深度镇静前评估及签字规范率”达到目标值，具体数据见图 6-3-6。

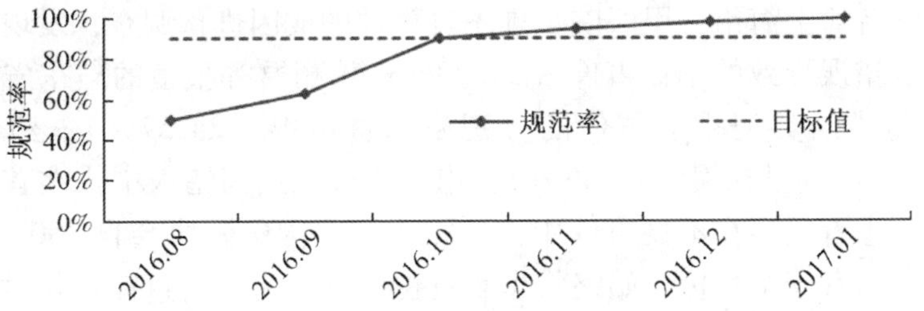

图 6-3-6　中深度镇静前评估及签字规范率监测情况

（五）实施过程中的关注点

（1）中深度镇静管理是一个动态和持续的过程，如何让非麻醉科人员掌握中深度镇静？包括镇静的适用范围、如何选择镇静方案以及如何处理中深度镇静过程中可能发生的意外。因此必须要建立一套培训与再培训机制，以保证实施者胜任工作的时效性，严格把控准入条件和资质授权关，保障患者安全。

（2）如何增进各科室相互协作，共同提高中深度镇静的安全性？中深度镇静整个过程需要多个科室的参与，除了中深度镇静操作者外，还需要手术科室、检查科室、恢复场所的相关人员共同参与。只有各个科室人员相互协作，相互配合，并做好交接工作，才能进一步提高中深度镇静的安全性。

（杨小磊、俞郸、金友红）

第四节 护理安全

一、患者安全，从“身份识别”开始

（一）背景

在医疗护理工作中，患者身份识别贯穿于整个医疗护理活动，患者身份的识别是确保各项医疗护理措施安全准确执行的基础。一贯以来护理核心制度中的查对制度要求护士在给药时做好“三查七对”工作，其中床号、姓名经常被用来核对患者的身份。医院对于识别的方法没有做统一的规定，可以开放式询问患者叫什么名字，也可以封闭式询问患者是否叫什么名字，对于名字相近或相同的患者没有明确规定核对除床号以外的信息。有学者对上海市三甲医院护理不良事件的成因进行调查，发现因患者身份识别错误导致的不良事件占25.28%；魏丽君等报道的广东省各等级医院用药错误类型排前三位的分别是患者错误（24.57%）、药物错误（21.88%）、剂量错误（12.48%），患者错误在用药错误中排在首位。由此可见，患者错误在不良事件中占比很大。中国医院协会自2007年开始每年发布患者安全目标，始终将患者身份识别作为第一目标，并对腕带标识提出了相关要求。腕带是承载患者身份信息的载体，近几年来，随着信息技术的不断提高，腕带技术在患者身份识别中扮演着举足轻重的角色，特别是在意识或感知障碍患者、小儿患者、新生儿患者、镇静患者的身份识别中是一项重要的安全措施。如何制订一个适合全体员工共同遵循的患者身份识别的方法，同时使之能自觉有效履行正确的核对流程，并且能够使患者与家属参与到身份识别的操作中，以降低或避免因患者错误导致的不良事件，是考量一个医院安全管理水平的高低，衡量一个医院安全文化氛围厚薄的标准。

（二）JCI标准概述

标准IPSG.1：医院应制订并实施相应的流程，以提高患者识别的准确性。可衡量要素包括：患者通过两种标识进行识别，但不包括使用患者的病房号或地点；在提供治疗和操作前识别患者；在任何诊断治疗前识别患者。

（三）制度流程改进

1. 改进前的现状分析

改进前 C 医院没有独立的患者身份识别制度，除在给药、输血、采集标本、手术时要核对患者身份外，部分治疗操作前没有明确要求执行患者身份识别，识别的依据是床号与姓名，对无名氏、母婴同室的新生儿、双胞胎等仅是科室约定俗成的命名叫法，没有全院统一的规定；腕带佩戴人群较为狭窄，没有起到身份识别的作用；PDA 初步运用，未使用二维码扫描技术辅助识别患者身份。医院每年均有因患者身份识别错误导致的不良事件发生。归纳起来患者身份识别主要存在以下问题：没有全院性的患者身份识别制度与识别流程；没有腕带标识和相应的管理制度，佩戴人群仅限于手术患者与危重症患者；没有将 PDA 运用于患者身份识别；没有建立实名制挂号制度，同一患者（外地医保或自费患者）拥有不同的门诊病历号，患者的门诊病历与住院病历没有关联性。

2. 制订患者身份识别监测计划

根据 JCI 指标库，针对患者身份识别改进项目，制订了“患者身份识别正确率监测计划”（见表 6-4-1），由护理部制定患者身份识别制度与标准操作流程，确定将患者姓名与患者出生年月日作为患者身份识别的识别码。在识别时，需要遵循“开放式询问—回应—核对—确认—执行”的流程，开放式询问环节需由识别者主动询问患者的姓名与出生年月日，患者回答，核对确认后才能执行操作治疗。

表 6-4-1　患者身份识别正确率监测计划

指标名称	患者身份识别正确率
分子	监测期间正确识别患者身份的例数
分母	监测期间识别患者身份的总例数
目标值	≥95%
资料收集方法	现场采集
监测区域	全院各部门/科室
数据汇总和分析，报告的方式和程序	每月将监测结果在“医院质量监测分析报告”中反馈，并在医院内网上公布，每季度在医院质量改进与患者安全委员会上通报结果

3. 改进方案的落实

患者身份识别的改进，牵涉到医疗医技、护理、药剂、后勤食堂、院内绿色通道转运等多部门的联合改进，是一个系统工程。因此，针对识别存在的现状以及医疗连续性的要求，由护理部负责，质改办查检，采取多团队合作改进模式。

（1）制定患者身份识别制度与标准操作流程。

由护理部主导，制定了门急诊患者、住院患者一致的患者身份识别制度与一系列身份识别操作 SOP，包括药房发药、检验科采血、医技科室检查、营养科发放治疗饮食等不同部门与不同治疗操作的 10 个标准操作规程，并拍摄视频供员工学习。明确身份不明患者与母婴同室新生儿、多胞胎的命名方法，明确识别方法、识别时机与识别流程，对无法沟通交流的患者的识别做了规定，并对患者身份错误信息更正的流程做了统一规定。宣传科制作了患者参与的身份识别海报，鼓励患者与家属参与到身份识别安全行动中来。相关制度、流程等见表 6-4-2、表 6-4-3、图 6-4-1。

表 6-4-2　患者身份识别制度

类别	全院制度—临床管理			文件编号	001
名称	患者身份识别制度			生效日期	2016. 04. 01
制定部门	护理部	责任人	张 *	修订日期	2016. 10. 01
定期更新	每三年	总页码	6	版本	第 2 版

一、目的

正确识别患者身份，确保患者诊疗过程安全，防止不良事件的发生。

二、范围

适用于全院涉及患者身份信息的部门及各级各类人员。

三、定义

无

四、权责

（1）所有参与医院服务的工作人员在为患者提供服务时必须严格遵守本制度。

（2）患者、家属或陪伴者应协助医院工作人员正确核对患者身份。

五、参考文献

（1）依据《JCI 医院评审标准（第 5 版）》标准 IPSG. 1。

（2）依据《江苏省三级综合医院评审标准实施细则（2012 版）》第三章“患者安全”3. 1. 1—3. 1. 4。

六、政策

（1）正确建立患者识别资料：来院就诊的每位患者必须如实提供身份信息（身份证、社保卡或市民卡）。如患者初诊时未携带有效证件，则手工书写“患者身份识别采集单”，用于建立患者就诊的基本资料。门急诊挂号收费处、住院服务中心人员在患者挂号、办理入院手续时要核对患者信息，并对有疑问的信息加以核实。

（2）患者身份识别的方式：医务人员对在院就诊的每位患者至少使用两种身份识别码（识别信息）正确识别患者，我院以“患者姓名” + “出生年月日”（患者身份证为准）作为患者身份识别码，必要时核对病历号。病房号和床号不能作为患者身份识别码。

表 6-4-3　患者信息修正申请表

患者信息修正申请表

医务人员填写信息 患者姓名：　　　　　　患者出生年月日：　　　　　　患者病历号： 医师签字：　　　　　　申请日期： 需要修改的信息类型（在合适的条目打上“√”） □ 姓名　□ 性别　□ 年龄　□ 户口住址　□ 身份证号码
患者及代理人填写信息 错误信息： 正确信息： 新增信息： 造成信息错误的原因（在合适的条目上打“√”） □ 首次就诊时未提供身份证原件、未提供身份证号码或提供的身份证号码有误 □ 首次就诊时提供姓名有误 □ 患者无身份证，如军人、外籍人士、未报户口者等 □ 急诊无名氏 □ 用别人的身份信息或医保卡就诊 □ 其他 患者或代理人签名：　　　　　　申请日期：　年　月　日　时　分 注：须提供患者有效身份证明原件
医务科/门诊部审批签名：　　　　　　信息修正者签名： 修正日期：　年　月　日　时　分
备注：门急诊患者到门诊办公室审核信息，住院患者到医务科审核信息

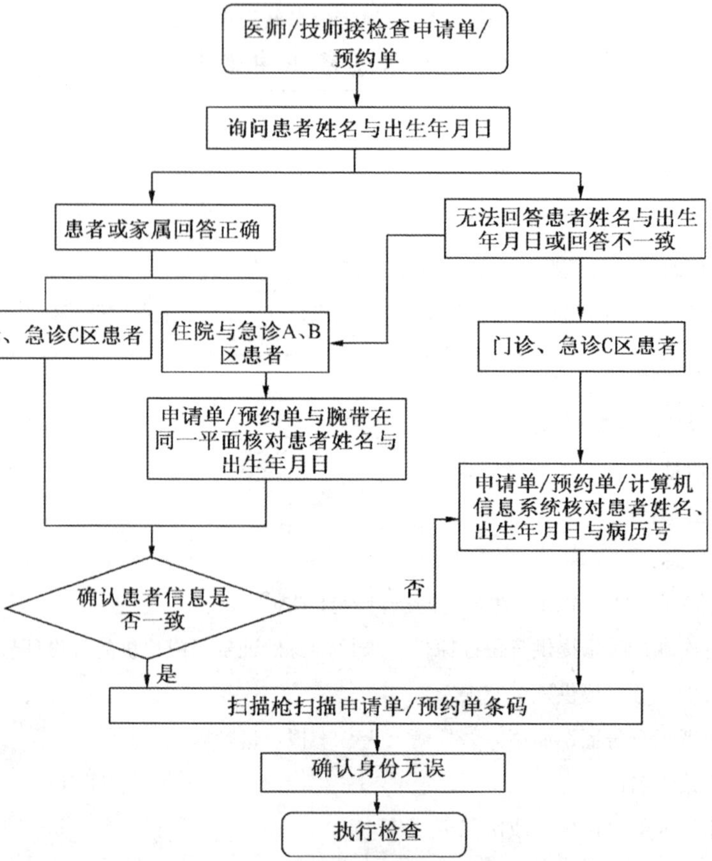

注：在询问患者姓名与出生年月日时，原则上由患者本人回答，如果患者为幼儿、极度虚弱、年老病重、意识不清、行为异常、智力不足、聋哑者，可由患者家属代其回答。

图 6-4-1　医技科室患者身份识别操作流程

（2）完善所有表单楣栏，增加患者出生年月日。

医院电子病历系统以及所有纸质表单的楣栏均没有设置患者出生年月日信息，患者身份识别制度制定后，按照识别方法，涉及患者信息的所有表单均应增加患者出生年月日用作核对。此项工作涉及面广，工作量大，对医院的病历系统是一个很大的挑战。各部门分工负责，按时间进度表逐步完成，信息科负责电子病历、HIS、PACS、LIS 上的改动，医务科和护理部分别负责医疗和护理表单的改动，并将表单楣栏设置统一格式，便于查看。

（3）制定腕带佩戴管理制度，核对细节化。

明确腕带佩戴对象为所有住院患者，包括母婴同室的新生儿；急诊室

A、B 区急危重症患者；突发群体事件患者；门诊中深度镇静患者。明确腕带佩戴时机与佩戴要求。住院患者若有跌倒风险、药物食物过敏史或多重耐药菌感染的，护士应在腕带上粘贴相应警示标识。腕带进行分色管理，住院患者为蓝色，门急诊患者为粉色，并将纸质腕带更改成纤维腕带，由入院处在办理患者入院时打印患者腕带，信息包括患者姓名、出生年月日、病历号、性别、年龄、入住科室、二维码，打印好的腕带与患者入院相关资料一同携带入住院科室，腕带由入住科室两位护士核对后为患者佩戴。腕带管理明确后，护理部对核对方式进一步细化，在执行给药、输血、采集标本时，护士在主动询问患者身份后，需将药物标签或试管标签与患者腕带在同一平面核对患者姓名与出生年月日，以确保对正确患者执行正确的治疗（见图 6-4-2）。患者信息与腕带核对还包括后勤部门的员工在转运患者或发放治疗饮食时将转运单或饮食标签与患者腕带的核对。

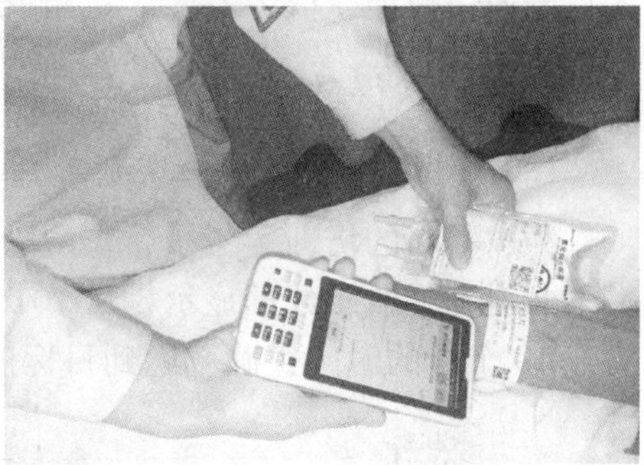

图 6-4-2　护士进行患者身份核对

（4）建立腕带二维码识别系统，PDA 技术辅助身份识别。

腕带规范管理后，通过信息技术，护士给药前完成患者身份识别，使用 PDA 扫描患者腕带二维码与药物标签二维码，确认患者身份无误后执行给药；如果患者身份信息不符，则 PDA 会发出蜂鸣警示，并在屏幕上显示红色“×”，提醒护士执行患者错误，需及时纠正。同时患者的用药信息（执行时间、执行者）同步输送至计算机 HIS 医嘱处理系统，既减少了护士的护理书写，又提高了工作效率。运用二维码扫描识别技术，对患者的治疗进行管理，优化了护理流程，提高了护理质量，减少了错误的发生。

（5）培训全覆盖，操作都过关，实行患者身份识别的同质化管理。

制度流程完善后，由护理部负责下沉到各个临床、医技、药剂、后勤等部门进行培训，示范操作，要求达到人人知晓，人人会做。护士长与科主任是第一责任人，要考核到每一位科内成员并督促他们按照要求识别患者。院领导带组每月至科室提问，跟踪考核，质改办每月查检收集资料，分析反馈，对执行差的科室发放整改通知书，提出改进意见。

（6）推行实名制挂号，患者信息一体化。

通过媒体、微信号、医院公告等方式广而告之，在全市率先推行实名制挂号，来院就诊的每位患者必须如实提供身份信息（身份证、社保卡或市民卡）以正确建立患者识别资料。如患者初诊时未携带有效证件，则手工书写“患者身份识别采集单”。如患者身份与有效证件有差异，需及时更正患者相关资料，更新各项文件表单，并将病历归并成一份。每位来院就诊的患者分配一个病历号，这个病历号门诊与住院是一致的，而且患者无论多次门诊就诊或住院治疗，该病历号不会改变，是一个唯一号。这样不仅使患者的病历资料达到了统一性与连续性，同时更便于不同医疗人员全面快捷地获取患者的疾病与就诊治疗信息，利于整合治疗。

（四）取得的成效

1. 同质化的患者身份识别管理，监测指标达标

经过不断的培训、考核、查检以及多部门的合作，患者身份识别正确率不断提升。监测数据显示，从 2016 年 1 月份开始实施全新的识别方法，历经 10 个月的时间正确率达到目标值 95%（见图 6-4-3）。

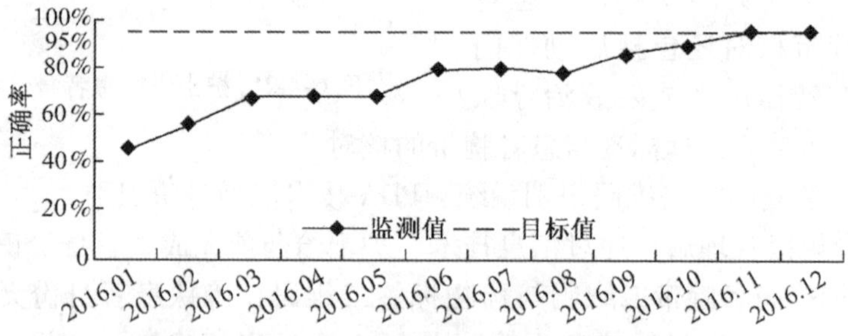

图 6-4-3　2016 年度患者身份识别正确率趋势图

2. 患者错误导致的不良事件明显下降，用药安全不断提升

在不断培训、示范、查检中，新的患者身份识别方法越来越被接受，识别的正确率逐步提高，成效明显。我们对用药事件中患者错误发生情况进行了分析和比较，2016 年患者错误例数以及在用药事件中的占比较 2015 年有大幅度的下降（见图 6-4-4），患者用药安全得到明显提升。

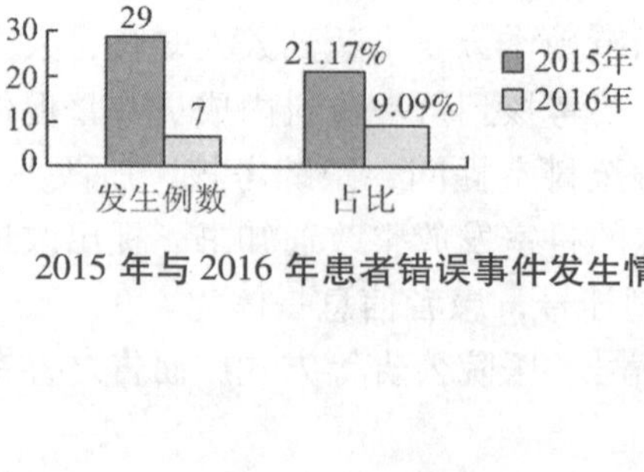

图 6-4-4　2015 年与 2016 年患者错误事件发生情况比较

3. PDA 技术得到进一步的应用，护理信息助力安全质量控制

随着计算机信息技术的迅速发展，无线通信技术已广泛地应用于移动护理。PDA（个人数字助理）的使用，使护理病历信息化建设日趋完善，护理流程不断优化，工作效率得到提高，让医护人员有更多的时间与患者沟通，从而为其提供安全、有效、方便、满意的优质护理服务。

（五）实施过程中的关注点

1. 患者与家属的主动参与

患者身份识别要求在医务人员询问后，患者或家属说出姓名与出生年月日以供核对，其中出生年月日对患者或家属来说有很大的难度，特别是中老年患者，加上本地区居民习惯将生日记作农历生日，与身份证上的出生信息有出入，造成核对困难，导致核对时间延长，甚至影响工作效率。对此要将患者身份识别作为患者入院宣教的内容，每一位新病人入院时，床位护士要主动告诉患者与家属，请他们牢记患者正确的出生信息并要对医务人员的询问做出应答，这样做的目的和意义是确保对正确的患者实施正确的治疗，避免错误事件的发生。通过宣教让患者与家属参与到患者身份识别中来，一方面利于提高核对的正确性和核对的效率，另一方面通过患者的主动参与，逐渐形成医院的安全文化氛围。

2. 门急诊患者的识别是难点

医院每天的门急诊量在 5 000 人以上，执行正确识别患者的难点在于患者能否正确说出自己的出生年月日。如果患者回答的出生年月日与电子病历或就诊单不符如何处理？面对这样的情境，我们采用的方法是增加核对病历号，因为病历号是患者的唯一号，同一患者多次就诊病历号不会改变。同时患者身份识别方法通过患者与家属之间的传播不断形成医院特有的就诊规范，由此有利于患者形成良好的就医习惯。只是习惯的养成需要很长的时间，其中医务人员是最为主要的。

3. 识别习惯的养成要靠员工个人的自觉

任何良好习惯的养成都要靠个体自身的自觉和坚持，全新的患者身份核对模式对全体员工来说是一个新习惯的养成，是一个不断规范的过程。正确的核对操作规程很容易掌握，难点在于自觉按核对流程执行。护理部在考核护士身份识别操作中，99% 以上的护士都能正确执行，但在监测中却总有只核对姓名不核对出生年月日的情况发生，这就需要通过不断的教育与查检来规范操作的执行，直至养成个人自觉行为。

（戴月琴）

二、医护患共携手，管“管”更安心

（一）背景

非计划性拔管（UEX）是指插管意外脱落或未经医护人员同意，患者将插管拔除，也包括医护人员操作不当所致的拔管，又称意外拔管。一旦发生意外拔管，可能造成患者机体组织损伤，增加患者痛苦，延长住院天数，引发医患矛盾，重新插管的患者死亡率和感染率也高于未发生意外拔管的患者。因此，控制意外拔管一直是临床护理工作的重点。回顾 2015 年度全院意外拔管事件，胃肠管意外拔管 58 起，占到全年度总量的 58%，意外拔管发生率达 1.85‰（监测期内胃肠管置管意外拔管例次数/监测期内胃肠管置管日 * 1 000‰)，居各类导管事件之首。如此高发的意外拔管发生率给临床护理人员带来了极大的工作压力，患者的安全存在较大隐患，对医院的品质管理提出了挑战。因此护理部在护理质量敏感指标的筛选中，将住院患者的意外拔管发生率作为安全监测指标重点整改，并对发生率最高的胃肠管应用质量改进工具 QCC 进行持续改进。

（二）制度流程改进

1. 改进前的现状分析

改进前胃肠管意外拔管发生率为 1.85‰，大大高于 2015 年度全市意外拔管发生率的平均水平。针对如此高的发生率，护理部成立了导管护理专科小组，组建了 QCC 品质团队，取名为“管安圈”，采用“头脑风暴”进行解析与真因验证，并对其中的主要因素运用鱼骨图分析（见图 6-4-5、图 6-4-6、图 6-4-7），主要存在的问题：护士对导管滑脱的风险评估内容

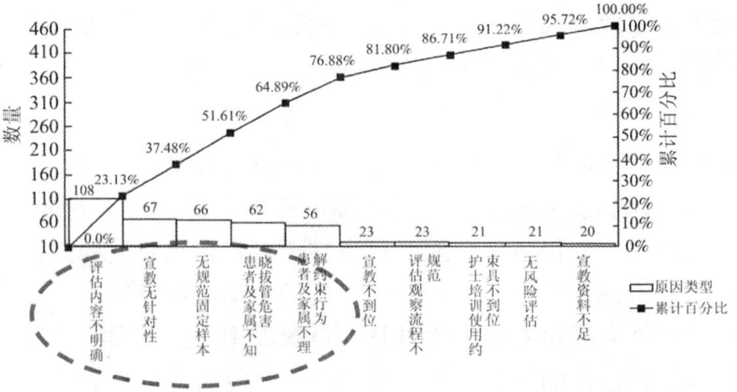

图 6-4-5　2015 年度住院患者胃肠管意外拔管真因分析

不明确；护士对预防意外拔管的宣教无针对性，效果不明显；导管固定不规范；患者及其家属对意外拔管的危害性认识不足；患者及其家属对约束的依从性不足；宣教资料不足；等等。

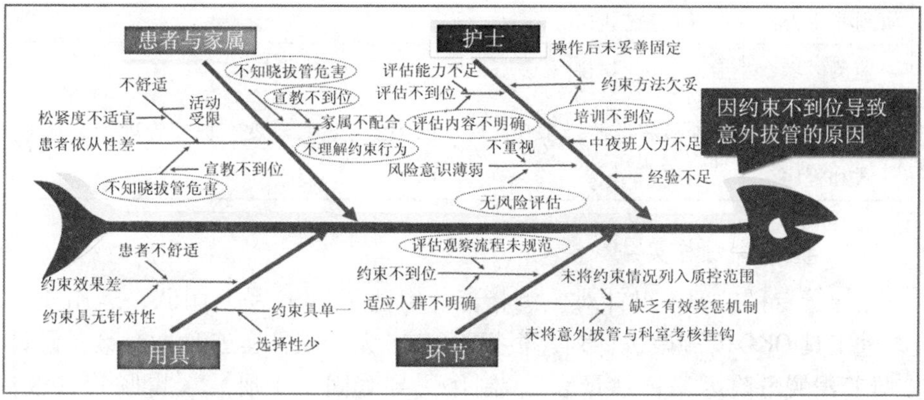

图 6-4-6　2015 年度住院患者胃肠管意外拔管鱼骨图分析（一）

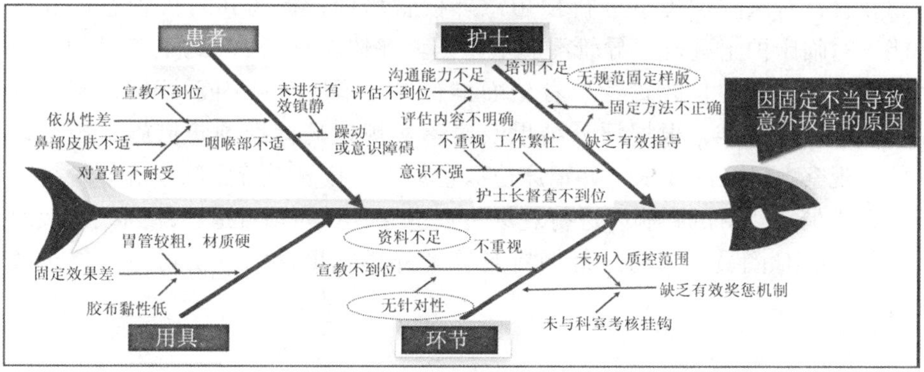

图 6-4-7　2015 年度住院患者胃肠管意外拔管鱼骨图分析（二）

2. 制订监测计划

针对改进项目，医院制订了“胃肠管意外拔管发生率监测计划”（见表 6-4-4），由导管专科小组负责监测，对存在的问题进行分析与反馈，并进行改进。

表 6-4-4　胃肠管意外拔管发生率监测计划

指标名称	胃肠管意外拔管发生率
指标定义	监测住院患者胃肠管意外拔管例次数占住院患者胃肠管留置总日数的比例
分子	监测期间住院患者胃肠管意外拔管例次数

续表

分母	监测期间住院患者胃肠管留置总日数
目标值	≤0.38‰
资料收集方法	回顾性数据收集
监测区域	全院各部门/科室
数据汇总和分析，报告的方式和程序	每季度将监测结果在医院内网上公布，每季度在护理管理委员会上通报结果

3. 整改计划与实施

导管专科护理小组针对监测指标，组建了QCC品质团队，运用质量改进工具QCC实施改进计划，根据QCC十大步骤，实施改进对策，修订“导管滑脱危险因素评估量表”，制作《导管固定手册》《胃肠管宣教》彩页画册，在医院公众号平台推送“预防意外拔管”APP，实施患者与家属教育；对医院护理员进行预防意外拔管培训，提高其防拔管意识和技能；对临床护士进行“导管滑脱危险因素评估表解读”“约束工具的规范使用”培训；对住院置管患者全面推行导管滑脱危险因素评估，制定预防拔管措施标准，根据评分结果及时落实规定的标准预防措施，规范评估、观察、记录的要求，并请床位医生加入防拔管教育团队中。导管护理小组成员定期下沉到病区进行现场督查指导，对问题管道追踪到人，及时纠偏；QCC圈员参与病区每例胃肠管意外拔管事件的分析讨论，持续改进安全管理。

（四）取得的成效

（1）通过对胃肠管意外拔管的持续监测、督查以及医护患陪的联动整改，有效降低了意外拔管的发生率，达到了目标值，取得的效果是显著的（见表6-4-5、图6-4-8）。

表6-4-5 2016年度住院患者胃肠管意外拔管数据表

项目	改善前	改善中				改善后
调查日期	2015年	2016年				2016年度
		第1季度	第2季度	第3季度	第4季度	
导管日	31 372	8 893	7 849	9 885	10 272	36 899
拔管例数	58	5	1	5	2	13
发生率/‰	1.85	0.56	0.13	0.51	0.19	0.35

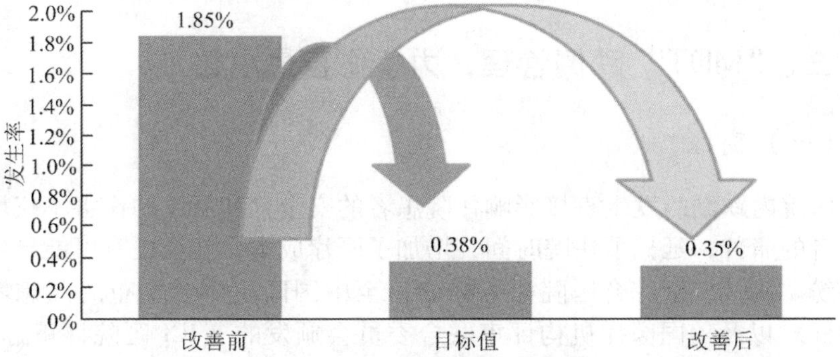

图 6-4-8　2016 年度住院患者胃肠管意外拔管率与目标值对比

（2）将预防意外拔管与拔管后的处理流程标准化。护理部制定了“意外拔管预防与管理制度”“住院患者导管滑脱危险评估、预防与处理流程”“保护性约束管理制度”。

（3）丰富了导管宣教形式和资料（见图 6-4-9）；更新了约束工具，提高了约束效果和患者舒适度。

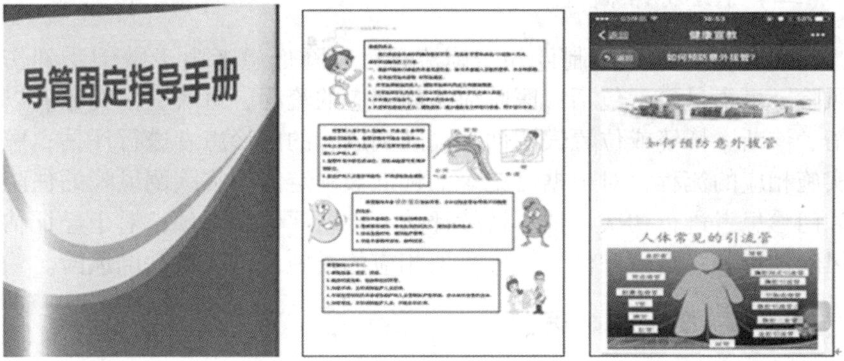

图 6-4-9　导管宣教形式和资料

（4）提高了医护患陪对意外拔管的重视程度；规范了护理操作流程，减轻了工作压力，减少了工作中意外拔管事件的发生，增加了团队凝聚力，增强了互相协作能力。

（5）提高了患者及家属对医院的满意度和信任度，进一步完善了患者带管期间的护理安全，促进了护患关系的和谐；提升了医院整体品牌形象；改善了护理质量，符合 JCI 核心理念；提高了圈员（护士）应用 QCC 手法进行质量改进的能力；提高了多团队沟通协作能力，增强了集体凝聚力和荣誉感。

（戴月琴　徐海君）

三、“MDT”跌倒管理，力争伤害最小化

（一）背景

医院内跌倒的发生直接影响住院患者的安全，其所致的伤害不仅增加了患者的痛苦，延长了住院时间，增加了医疗成本，甚至还有可能导致医疗纠纷。从《二级综合医院评审标准》至中国医院协会发布的《患者安全目标》以及美国医疗机构评审联合委员会颁发的《JCI 医院评审标准》来看，均将防范与减少患者跌倒的发生作为医院安全管理的重要项目。跌倒发生率的高低是评价医院患者安全目标落实及护理质量的一个重要指标，也是护理的一项敏感指标。我院开放床位数 1 422 张，年出院人数在 6. 5 万以上，2015 年住院患者发生跌倒 46 起，发生率为 0. 089‰，其中跌倒所致 2 级以上伤害者 20 例，发生率为 0. 3‰，与 2015 年度市护理质控中心监测数据存在一定差异。基于现状与评审要求，选择该项监测指标。

（二）JCI 标准概述

标准 IPSG. 6：医院制订并实施流程，以降低患者由于跌倒受到伤害的风险。可衡量要素包括：医院应实施相应的流程，对所有住院患者以及病情、诊断、情境或位置表明面临高跌倒风险的门诊患者进行评估；医院应实施相应的流程，对根据已记录的标准被确定为面临跌倒风险的住院患者和门诊患者进行初次评估、持续评估、重新评估和干预；对于经评估存在风险的患者、情境和位置，应采取相应的措施，以降低跌倒风险。

（三）制度流程改进

1. 改进前的现状分析

自 2013 年以来，医院不断完善不良事件网上上报系统，建立了奖励性不良事件上报制度，对安全管理的手段更趋向信息化与系统化。2013—2015 年，住院患者跌倒的发生率逐渐上升，从 0. 065‰上升到 0. 089‰。

除患者因素影响外，发生跌倒的原因主要在跌倒评估、跌倒教育、跌倒预防方面，包括：跌倒评估流程不完善；护士未掌握评估的标准，高危患者未筛查出来；跌倒教育不到位；医生防跌倒意识、对患者的教育不足；患者与家属不了解跌倒风险；部分卫生间设备陈旧；部分区域照明设施不足，防跌倒警示标识缺失；等等。

2. 制订院内监测计划

针对住院患者跌倒现状，制订了“住院患者跌倒发生率监测计划”

和“住院患者跌倒所致 2 级以上伤害发生率监测计划”（见表 6-4-6、表 6-4-7），由护理部和质改办共同参与，对存在的问题进行反馈，协同多部门进行改进。

表 6-4-6　住院患者跌倒发生率监测计划

指标名称	住院患者跌倒发生率
指标定义	监测住院患者发生跌倒的例次数占住院患者总床日数的比例
分子	监测期间住院患者发生跌倒的例次数
分母	监测期间住院患者总床日数
目标值	≤0.085‰
资料收集方法	回顾性数据收集
监测区域	全院各部门/科室
数据汇总和分析，报告的方式和程序	每季度将监测结果在“医院质量监测分析报告”中反馈，并在医院内网上公布，每季度在医院质量改进与患者安全委员会上通报结果

表 6-4-7　住院患者跌倒所致 2 级以上伤害发生率监测计划

指标名称	住院患者跌倒所致 2 级以上伤害发生率
指标定义	监测住院患者发生 2 级以上跌倒伤害的例次数占出院患者总人数的比例
分子	监测期间住院患者发生跌倒所致 2 级以上伤害的例次数
分母	监测期间出院患者的总人数
目标值	≤0.03‰
资料收集方法	回顾性数据收集
监测区域	全院各部门/科室
数据汇总和分析，报告的方式和程序	每季度将监测结果在“医院质量监测分析报告”中反馈，并在医院内网上公布，每季度在医院质量改进与患者安全委员会上通报结果

3. 改进方案的落实

预防跌倒的改善行动，牵涉到护理、医疗、药剂、设备、后勤、信息等多部门的联合改进，是一个系统工程，因此，针对患者发生跌倒的现状和原因分析，多次召开协调会，进行多团队合作协作的整改。

（1）制订 2016 年度跌倒风险管理计划，组建多部门防跌倒团队（见

图 6-4-10），明确职责，实施跌倒风险改善行动。

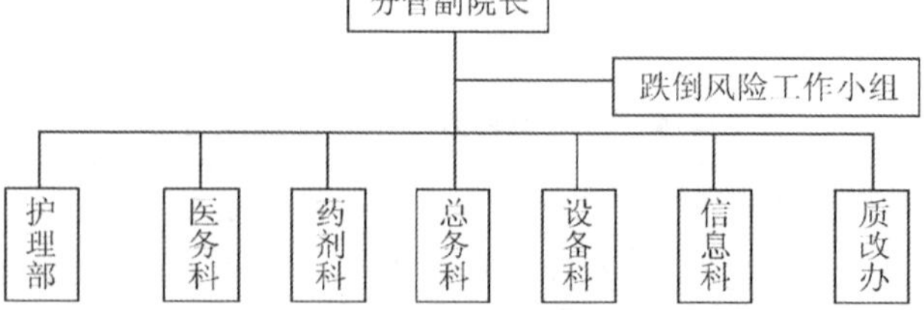

图 6-4-10　防跌倒团队组织架构

（2）制订跌倒风险管理流程（图 6-4-11）与管理策略（图 6-4-12）。

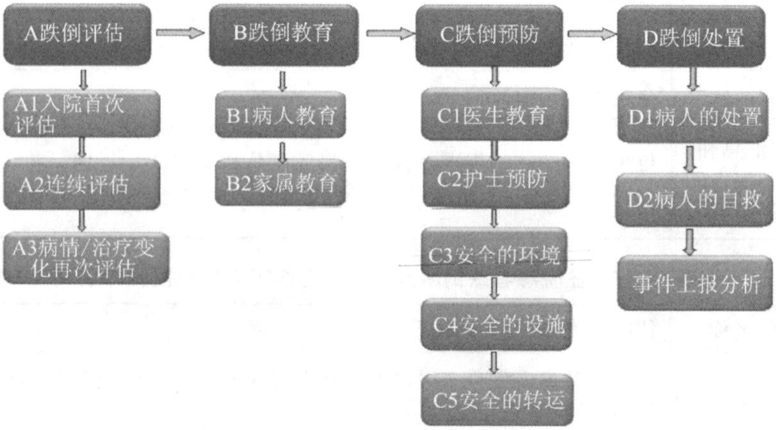

图 6-4-11　跌倒风险管理流程

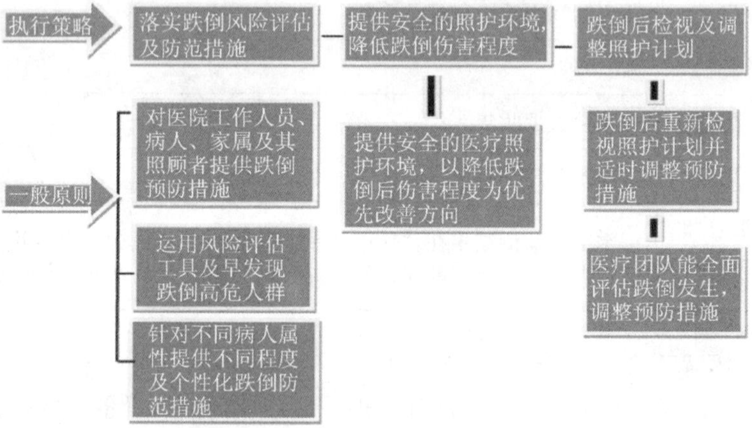

图 6-4-12　跌倒风险管理策略

（3）实施跌倒风险改善行动（见表6-4-8）。

表 6-4-8 跌倒风险改善行动计划

改善项目	行动计划	负责部门	计划完成时间
修订制度和流程	修订“跌倒风险评估量表”“跌倒/坠床的预防与管理制度”“患者跌倒评估、预防与处理流程”	护理部	2016. 02. 28
制度培训	组织全体员工（医、技、护、药、后勤、设备等）与外包人员进行制度与流程的培训	护理部	2016. 03. 31
跌倒评估	培训护士掌握正确的跌倒评估方法以及初次评估、持续评估、再评估的时机	护理部	2016. 02. 28
	药剂科制作易致跌倒的药物目录	药剂科	2016. 06. 30
	信息科在易致跌倒药物上增加易致跌倒的警示标识	信息科	2016. 08. 31
跌倒教育	制作跌倒防范宣教单	护理部	2016. 03. 31
	制作跌倒防范手机 APP	护理部	2016. 04. 30
	对所有患者予跌倒标准预防，对高危患者进行跌倒宣教，发放宣教单，签署预防跌倒知情同意书，予防跌倒警示。医生开立高危跌倒护理医嘱。医生进行防跌倒知识教育，针对患者跌倒危险因子加强宣教	护理部 医务科	2016. 03. 01 —12. 31
安全环境	制订保洁员拖地工作流程，并进行培训与现场考核	护理部	2016. 08. 31
	对保洁员进行防范跌倒培训	护理部	2016. 04. 30
	防跌倒安全环境检查	总务科 护理部	每月一次
	疏理全院台阶与斜坡，改进无障碍通道，粘贴警示标识	总务科	2016. 06. 30
安全设施	检查全院卫生间防跌倒设施（扶手）与紧急呼叫铃安装情况	总务科 设备科	2016. 04. 30
	完成体重秤扶手的安装	总务科	2016. 05. 31
	完成卫生间扶手的安装	总务科	2016. 10. 31
	完成公共卫生间紧急呼救铃的安装	设备科	2016. 11. 30
	3 号楼设施陈旧，对安装床头灯的可行性进行调查，并尽量安装	设备科	2016. 10. 31
安全转运	根据使用情况，评估全院平车、轮椅数量与性能情况，增加门诊部轮椅与急诊室转运平车的数量，并建立维护制度	门诊部 护理部 设备科	2016. 05. 31
	对医院护理员、绿色通道转运人员进行防范跌倒培训以及安全转运患者的知识培训	护理部	2016. 06. 30
	对护理员与绿色通道转运人员进行轮椅、平车使用技能考核	护理部 总务科	2016. 06. 30

（四）取得的成效

经过一年来多部门合作的持续改进，取得了较为明显的效果，主要表现在两大方面。

1. 有形成果

（1）有效降低了住院患者跌倒发生率和住院患者跌倒所致 2 级以上伤害率。具体数据见表 6-4-9、图 6-4-13、图 6-4-14。

表 6-4-9　住院患者跌倒发生与伤害情况表（2015—2016 年）

	跌倒/坠床例数	住院总床日数	发生率/‰	2 级以上伤害例数	出院总人数	伤害率/‰
2015 年度	46	514 160	0. 089	20	65 993	0. 303
2016 年第 1 季度	9	126 659	0. 071	4	16 439	0. 243
2016 年第 2 季度	11	133 154	0. 083	5	17 323	0. 289
2016 年第 3 季度	10	135 147	0. 074	3	17 782	0. 169
2016 年第 4 季度	9	130 548	0. 069	2	16 662	0. 120
2016 年度	40	525 508	0. 076	14	68 206	0. 205

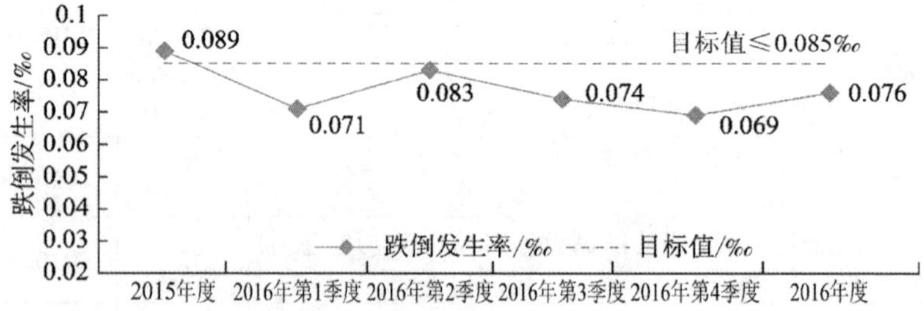

图 6-4-13　住院患者跌倒发生率与目标值对比图（2015—2016 年）

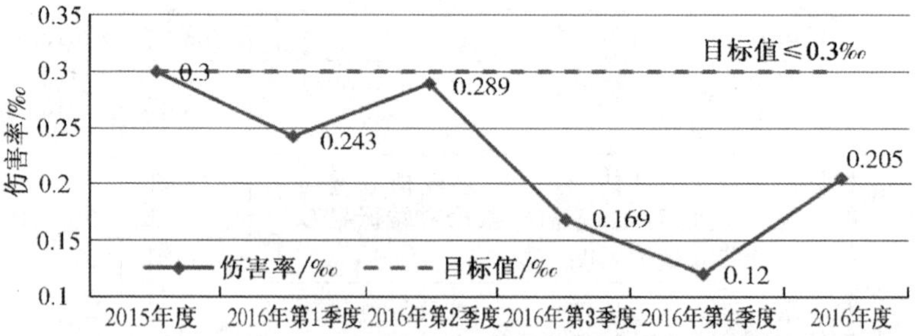

图 6-4-14　住院患者跌倒所致 2 级以上伤害率对比图（2015—2016 年）

（2）形成制度与流程，丰富了宣教形式与资料（见表6-4-10、图6-4-15、图6-4-16）。

表 6-4-10　跌倒/坠床的预防及管理制度

类别	全院制度—临床管理			文件编号	007
名称	跌倒/坠床的预防及管理制度			生效日期	2016. 04. 01
制定部门	护理部	责任人	马×	修订日期	
定期更新	每三年	总页码	13	版本	第 1 版

一、目的

准确评估患者跌倒/坠床风险，落实预防措施，提醒医院员工识别高风险患者，减少跌倒/坠床的发生，保障患者安全。

二、范围

适用于医院全体员工。

三、定义

跌倒：非预期情况下，患者身体的某部分接触到地面或其他低处。

跌倒警示标识：

四、权责

（1）全体员工：协助保持医院环境安全，防止跌倒/坠床的发生，对跌倒患者进行正确处置和汇报。

（2）护士：准确及时评估患者跌倒风险，并落实预防措施。

（3）保洁员：保持地面干燥，拖地或地面潮湿时及时放置警示标识。

（4）护理部、质量改进办公室：对患者跌倒事件进行监控、分析并反馈。

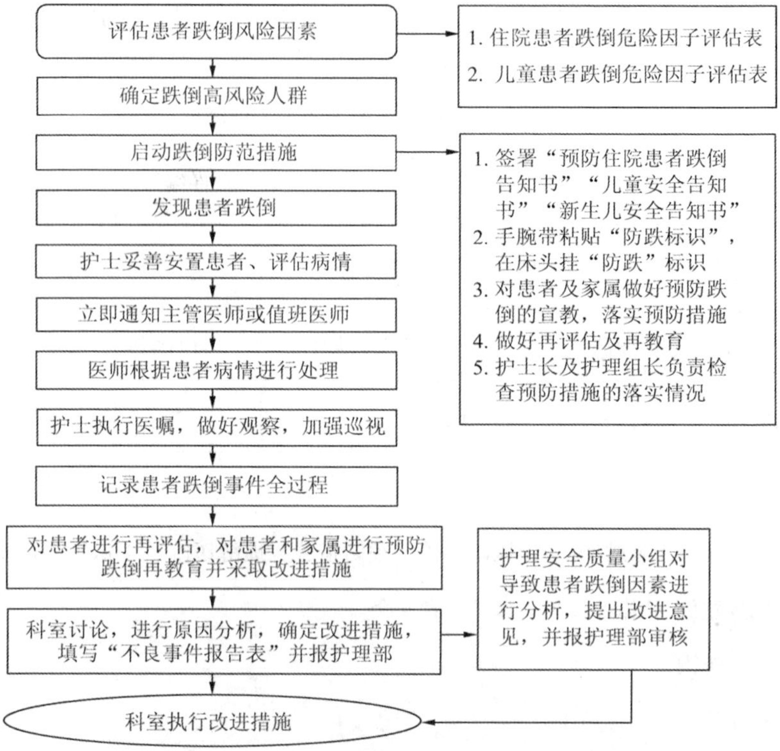

图 6-4-15　住院患者跌倒评估、预防与处理流程

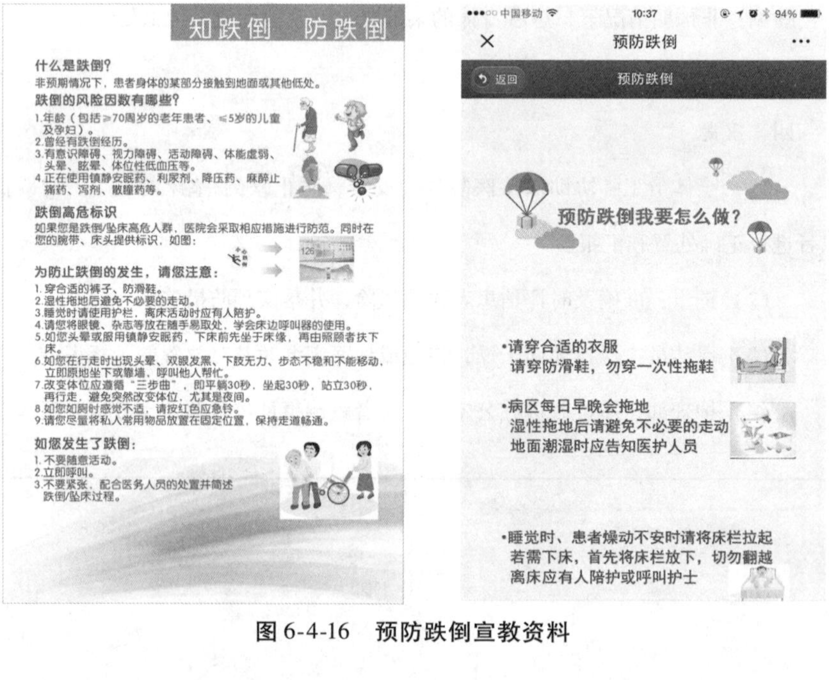

图 6-4-16　预防跌倒宣教资料

儿童安全告知书

姓名________　科别________　床号______　病历号__________

性别________　出生日期____________　年龄______

尊敬的监护人，感谢您选择让我们为您的孩子服务，为了您的孩子早日康复，并确保您的孩子在住院期间的安全，请您认真阅读以下内容并认真执行。

1. 请您 24 小时陪护您的孩子，照顾孩子的生活，管理并保护孩子的财产，避免孩子走失、跌伤等意外伤害的发生。
2. 气温变化，请您及时给孩子增减衣物，防止感冒。
3. 请给孩子营造安静、温馨的环境，避免在游戏时进食，防止因情绪激动使食物误入气管，并小心喂食，注意食物的温度。
4. 孩子需在照顾者的视线范围内，若需离开（如照顾者上厕所、泡奶粉等）请另请他人协助。
5. 请使用安全的娃娃推车，系上安全带，防止碰撞；学步儿童需注意在适当范围内做好安全保护。
6. 当患者接受静脉输液治疗时，请注意输液管路的长度，防止滑脱或绊倒他人。
7. 请勿让孩子进入开水间，切记勿玩热水龙头，妥善放置热水瓶等高温物品，防止孩子烫伤。
8. 请将床两边的护栏随时拉上，避免让孩子在床上跳跃玩耍，防止孩子坠床。
9. 请选择安全的儿童玩具，避免在孩子可及区域放置利器等危险物品，防止割伤、误食等意外发生。
10. 请不要让孩子在走廊、过道等拥挤或不安全的区域玩耍、奔跑，以免受到碰撞或跌倒。
11. 请不要让孩子攀登、踩踏危险地方，避免孩子在窗户边沿站立、攀爬，防止孩子坠窗或跌伤。
12. 请不要让孩子玩耍电梯开关以及电源开关，以免发生触电等危险。
13. 住院期间，我们会主动提供帮助，一旦孩子有任何不适或您需要协助，请及时通知我们。

家属签名：________与患儿关系：______　签字日期：____年 ___月___日___时____分

护士签名：________　签字地点：________　签字日期：____年 ___月___日___时____分

轮椅使用安全知识

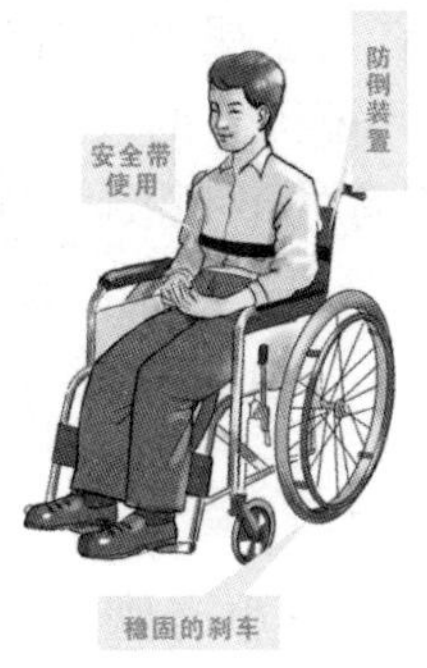

1.首次使用请护理人员教导使用方式。
2.检视轮椅，确定固定功能是否良好。
3.约束带固定身躯，以防身体向前倾。
4.轮椅上下坡时，注意上坡时面向上坡方向，下坡时背向下坡处。
5.照顾者应随时陪伴在侧，若需离开，应先将病人安置于安全位置，如床上（床栏拉起）、轮椅上，并告知医护人员。
6.病人下床活动或复健期间应注意安全，依个别状况进行复健训练。
7.协助坐入轮椅步骤：
a.移轮椅至床尾，使轮椅与床尾呈 45°角或平行放置。
b.固定轮椅。
c.收起脚踏板。
d.协助病人自床上慢慢坐于床缘，再将病人移坐于轮椅上，最后放下脚踏板。

图 6-4-16　预防跌倒宣教资料（续）

（3）造就安全的医院环境。通过改进项目，医院环境处处彰显“跌倒”安全，从地面保洁、灯光照明、通道通畅（包括无障碍通道）、防跌防滑标识警示、卫生间扶手、体重秤扶手、卫生间应急铃的安装与使用到轮椅和平车的安全使用告知、防跌倒海报、宣教单、手机 APP 等跌倒教育多方面营造了一个完整的防跌倒的有形医院环境。门急诊患者的跌倒评估，住院患者的初次评估、再评估、持续评估，患者教育以及信息化的防跌倒 HIS 医嘱系统构成了医院诊疗的“跌倒”安全环境。

2. 无形成果

除了有形成果外，项目在改进的过程中收获了多项无形成果。

（1）形成了跌倒管理体系。跌倒是住院患者经常会发生的事件，如何减少患者跌倒的发生以及如何将跌倒患者受到的伤害降到最低，一直都是管理者思考与探究的问题，多部门参与的系统管理是该护理质量改进项目取得成效的核心。院部的重视与院领导的参与，后勤的支持，医务、护理和药剂等部门的紧密合作，形成了一个组织管理、评估、教育、预防、干预与处置、评价与改进的跌倒管理体系。预防跌倒纳入了部门工作内容，体系中各部门职责分明又紧密合作，把“跌倒”安全作为一个整体系统工程，每季度召开工作会议，并针对本季度发生的跌倒案例进行分析，提出改进措施，进一步落实改善计划，加强管理体系建设。

（2）形成了“跌倒”安全文化。JCI 医院认证是国际上最广为推崇的医院质量标准，其核心理念是保障患者安全，持续改进医疗质量，在医院评审条款中，特别重视医院安全文化建设，鼓励人人参与医院安全管理。借评审契机，护理部主导的多部门共同改进，全体员工与患者及其家属共同参与的跌倒项目形成了医院特有的“跌倒”安全文化。其主要表现在全体员工的防跌倒理念、防跌倒措施的落实与患者跌倒后的处置与上报，以及对防跌倒环境、设备的维护与促进。患者与家属接受防跌倒教育、对防跌倒措施的知情同意和依从以及对防跌倒环境提出的改进意见与建议共同形成了防跌倒氛围，由此逐步形成医院特有的“跌倒”安全文化，这是该项目收获的特色成果。

（五）实施过程中的关注点

在案例改进中，我们比较困惑的问题是评估量表的适用性，虽然医院采用了“住院患者跌倒危险因子评估表”“儿童患者跌倒危险因子评估表”“门急诊患者跌倒危险因子评估表”三种评估量表，但在使用的过程中我们发现其针对性不强，特别是护士凭借主观判断将一部分成人患者评估为跌倒高危患者，而事实上根据评估量表，这部分患者还达不到高危的分值，说明量表的针对性和适应性不强，这是我们今后在跌倒评估上对量表需要再次改进的一个方面。可喜的是在《JCI 医院评审标准（第 6 版）》中已明确指出“医院应基于患者群体的特点采用合适的跌倒风险评估工具和方法”。另外，监测门诊患者跌倒发生率困难重重：一是国内很少有门诊患者跌倒发生率的相关报道，没有可比较的数据；二是因医院在评审之前较少收集门诊患者的跌倒数据，在实施跌倒行动计划后，门诊患者跌倒的改进效果较难确认；三是一些 0 级或 1 级伤害的门诊跌倒资料很难收集，这些在医护人员视线以外的无伤害跌倒往往被患者及其家属忽视而没有被上报。需要进一步加强医院其他员工对跌倒的关注度与上报意识，同时要倡导门诊患者及其家属发生跌倒后及时告知医院工作人员，以便资料的收集与分析，营造医患共同参与的安全氛围。在标准 IPSG. 6 中指出，针对门诊患者的跌倒评估对医院来说是一个挑战，哪些患者需要评估，由谁来评估，面对每日 5 000 人次左右庞大的门诊量，如何做到评估、教育与预防是护理部门在实施前需要周密考虑的问题。我们医院的做法是门诊护士对所有门诊患者进行评估，由护士与接诊医生一起完成跌倒教育。为提高门诊患者的评估率以及跌倒评估信息的共享，我们使用 PDA（Personal Digital Assistant）进行评估。护士在接诊时使用 PDA 扫描患者接诊单条形码后可快速地完成评估并实施教育，同时评估的结果共享在患者的门诊电子病历中，接诊医生根据护士评估结果进一步给予个性化跌倒教育。在实施中，主要难点是跌倒评估量过大导致评估不全、教育粗疏，甚至有高危患者未筛查出，防跌倒措施未跟进。由此我们认为对于门诊患者的评估应具有选择性与针对性，能识别出具有跌倒风险的患者，并使这些患者得到应有的关注与预防。在《JCI 医院评审标准（第 6 版）》中已明确指出："医院应规定哪些门诊患者需要进行跌倒风险筛查。可根据场所和情境的跌倒风险，以及患者的病情及特点来决定哪些门诊患者需要筛查。"标准 IPSG. 6 的可衡量要素也有了新的变化，其中第一要素为："医院实施相应的流程，采用适合所评估患者的工具和方法，评估所有住院患者的跌倒风险。"由此可见，JCI 评审条款在应用中也是与时俱进的，不仅条款内容越来越清晰明了，而且对医疗活动的指导性也越来越强。

（戴月琴）

第五节　院感安全

一、预防院感，"手"当其冲

（一）背景

经手接触传播病原微生物是医院内发生感染的最重要途径之一，而医源性感染（HCAI）是全球范围内死亡和致残的主要原因之一，已对患者安全构成巨大威胁。其中，手卫生是预防 HCAI 和减少耐药菌传播的最有效途径。

手卫生（hand hygiene）是医务人员洗手、卫生手消毒和外科手消毒的总称。在《JCI 医院评审标准（第 5 版）》及我国的《医院评审暂行办法》中都将手卫生列为患者安全目标之一，可见对于手卫生的重要性国内及国际上均已达成共识。但我院手卫生的现况与 JCI 评审的要求差距较大，因此 2015 年将提高手卫生依从率作为院级优先质量改进项目，也是院感科的重点改进项目。

（二）JCI 标准概述

1. 标准 IPSG. 5

医院应采取和实施循证手部卫生指南，以降低医疗相关感染的风险。

2. 标准 PCI. 5

医院制定并实施全面的项目，以求降低患者和医务人员中医疗相关感染的风险。

3. 标准 PCI. 9

在需要时，可以获得并正确使用手套、面罩、护目用具、其他防护装备、肥皂和消毒剂。可衡量要素包括：医院已采取当前发布的循证手部卫生指南；医院全面实施了有效的手部卫生项目；医院全体根据手部卫生指南使用洗手和手部消毒程序；应制定涵盖医院所有层面的全面项目，以降低患者和医务人员相关感染的风险；医院应确定需要使用个人防护设备的情况，并确保在可能会用到这些设备的任何治疗场所及时予以提供；肥皂、消毒剂、毛巾或其他干燥剂应放在洗手和手部消毒所需的地方。

（三）制度流程改进

1. 改进前的现状分析

随着 C 医院 JCI 创建工作逐步展开，医院手卫生现状不容乐观，医务人员普遍对手卫生的重要性认识不足，未形成良好的手卫生习惯，个别科室认为没有必要，甚至有的医务人员对执行手卫生有抵触情绪，同时未完全掌握手卫生相关知识和洗手时机，以及手卫生用品配备不足等原因都导致手卫生的依从性及正确性远低于目标值。从表 6-5-1 来看，我院除重症监护室外，手卫生依从性的现状与 JCI 目标相差甚远。手卫生依从性执行率不达标原因分析见图 6-5-1。为了顺利通过 JCI 评审，需要提高全院员工对手卫生重要性的认识，提高手卫生的依从性，养成良好的手卫生习惯，从而预防细菌、病毒和其他病原微生物的传播和感染，降低医源性感染风险，保障病人、员工及病人家属、探访者的安全。

表 6-5-1 2015 年一至三季度全院手卫生依从性比较

季 度	重症监护室	普通病房	门诊	JCI 目标值
一季度	94.1%	20.1%	14.3%	90%
二季度	100%	20.9%	0	90%
三季度	92.9%	33%	18.5%	90%

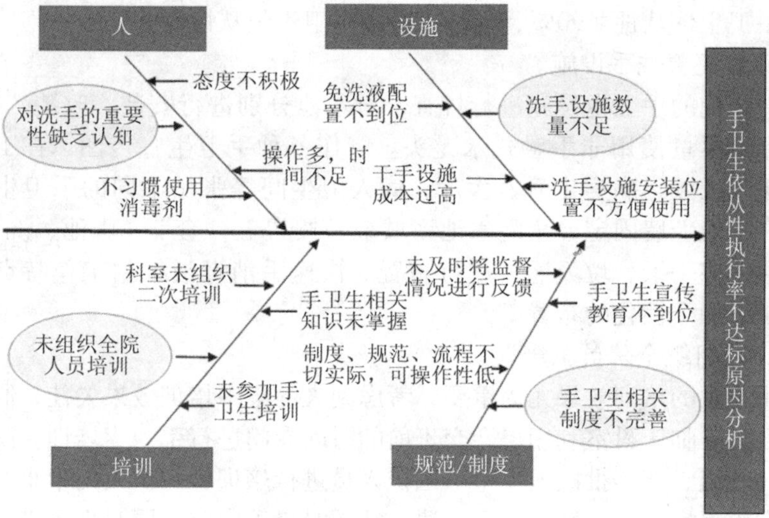

图 6-5-1 手卫生依从性执行率不达标原因分析

2. 制订监测计划

针对手卫生依从性提高的改进项目，制订了“全院工作人员手卫生依从性监测计划”（见表 6-5-2），由院长任形象大使，院感科、质改办、医务科、护理部、总务科等多部门协作，共同推动手卫生整体改进。质改办和院感科每月进行手卫生依从性的现场调查，对调查数据进行分析汇总，对存在的问题进行反馈整改。

表 6-5-2 全院工作人员手卫生依从性监测计划

指标名称	全院工作人员手卫生依从性
分子	监测期间全院工作人员执行手卫生的次数
分母	监测期间全院工作人员应执行手卫生的总数
目标值	≥90%

3. 改进方案的落实

（1）修订制度及流程。

依据中华人民共和国卫生行业标准《医务人员手卫生规范》及参考“WHO Guidelines on Hand Hygiene in Health Care”制定我院的手卫生管理制度，并将手卫生依从性及正确性作为全院性监测指标。根据院感风险的高低，将医院各个工作区域进行划分，制定总的目标值及区域目标值。医院总的目标值≥90%，其中重症监护室、新生儿科、手术室、产房、计划生育室、血透室、DSA的手卫生依从性≥95%，普遍病区、输液中心、急诊的手卫生依从性≥90%，门诊、医技手卫生依从性≥80%。

（2）完善洗手设施。

对全院的手卫生设施进行排查，对水池分别进行安装、改装、维修，工作区域尽量使用非手触式水龙头。制作各种手卫生宣传图，在工作区域、手术区域、病房走廊、大厅、病人卫生间等张贴不同的手卫生宣传图。洗手液上墙固定，全院水池区域统一按“五件套”（水池、洗手图、洗手液、擦手纸、垃圾桶）进行布置。快速手消毒液根据工作特点分别进行统一加个性化的布置。

（3）组织全院员工培训。

手卫生的培训效果尤为重要，考虑到大的集中培训效果欠佳，制订培训计划，下临床科室利用晨会交班前的时间专门进行手卫生培训。院感科每天分两组、五个批次入科室对医护人员进行培训，每次大约半小时，重点培训手卫生的重要性、洗手方法、洗手时机等内容，同时现场进行洗手步骤的演示。另外，护工及保洁人员文化层次较低，记忆力较差，要反复多次培训指导，同时要结合科室及物业多方位的培训，不断强化记忆。制作《病友及陪护探视感染预防须知》，以口头宣教及书面宣教的形式对病人及家属加强手卫生的宣教。

（4）统一调查方法。

根据手卫生“五大时刻”统一调查方法，探讨调查细节，制作统一的调查表格，同时对参与调查人员进行培训。院感科将协同质改办一起完成。调查前统一标准，充分理解洗手的“五大时刻”，每个单元观察10～20分钟，观察一组人员以3个床单元为宜，一般不超过5个床单元，每次观察2～5人为宜，连续观察至少15个洗手机会，调查人员在不同的观察单元进行轮替，以保证数据的稳定性、同质性。

每月进行手卫生依从性及正确性的调查，收集的资料很多，统计数据耗费大量时间及精力。在信息科的支持下开发了手卫生调查的软件，使用移动平板作为调查工具，调查结果可以马上反馈给临床科室，让科室知晓手卫生依从率及哪个洗手时刻完成不到位，为科室的手卫生分析提供资料。同时，数据统计方便便捷，也提高了数据处理的正确率。

（5）每月现场调查收集数据，并进行分析汇总，提高手卫生依从性。

每月对全院范围进行手卫生督促、调查及考核，将结果与绩效考核挂钩。每月对手卫生情况进行汇总分析，在内网上公布，每季度向感染管理委员会汇报。

（四）取得的成效

从图 6-5-2 可以看出，全院手卫生依从性呈整体上升趋势，至 2016 年 12 月达到目标值。虽然期间出现了依从性的下滑，但经过原因分析、有针对性整改后依从性均再次提升。

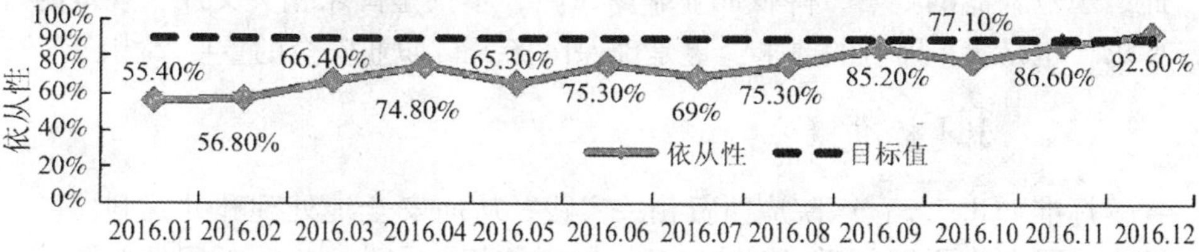

图 6-5-2　2016 年手卫生依从性监测变化趋势

2016 年 1—11 月手卫生物资消耗费用 633 786 元，较 2015 年 1—11 月增加 210 082 元。根据文献资料，发生院内感染延长住院床日 10. 4 天，平均治疗费用增加 13 600 元，每住院床日平均费用1 307. 7 元。据此分析，我院 2016 年减少院内感染 140 例次，住院日减少1 456 天（140 例 × 10. 4 天/例），住院费用下降 1 904 011. 2 元（1 456 天 ×1 307. 7 元/天），可能获得的效益为 1 904 011. 2 元 − 633 786 元 = 1 270 225. 2 元。

虽然手卫生投入在 2016 年与去年同期相比增加了 49. 58%，但是因院内感染下降医院反而获得了显著的效益：减少了住院床日，提高了床位周转；降低了住院费用，减轻了患者负担；减少了因发生院内感染可能引发的医疗投诉和赔偿，提高了医疗安全水平。

（五）实施过程中的关注点

基线调查的结果与目标值差距太大，因此分步骤完成，根据不同阶段手卫生主要存在的问题制订相应的手卫生实施方案，逐步达到目标值。个别科室在手卫生执行情况不佳时注重原因分析，采取针对性的措施。实施过程中还要注重手卫生文化氛围的营造，让医务人员认同手卫生的重要性，积极参与手卫生推进活动，在工作中养成良好的手卫生习惯，整体提高手卫生依从性。

（瞿明艳）

二、规范利器处置，减少我们身边的职业暴露

（一）背景

医务人员职业暴露，是指医务人员在从事诊疗、护理活动过程中接触有毒、有害物质或传染病病原体，从而损害健康或危及生命的一类职业暴露。由医疗利器，如注射针头、缝合针、刀片等造成的意外损伤（针刺伤）在各类职业暴露类型中占主要部分，一旦发生，易引起医务人员感染血源性病原体，带来医务人员身心损害及职业安全等一系列问题。因此，规范利器的处置，降低职业暴露风险，不仅是国家相关文件、规范的要求，也是 JCI 评审的要求，更是确保医务人员职业安全的重要举措。

（二）JCI 标准概述

标准 PCI. 7. 3：医院应执行相关实践，从而安全地处理和处置利器与针头。可衡量要素包括：医院应确定并实施相关实践，以降低因处置和管理利器和针头而带来的伤害和感染风险；收集利器和针头应使用不可重复使用、防穿刺、防渗漏且密闭的专用容器。

（三）制度流程改进

1. 改进前的现状分析

2004 年我国卫生部（现称国家卫生计生委）颁布《医务人员艾滋病职业暴露防护工作指导原则（试行）》，正式拉开了医务人员职业暴露与防护的序幕。我院根据实际情况，制定了适合本院的职业暴露登记上报制度，对针刺伤、黏膜暴露等职业暴露情况进行报告登记。从近几年的登记资料来看，针刺伤一直是我院职业暴露的主要类型，占 90% 以上。在针刺伤原因分析中，使用后的锐器处理阶段是针刺伤发生概率较高的关键点，最常见的操作是处理针头、清理废物、回套针帽等。按照 JCI 评审要求，医院应确定并实施相关实践降低因处置和管理利器、针头带来的伤害和感染风险。2016 年医院感染管理科对针刺伤进行现状分析，发生主要存在以下问题：

（1）职业防护意识淡薄。防止针刺伤等职业暴露重在防护意识的培养，而医务人员有的重视程度不够，有的预防意识较弱。虽然医务人员针刺伤事件上报例数逐年提高，但还是存在部分人员发生针刺伤后对潜在的

危险性缺乏认识，存有侥幸心理，不登记不上报，导致针刺伤漏报率高。

(2) 管理制度、流程不健全，培训不到位。预防针刺伤等职业暴露的制度、处理流程老化、烦琐，培训不到位。医院感染管理科以往的培训主要是针对高风险科室和高危人群，而利器的安全管理涉及面广，涉及全院医疗诊疗操作的各个环节，涉及人员多，包括医、技、护、工勤人员，导致很多人员不知晓如何预防针刺伤，发生针刺伤后不熟悉上报处理流程，或知晓上报流程但认为上报无用及流程烦琐等而不上报。

(3) 职业安全防护监管不力。医院感染管理科重视针刺伤上报后的处理、预防用药等，而忽视在临床工作中对预防性措施落实的督查和操作规程的监管，实地指导较少，教育欠有力。

(4) 利器盒使用情况调查。正确使用性能安全的利器盒是防止和减少针刺伤的有效措施。医院感染管理科于 2016 年第三季度对全院 40 个部门科室进行利器盒使用正确性调查，共调查全院 471 个机会数，调查内容为利器盒的安装、收集、关闭、处置的正确性，其中收集的正确性分为针尖（针筒）、针尖（输液器）、玻璃安瓿、刀片、带血针筒、其他等项目。调查结果显示，机会数：323 个正确，148 个不正确，合格率仅为 68.6%。大多是医务人员不了解利器盒的功能或因操作不方便和缺乏标准防护意识等原因而导致使用不正确（见图 6-5-3）。

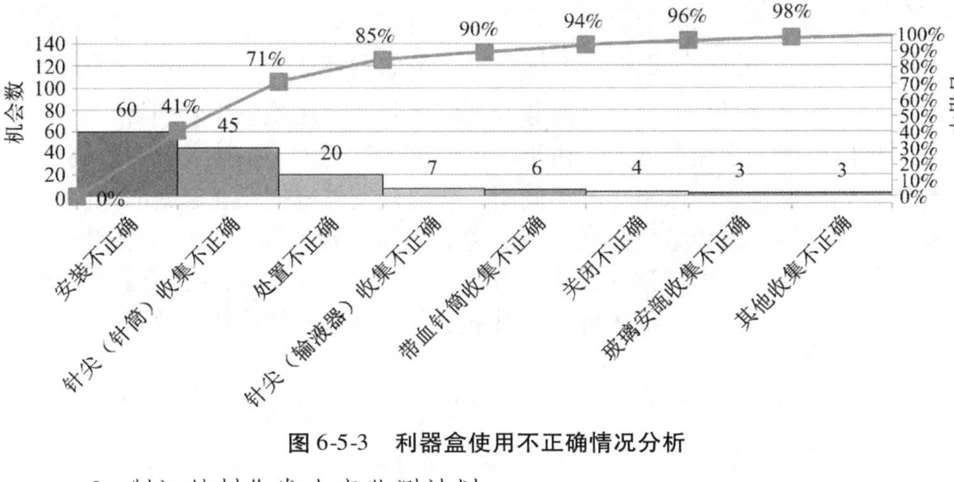

图 6-5-3 利器盒使用不正确情况分析

2. 制订针刺伤发生率监测计划

医院感染管理科针对利器安全改进项目，制订了“医护人员针刺伤发生率监测计划”（见表 6-5-3），专人负责每季度对医护人员针刺伤上报情况进行数据收集、统计分析，对存在的问题进行反馈，协同多部门进行改进。

表 6-5-3　医护人员针刺伤发生率监测计划

指标名称	医护人员针刺伤发生率
分子	监测期间医护人员发生针刺伤的例次数
分母	监测期间医护人员的总人数
目标值	≤0.68%
基线数据来源	2014—2015 年全院医护人员锐器伤发生率/季度
资料收集方法	回顾性数据收集
监测区域	全院各部门/科室
数据汇总和分析，报告的方式和程序	每季度将监测结果在"医院感染与传染病管理简讯"中反馈，并在医院感染管理委员会季度例会上通报结果

3. 结合工作实际制定利器管理制度，完善针刺伤等职业暴露处理流程

医院感染管理科依据 JCI 标准，贯彻国家相关文件，结合工作实际，制定了《医院利器管理制度》《医务人员利器防护 SOP》，规范利器预防、使用管理，完善预防针刺伤操作规程，降低了针刺伤的发生率；同时新修订了《医务人员职业暴露报告与处置 SOP》，明确了非工作时间发生针刺伤后的处理流程，确保医务人员发生针刺伤后能获得及时有效的评估和正确的处置。

4. 推广应用安全器具，配备不同类型的利器盒

应用安全器具可有效降低医务人员的针刺伤。医院感染管理科联合护理部推广应用安全注射器具。由于不可计价耗材的管控，建议针刺伤高危科室，如急诊室、输液室等常规使用，其他科室可根据职业暴露的风险有选择性地使用，如传染性疾病患者、急救情境、诊断未明患者的置管等；联合总务科提供不同类型（圆形、方形）、大小的防穿刺、防渗漏且密闭的专用利器盒供选择，临床可根据科室常见使用利器的形状、数量领取合适的利器盒。

5. 规范医务人员操作行为，加强督导，及时改进

严格执行安全操作规程，规范操作行为是降低针刺伤发生的重要环节。利器盒的规范使用是降低针刺伤的关键环节。医院感染管理科针对利器盒使用情况专项调查中存在的突出问题进行 PDCA 改进，分批分层培训，现场示范指导，定期操作考核，规范利器盒使用行为。要求进行有创操作时需携带备有利器盒的治疗车，处理利器时需充分利用利器盒盖子上的针头专用处理孔处置，严禁徒手分离，禁止回套盖帽。利器盒的合理安

置也可以有效降低针刺伤的发生，要求利器盒按需合理摆放并固定，增加可见性和易接性，降低针刺伤发生的风险。将预防针刺伤等职业安全防护内容纳入科室感染质控考核项目，科室感染管理监控小组成员负责各项风险防控措施的具体落实，医院感染管理科定期督查考核反馈，及时改进，有效地促进了医务人员的行为规范。

6. 加强损伤性医疗废物处置环节的管理

严格做好医疗废物分类，针头、刀片等利器使用后应直接投入耐刺、防渗漏、安全性有保证、质量符合国家要求的利器盒内，避免二次分拣。损伤性医疗废物禁止混入感染性医疗废物或生活垃圾内，减少和避免垃圾运转过程中对收集人员造成不必要的伤害。严禁利器盒内利器盛放过满，装载量达到包装物的3/4时必须有效封口，减少投入利器时刺伤的机会；及时转运，避免损伤性医疗废物外溢或长时间放置而引发的针刺伤。

7. 强化培训与教育，督促临床执行落实

学习改变观念，观念改变行为。把预防针刺伤等职业防护培训作为专项教育，采取医院感染管理科分批分层培训及临床科室内部培训的形式，保证每位员工（医生、护士、工勤、实习生等）接受教育培训，人人掌握针刺伤后应急处理流程。加强医务人员对利器盒安全性能及正确使用方法的学习，提高利器盒的正确使用率。

8. 健全针刺伤等职业暴露报告、评估及随访机制

鉴于针刺伤后血源性疾病感染的风险，针刺伤发生后，医院感染管理科专职人员督导医务人员正确处置，同时根据现有信息评估被感染的风险，包括暴露源的检查结果、暴露类型和持续时间，对其暴露的级别和暴露源的传染致病水平进行评估和确定，确定是否需要进行预防性用药及采取何种预防方案，并给予后续的咨询和随访，所需费用全免。

9. 强化免疫接种，降低职业暴露风险

对职工进行定期体检，乙型肝炎表面抗体阴性的医务人员免费自愿进行乙肝疫苗接种，增强自身免疫力。

（四）取得的成效

（1）医护人员操作行为逐步规范化，由利器、针头等导致的针刺伤发生率逐渐下降。经过 JCI 创建过程中不断的培训教育，目前，医护人员的职业防护意识显著增强，针刺伤上报数量增加，漏报减少，故 2017 年第二季度以后医护人员针刺伤发生率较之前有明显上升但仍在监测目标值之内（见图6-5-4）。从针刺伤上报情况来看，暴露源血源性传播疾病筛

查结果为阴性的情况上报较之前有所增加，医护人员自我保护意识提高，职业防护能力增强，虽然感染风险较低仍积极主动上报，备案追踪，防患于未然。由于违反操作规程导致的针刺伤情况明显减少。医护人员发生针刺伤后应急处置正确率显著提高。

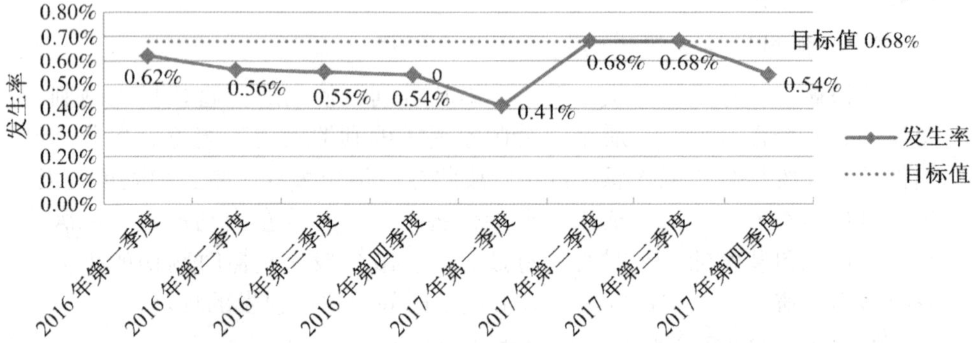

图6-5-4　医护人员针刺伤发生率变化趋势图

（2）利器盒的正确使用率逐渐提高（见图6-5-5），规范了利器的处置，减少了利器使用人员针刺伤的发生，有效降低了伤害；同时也保证了损伤性废物收集人员的安全，使医疗废物的收集、转运更符合规范。

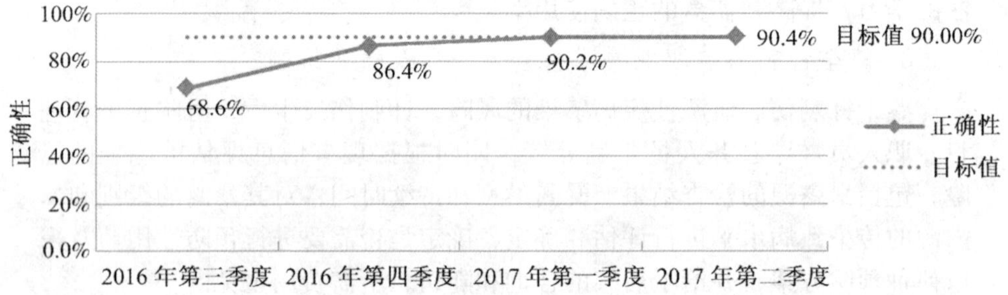

图6-5-5　利器盒使用正确性变化趋势图

（五）实施过程中的关注点

（1）利器盒不仅是个收集针尖、刀片等利器的硬质容器，同时利器盒的盖子有处理针尖的多种功能。为了使医护人员掌握利器盒的正确使用方法，医院感染管理科联合护理部拍摄制作了利器盒规范使用视频，从利器盒的安装及各类针尖、针头的处理到利器盒的收集处置过程，以便更好地开展生动形象的示教培训。

（2）开展针刺伤应急处置演练。针对针刺伤高危科室、高危人群、高危环节，组织相关科室人员进行应急处置演练，一旦发生针刺伤，确保医务人员能果断采取正确的处理措施并及时上报。

（3）开发网上针刺伤等职业暴露上报信息平台，优化处理流程，简化上报程序，并能对暴露者后续的随访定期提示，以便更好地追踪，降低职业感染的风险。

（王海燕、马洪英）

三、降低中央导管感染，让血透更安全

（一）背景

2017 年 1—6 月医院感染部位分布情况：导管相关血流感染例数明显上升，仅次于下呼吸道感染位居第二。其中血透长期导管相关血流感染 34 例次，较去年的 12 例次显著上升，占所有导管感染的 86%，血透临时导管占 3%，具体见图 6-5-6。血透病人中央导管相关血流感染发病率趋势见图 6-5-7（整改前），2017 年上半年平均感染率为 6.15‰，较 2016 年的 1.26‰上升 4.89‰，亟须整改以降低感染率。

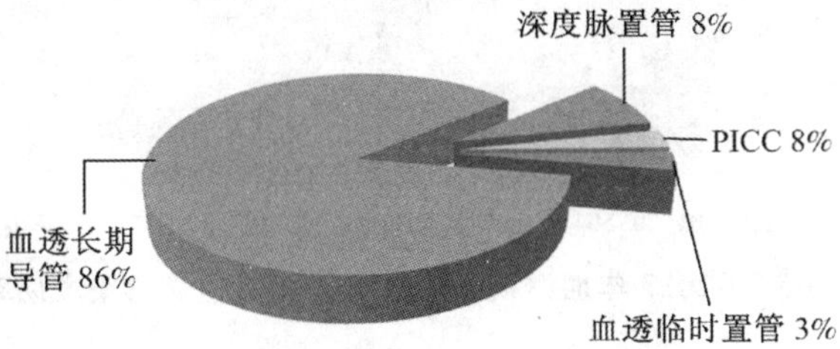

图 6-5-6 2017 年 1—6 月导管相关血流感染监测情况

（二）JCI 标准概述

1. 标准 PCI. 6

医院使用基于风险的方法来确定医疗相关感染的预防和风险降低项目的重点。

2. 标准 PCI. 6. 1

医院跟踪感染风险、感染率以及医疗相关感染的趋势，从而降低发生这些感染的风险。

医院收集并评估以下相关感染和部位的数据：① 呼吸道；② 尿路；③ 血管内侵入性设备；④ 手术部位；⑤ 流行病学上的重大疾病和微生物；⑥ 出现或反复出现的社区中感染。可衡量要素包括：医院应通过与含义中①及⑥项相关数据的收集来确定项目重点；对①和⑥项中收集的数

据进行分析以确定降低感染率的优先级别；实施感染控制策略以降低优先级别已确定的感染率；跟踪医疗相关感染的风险、感染率和趋势；根据风险、感染率和趋势方面的数据与信息重新制订流程；医院应至少每年对感染控制风险进行评估，并采取相应措施来确定或改变感染预防和控制项目的重点。

（三）制度流程改进

1. 改进前的现状分析

2017 年 1—6 月血透病人数为 246 人，血透床日数是 10 938 次，使用中央导管日数是 4 594 天，中央导管使用率为 42%；中央导管相关血流感染 25 人次，35 例次，感染趋势见图 6-5-7。回顾性调查血透病人感染情况，除 1 例临时导管感染外，其他长期导管的留置时间均在 1 ～ 6 年，部分病人是近一两年以来反复多次感染，有 4 位病人患糖尿病或使用免疫抑制剂，大部分病人均有不同程度的贫血。

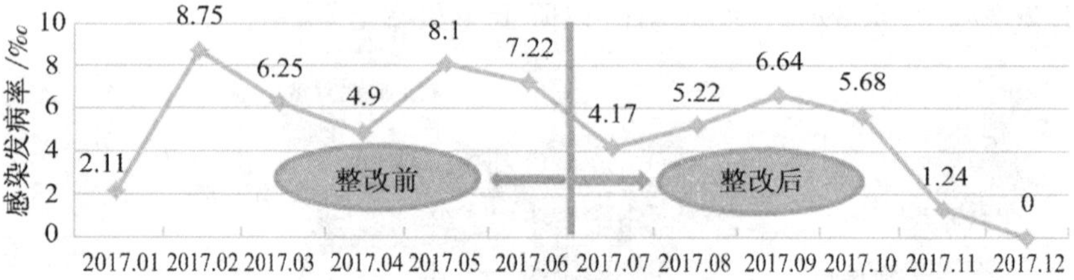

图 6-5-7　2017 年血透病人中央导管相关血流感染发病率

2017 年 6 月 30 日行横断面调查：全院共有血透病人 182 人，长期置管数 65 例，临时置管数 12 例；长期导管留置率为 35. 7%，临时导管留置率为 6. 6%，中央导管留置率为 42. 3%。欧美在 20 世纪 80 年代针对血液透析病人的血管通路一度推崇使用长期导管置管，长期导管置管率曾达到 50%，但发现感染率明显升高后开始重视并纠正这一观念，逐步降低长期导管置管率。21 世纪初欧美血液透析病人的长期导管置管率，美国为 18%，英国为 24%。另外，我国血液透析用血管通路的专家已达成共识，提出长期导管的留置率宜 < 10%，但我院远远超过该水平，这也是导致导管相关血流感染的一个高危因素。

静疗及院感方面的专家提出，导管相关性感染主要来源于皮肤和导管接头污染，其中皮肤占 65%，导管接头污染占 30%。从现场调查的情况来看，这两方面都存在问题：一是目前血透病人中央导管置管处使用的是纱布 + 胶布覆盖固定，每 2 ～ 3 天更换，但部分病人有皮肤瘙痒情况，会在纱布覆盖处抓挠，有的胶布松脱后也未有效覆盖穿刺点，破坏了无菌屏障。二是近期血透床位扩张，工作量增加，忙于应付日常工作，有管理松懈、督导不力的因素存在。从血透上下机的操作过程来看，每位护士的操作步骤不太一致，未形成同质化。例如，断开接头将导管横截面暴露在空气中的时间因人而异，在 1 ~ 5 分钟；80% 接头消毒执行不到位。

由院感科组织相关专家就血透病人中央导管相关血流感染发病率升高的问题进行讨论分析并探讨解决对策。血透病人中央导管相关血流感染发病率升高原因分析见图 6-5-8。

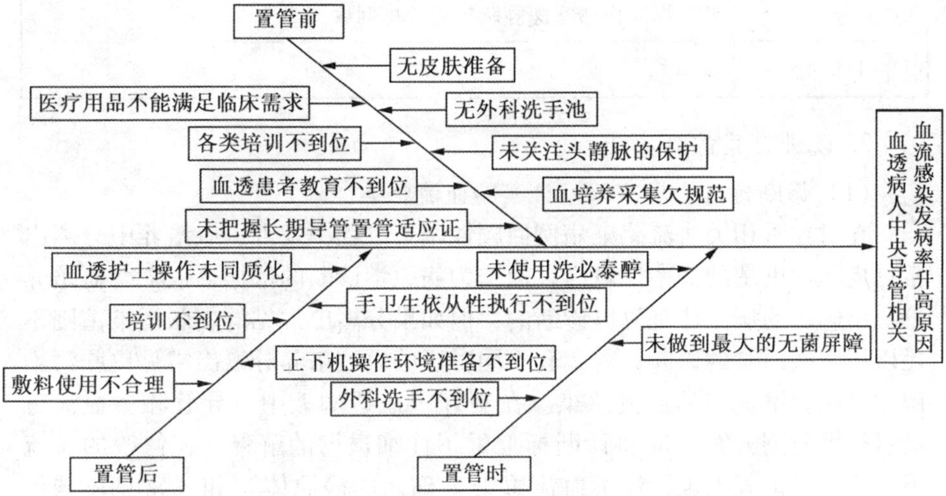

图 6-5-8　血透病人中央导管相关血流感染发病率升高原因分析

2. 制订监测计划

针对血透病人中央导管相关血流感染发病率升高的原因，制订了短期（4 个月）整改计划和“血透病人中央导管相关血流感染目标性监测方案”。

由院感科制订“血透病人中央导管相关血流感染发病率监测计划”（见表 6-5-4），血透室、肾内科共同参与，专人负责每月进行数据的收集及分析，对存在的问题进行反馈，联合多部门进行改进。

表 6-5-4　血透病人中央导管相关血流感染发生率监测计划

指标名称	血透病人中央导管相关血流感染发生率
分子	监测期间血透病人中央导管相关血流感染例数
分母	监测期间血透病人中央导管使用总日数
目标值	≤3.0‰

血透室制订“血透室深静脉置管护理合格率监测计划”（见表 6-5-5），专人负责每月进行数据的收集及分析，并向质改办上报，对存在的问题进行分析改进。

表 6-5-5　血透室深静脉护理合格率监测计划

指标名称	血透室深静脉护理合格率
分子	监测期间血透室深静脉护理合格例数
分母	监测期间血透室深静脉护理的总例数
目标值	≥90%

3. 改进方案的落实

（1）诊断标准力求实验室证实的血流感染。

在对导管相关血流感染病例回顾性调查过程中发现，血培养中分离出常见皮肤污染菌的概率比较高，而作为病原学诊断的依据，仅 1 套血培养分离出确认的病原体是可以诊断的，但如果分离出常见的皮肤污染菌则不足以用于病原学的诊断，需 2 套不同时段的血液培养分离出常见皮肤污染菌才是实验室证实的血流感染。在制订“血透病人中央导管相关血流感染目标性监测方案”时将诊断标准做了详细透彻的解释，在修改的血流感染病例登记表上也标注了血流感染“确认的病原体”和“常见皮肤污染菌”的种类，医护人员容易理解，操作性强。

（2）严格把握血透病人长期导管留置的适应证。

关于长期导管的留置率，2017 年 6 月 30 日我院血透室横断面调查的数据对比 2014 年我国血液透析用血管通路的专家提出的最优选择有 25. 7% 的差距，所以肾内科和血透室要严格把握血透病人长期导管留置的适应证。同时，将反复长期导管感染的病人在条件允许的情况下血透通路改动静脉内瘘。另外，肾内科的病人行补液治疗时尽量不行头静脉穿刺，以保护头静脉。

（3）从置管前的各个环节把控质量。

血透长期导管留置病人一般为择期手术，术前使用洗必泰沐浴液沐浴，减少皮肤细菌定植。股静脉临时置管时备皮，有条件使用洗必泰沐浴湿巾擦拭。血透室增加外科洗手池，置管前一律外科洗手。不管是血透室临时置管还是手术室长期置管均应使用最大的无菌屏障，手术者穿手术衣，并使用洗必泰醇进行皮肤消毒。

(4) 规范血透标准化的操作流程，做好常态化管理。

根据血液净化标准操作规程及静脉治疗护理技术操作等规范结合临床实际梳理血透的各项操作，重新修订操作考核表，组织培训及考核，务必人人过关。血透上下机时减少不必要的人员流动，禁止更换被服及打扫卫生。血透各项操作时应严格执行手卫生。中央导管穿刺点选择合理的敷料，发现松脱、污染及时更换。断开接头时减少导管横截面暴露在空气中的时间，接头消毒用酒精棉片擦拭至少 15 秒。血透室制定血透室深静脉护理合格率监测指标，定期监测分析，降低导管相关血流感染率的发生。

(5) 做好多层次多方面的培训。

培训对象包括医生、护士、保洁人员、血透患者及其家属，培训内容包括血流感染诊断标准及治疗、血透标准化的操作流程、血培养的正确采集、血透病人感染的预防与控制、血透患者的居家护理等。培训的形式以面授为主，网络学习、现场指导、自学为辅，注重培训的实际效果，必要时宜反复多次培训。但不能忽视对血透病人及其家属的培训，因为血透病人不是住院病人，血透结束后返回家中，所以居家护理特别重要，也是预防感染的有效措施。选择优质病人现身说法，也是站在病人自己的角度来看如何配合医护做好中央导管维护，如何沐浴，如何应对皮肤瘙痒等问题，这样更加有说服力，能起到良好的效果。

(四) 取得的成效

经过多部门的协作整改，多层次多方面的培训如期开展，各项操作的规范率明显提升（见图6-5-9），病人的配合程度也明显提高。医生严格把握血透病人长期导管置管的指征，留置率持续下降（见图 6-5-10）；而血透病人中央导管相关血流感染发生率短时间内并没有显著降低，直至年底感染率才下降明显（见图6-5-7）。感染率的下降减少了住院床日，提高了床位周转率，降低了住院费用，提高了医疗安全水平，医院和病人都获利。

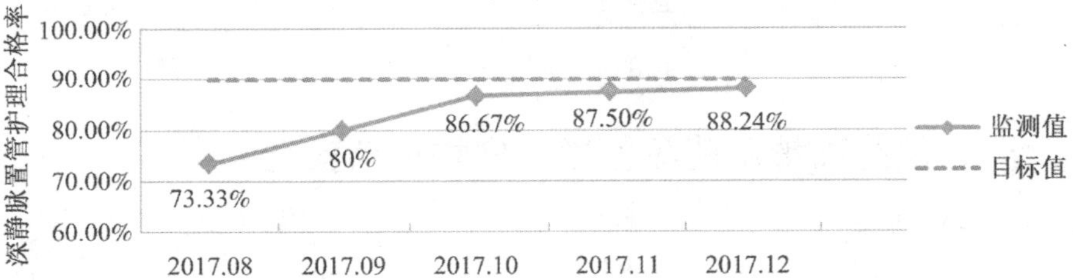

图 6-5-9　深静脉置管护理合格率

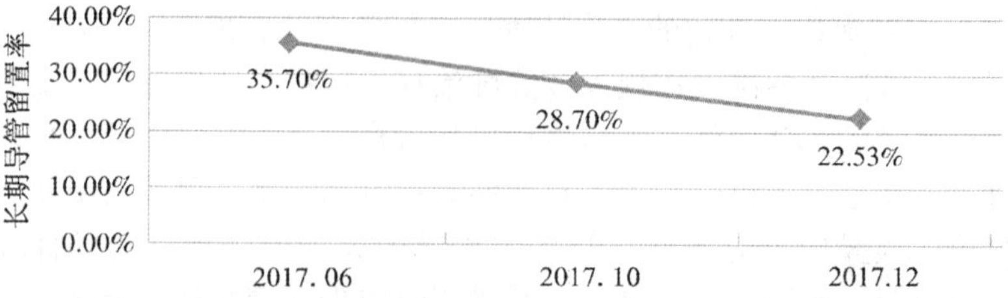

图 6-5-10　横断面调查血透病人长期导管留置率变化趋势图

(五) 实施过程中的关注点

(1) 从血透病人的感染病例回顾性调查来看，今年感染的病人有十余位均是长期导管相关血流感染反复感染的病例。所以不但要严格掌握长期置管的留置指征，而且要关注感染病例的情况，督促反复长期导管相关血流感染的病人尽量改动静脉内瘘作为血透通路。血透病人的通路选择应首选动静脉内瘘，不管从我院的情况来看还是文献资料表明，动静脉内瘘导致的感染率最低，所以应不断降低血透病人长期导管的留置率，直至达到我国血液透析用血管通路的专家提出的最优长期导管的留置率＜10%。

(2) JCI 的安全文化非常注重同质化的管理，对于许多新的规范、指南的实施及督查过程中发现的问题，都要通过培训来规范各种行为，进而形成同质化。因而医务人员的在职培训教育非常重要。但行为的固化不是一蹴而就的，需要一个时间周期。行为心理学研究表明：21 天以上的重复会形成习惯，90 天的重复会形成稳定的习惯。所以，培训是一方面，日常管理考核是另一方面，要让新的标准操作流程变成习惯两者缺一不可。

（瞿明艳）

第六节　药品与供应链安全

一、规范高警讯药品管理，守护用药安全

(一) 背景

药品使用错误是医疗过程中对患者健康造成危害的常见原因之一。美国医疗安全协会（ISMP）在 1995—1996 年对最可能给患者带来伤害的药

物进行了一项调查，研究结果表明，大多数致死或致严重伤害的用药错误案例仅涉及少数较特殊的药品，于是 ISMP 将这些使用不当会对患者造成严重伤害或死亡的药品称为“高警讯药品”（high-alert medications or high-risk medications）。高警讯药品指的是药理作用显著且迅速，易危害人体，在使用错误时有很高的概率对患者造成明显的伤害或危险的药品，包括高浓度电解质、抗凝药、注射用胰岛素及类似物、肌肉松弛剂、细胞毒化疗药品及易混淆药品等。高警讯药品引起的差错可能不常见，但一旦发生后果会非常严重。

（二）JCI 标准概述

1. 标准 IPSG. 3

医院应制定和实施相应的程序，以改善高警讯药品的安全性。可衡量要素包括：医院拥有一份包含所有高警讯药品的清单，包括根据特定医院数据确定的发音或外观雷同的药品；医院实施策略以改善高警讯药品的安全性，这些策略可能包括特定的储存、开处方、准备、管理或监控过程；整个医院应就高警讯药品（包括发音或外观雷同的药品）的存储要求、标签等保持一致。

2. 标准 IPSG. 3. 1

医院应制定和实施相应的程序，以管理高浓度电解质的安全性。可衡量要素包括：医院应具备相应的程序，防止高浓度电解质的管理出现疏忽；若非临床需要，高浓度电解质溶液不能存放在患者治疗设施内；存放在患者治疗设施内的高浓度电解质溶液必须拥有清楚明了的标签，且采取能够保证安全使用的方式存放。

（三）制度流程改进

1. 改进前的现状分析

在实施 JCI 标准前，我院尚未建立全面的高警讯药品相关管理制度及高警讯药品目录，未能全面地对高警讯药品的使用进行规范化管理，并存在以下情况：

（1）各部门随意存放高警讯药品，无明显标识，未做到专区、定点存放，普通药品与高警讯药品混放情况较常见。

（2）药房外各部门基本均存放有高警讯药品，高警讯药品品种多，基数管理时有不到位，某些需冷藏的高警讯药品储存条件不符合要求。

（3）高浓度电解质在各病房都有储存，甚至病人床头柜内也有氯化钾注射液（口服补钾用），存在极大风险。

（4）时有护士在各自病区自行配制高警讯药品。

（5）部分特殊高警讯药品的给药没有执行双人核对机制。

（6）易混淆药品的管理存在不足之处。

（7）医护人员对于高警讯药品管理的重要性认识不到位。

2. 建立完善相关制度

（1）高警讯药品相关制度的管理。

根据《JCI 医院评审标准（第 5 版）》中 IPSG. 3、IPSG. 3. 1 和 MMU. 3 的规定，药剂科制定了《高警讯药品管理制度》《高浓度电解质管理制度》《化疗药物管理制度》《易混淆药品管理制度》，参照中国药学会医院药学专业委员会用药安全项目组推荐的《高警讯药品推荐目录（2015 版）》，同时结合本院用药实际情况，制定了本院的《高警讯药品目录》（其中包括易混淆药品条目）。我院将这些制度和目录在院内网上公示，以督促相关科室参照执行。

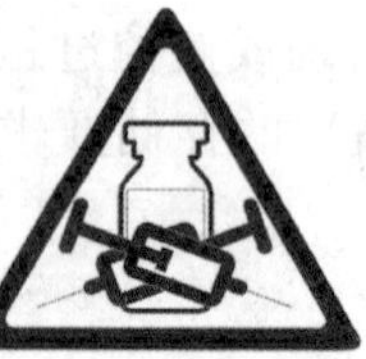

图 6-6-1　高警讯药品警示标识

（2）高警讯药品的警示标识管理。

我院的高警讯药品专用警示标识为黄底黑图案（见图 6-6-1）。为提示医护人员正确识别高警讯药品，该标识被制成标签粘贴在高警讯药品储存处药品标签旁；同时也在药品分发摆药袋和药品医嘱治疗单左上角粘贴或打印该标识；药房在发放高警讯药品注射剂时，逐支加贴该标识，并放入专用袋内。

（3）高警讯药品的储存管理。

① 专柜、专区、定位存放。

药剂科各部门严格管理高警讯药品，设置专门的区域单独存放，区域做出明显标识并放置专用警示牌，每个高警讯药品有固定的放置位置。药剂科以外的各个病区（科室）须专柜、专区、定位存放高警讯药品，并放置专用警示牌；各个病区（科室）按照申请的基数对高警讯药品进行管理，严禁存放多余的高警讯药品。各部门高警讯药品的存储条件应符合说明书的相关要求。

② 高浓度电解质的储存管理。

我院高浓度电解质注射液包括 10% 氯化钾注射液和 10% 氯化钠注射液。药剂科各部门设置专区存放高浓度电解质，存放处粘贴警示标识。原则上药剂科以外的各个病区（科室）不得存放高浓度电解质，心内科和重症医学科（ICU、EICU、ICU3）等科室如临床需要，可由科室主任或该病区负责人提出申请，经医务科、药剂科审核同意后方可存放高浓度电解质；药房外高浓度电解质存放须专柜加锁，并在专柜药品标签旁粘贴专用标识，钥匙由值班护士随身携带，每班点交。

③ 静脉用化疗药物的储存管理。

除药剂科外，其他各病区（科室）不得存放静脉用化疗药物。

④ 易混淆药品的储存管理。

各部门应将易混淆药品定位、分开存放，并在药品的标签旁加贴“看似”“听似”标识加以警示（见图 6-6-2、图 6-6-3）。

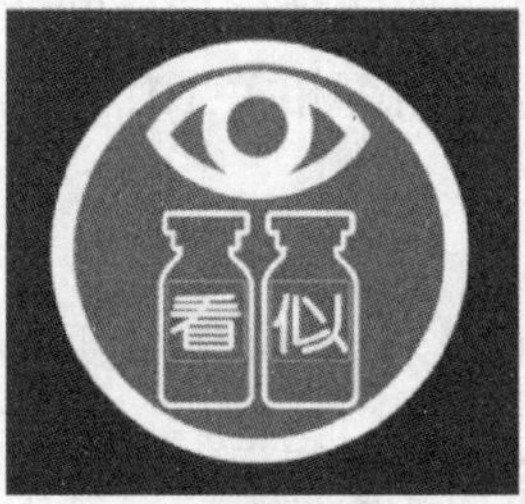

图 6-6-2 “看似”警示标识

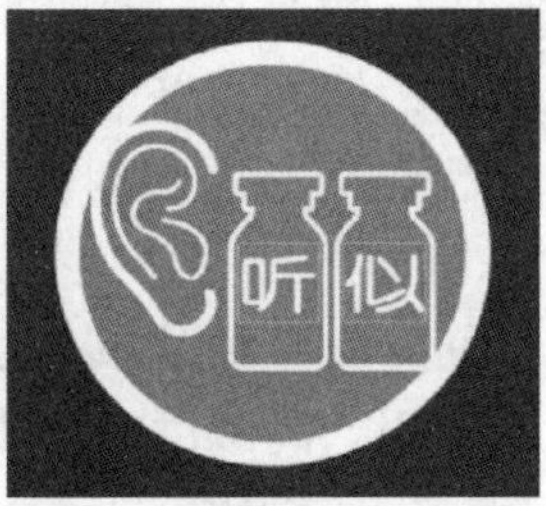

图 6-6-3 “听似”警示标识

（4）高警讯药品的使用管理。

① 高警讯药品的信息管理。

在我院的药品字典库中，将高警讯药品名称前设置【警】字样。医师在处方（医嘱）开具时，此类药品名称前显示【警】，以提醒录入者加强警惕。处方（医嘱单）、发药单、护理执行单、服药标签上药品名称前均显示【警】，以提示护士、药师加强警惕。

② 高警讯药品的处方（医嘱）开具管理。

临床医师在开具使用高警讯药品前要进行充分安全性论证，有确切适应证时才能使用。高警讯药品要求不得超说明书使用。

③ 高警讯药品的处方（医嘱）审核管理。

药师在审核高警讯药品处方（医嘱）时，要注意适应证、给药途径、使用剂量、给药浓度、滴注速度、配伍禁忌、溶媒选择、特殊人群用药等情况，对不合理的处方（医嘱）应拒绝调配，高警讯药品调配严格实行双人核对制度。

④ 高警讯药品在病区的使用管理。

药房外存放高警讯药品的各个病区或科室应严格执行交接班制度，每班点交，在使用该部门储备的高警讯药品后，应及时将使用情况登记在“高警讯药品使用记录本”上。

⑤ 高警讯药品的给药管理。

护士在给患者使用高警讯药品时应严格执行查对制度，认真核对患者姓名、出生年月日、药名、剂量、用法用量，准确记录用药起始时间、给药速度、结束时间，严防差错事件的发生。静脉用胰岛素、静脉用肝素、化疗药物、麻醉药品和第一类精神药品的给药应执行双人核对制度。

⑥ 高警讯药品的不良反应监测。

在高警讯药品的使用过程中，医护人员应密切观察患者病情变化和可能发生的药品不良反应。如发生药品不良反应，应立即采取相应措施，填写药品不良反应报告，并及时上报科室负责人和不良反应监测部门。药剂科定期向临床反馈，必要时进行院内通报，并加强合理用药和药品不良反应的相关培训，做好高警讯药品的不良反应监测等相关工作。

（5）高警讯药品的配制管理。

① 高浓度电解质按协定处方配制。

为确保临床安全使用高浓度电解质，预先配制成高浓度电解质稀释液，供临床使用。高浓度电解质稀释液经药监部门论证后，可在常温下保存7天。7天以后未用完的稀释液不得使用，须经双人核对销毁，并报科室备案。高浓度电解质稀释液统一由静脉用药调配中心配制，调配人员严格执行调配核对操作规程。门急诊和临床病区需使用高浓度电解质时，门急诊药房和住院药房将高浓度电解质稀释液按普通输液发放。我院高浓度电解质稀释液目录见表6-6-1。存放高浓度电解质注射液的病区（如心内科和重症医学科）遇抢救等情况时，由病区护士根据抢救医师医嘱进行调配，调配时必须双人核对，确定配制到安全浓度后方可使用，并需登记调配记录。

表6-6-1　我院高浓度电解质稀释液目录

编号	药品名称、规格、剂量、组成
①	5%葡萄糖注射液250 mL+10%氯化钾注射液5 mL+10%氯化钠注射液5 mL
②	5%葡萄糖注射液250 mL+10%氯化钾注射液5 mL+10%氯化钠注射液7 mL
③	0.9%氯化钠注射液250 mL+10%氯化钾注射液5 mL
④	0.9%氯化钠注射液250 mL+10%氯化钾注射液7.5 mL
⑤	5%葡萄糖注射液500 mL+10%氯化钾注射液10 mL

② 静脉用化疗药物的配制。

所有静脉用化疗药物（包括静脉滴注、泵注、静脉推注使用的化疗药物）都必须在静脉用药调配中心由受过专业培训的药师或护士调配，调配好的化疗药物用专用袋包装好后送至病区，病区清点签收。

③ 高警讯药品管理的相关培训。

药剂科定期组织开展相关培训，包括化疗药物的配制使用与个人防护、化疗药物溢出的处理和废物处理、高警讯药品规范化使用、高警讯药品规范化储存等，加强医师、护士、药师对高警讯药品使用管理的认识，提高其应急处理能力。

3. 制订药房外高警讯药品存放合格率监测计划

为加强药房外高警讯药品的管理，制订了“药房外高警讯药品存放合格率监测计划”（见表 6-6-2），由质改办和药剂科共同参与，专人负责每月对药房外储备高警讯药品的病区/单元（共 44 个）进行监督检查，并对药房外高警讯药品存放合格率进行监测，对存在的问题进行分析、反馈，协同多部门进行改进。

表 6-6-2　药房外高警讯药品存放合格率监测计划

指标名称	药房外高警讯药品存放合格率
分子	药房外储备高警讯药品存放合格的病区/单元数
分母	药房外储备高警讯药品的病区/单元总数
目标值	≥95%
资料收集方法	每月现场采集数据
监测区域	全院存放有高警讯药品的各部门/科室
数据汇总和分析，报告的方式和程序	每月将监测结果在“医院质量监测分析报告”中反馈，并在医院内网上公布，每季度在医院质量改进与患者安全委员会上通报结果

（四）取得的成效

医院在 2016 年 4 月发动第一次高警讯药品管理的 PDCA，成果包括：大幅度减少药房外高警讯药品储备数量，做到基数管理；全院高警讯药品专柜、专区、定位存放并有专用警示标识；取消高浓度电解质注射液在病区（心内科、重症医学科除外）的储备。经过连续多月对药房外各部门高警讯药品存放及使用情况的督查、分析反馈及整改，从 2016 年 11 月起，药房外高警讯药品存放合格率达到目标值（见图 6-6-4）。

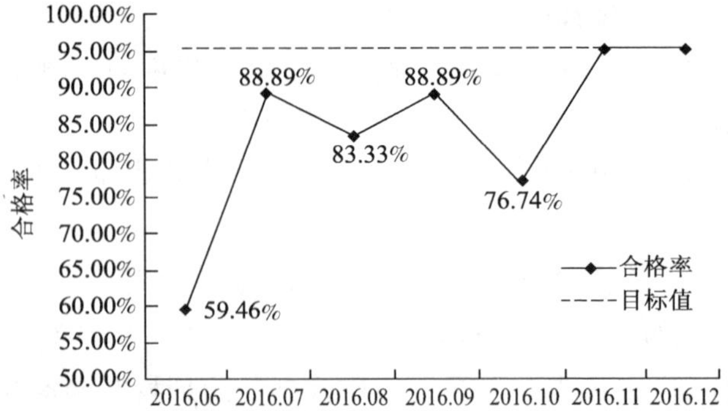

图 6-6-4　药房外高警讯药品存放合格率趋势图

（五）实施过程中的关注点

（1）药剂科负责高警讯药品目录的制定，有新高警讯药品加入即时更新，并及时将药品信息告知临床，促进临床合理应用。

（2）JCI 标准中，高警讯药品不仅指药理作用显著而迅速，易危害人体的药品，还包括看似、听似易混淆的药品。

（3）药房储存和发放的每一种高警讯药品都需要有专用警示标识。

（4）确保医护人员直观地知道手中处理的药品是否为高警讯药品。

（5）确保药房外高警讯药品规范化储存、规范化使用。

（6）病房不存放、不调配静脉用化疗药物，由静脉药物调配中心统一调配后送至各病区使用。

（7）医师在开具高警讯药品的医嘱时有特殊的警示或程序，确保处方的适宜性。

（8）高浓度电解质不可储存在病区，如临床确实需要，可提出申请。储存在病区的高浓度电解质要有相应的安全措施以防止给药上的疏忽。

（朱爱国、王建、陆敏、陈蕊欢）

二、严防“断链”，确保冷藏药品安全有效

（一）背景

药品的稳定性与温度密切相关。当温度升高时，分子运动速率加快，有效碰撞次数增加，反应速率加快。一般来说，温度每升高 10 ℃，分子的反应速率会增大到原来的 2 ~4 倍。对于蛋白质、多肽类药物，温度升高会导致变性。因此，确保药品储存于合格的存放条件下才能保证药品的有效性。

医院药品冷链系统化管理是指冷藏药品从医院药库验收入库、贮藏、发药到各临床科室使用整个环节中，使药品的温度始终控制在规定范围内，以保证药品质量的特殊供应链管理系统。参照《中国药典（2015版）》，冷藏药品的温度范围宜控制在 2 ℃～8 ℃之间。

（二）JCI 标准概述

标准 MMU. 3：正确、安全地储存药物。可衡量要素包括：药品应在适合其产品稳定性的条件下储存，包括储存在患者治疗单元的药品。

（三）制度流程改进

1. 改进前的现状分析

在实施 JCI 标准前，我院尚未建立完整的冷藏药品相关管理制度及冷藏药品目录，未能对冷藏药品使用流程规范化管理，并存在以下问题：

（1）医院部分冷藏箱温度未达到储存要求。

（2）非 24 小时作业的部门药品冷藏箱温度不能做到 24 小时实时监控。

（3）药房发出冷藏药品后常出现冷链“断链”现象。

（4）突发冷藏箱故障或停电时无应急流程。

（5）医护人员不清楚哪些是冷藏药品，对于冷藏药品的储存使用认识不到位。

（6）冷藏药品无专人管理，未定期检查。

2. 改进方案的落实

根据《JCI 医院评审标准（第 5 版）》中 MMU. 3 条款及《中国药典（2015 版）》，制定《冷藏药品管理制度》《冷藏药品目录》《药品冷藏箱故障/停电应急预案》，将这些制度和目录在院内网上公示，以督促相关科室参照执行，保证冷藏药品的入库、储存、发放、转运等各个环节不出现“断链”。

（1）验收入库。

① 各医药公司应采用冷链技术将医院所需冷藏药品运输至各药房及静脉用药调配中心，并出具冷藏药品送货交接单和实时温度记录单。

② 各接收单元接收交接单和实时温度记录单，在规定区域进行验收，30 分钟内应将验收合格的药品收入冷藏箱，不合格药品及时退回。

(2) 冷藏箱的要求。

① 非24小时作业的部门冷藏箱应设有温湿度实时监测仪（见图6-6-5），对无此系统的冷藏箱应放入温度计或设置温度显示装置，每2小时检查并记录冷藏箱温度。

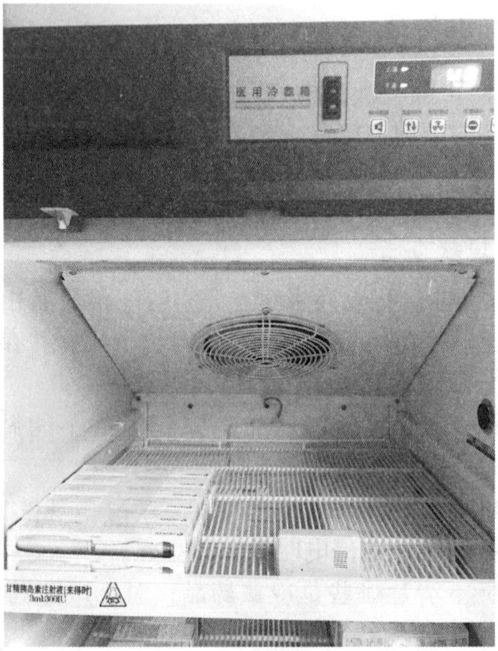

图6-6-5 温度传感器

② 冷藏药品各贮藏单元应配备专用冷藏箱或分隔专用区域存放近期的冷藏药品，对检查出的近期的冷藏药品要及时转移并做好登记工作。

(3) 药品冷藏箱均需配备2种或2种以上温度监测设备，以备核对。

(4) 冷藏药品的发放。

① 住院药房将冷藏药品放入专用转运箱转运至病区，转运至病区的冷藏药品若非及时使用应转移至冷藏箱内。

② 门急诊药房发放的冷藏药品应在使用标签上带有冷藏提示标识，并提醒取药人做好路上及回家后的冷藏工作，若确有需要，药房应提供冰袋。

(5) 冷藏药品的退换药。

① 门急诊药房对发出的冷藏药品一律不予退换。

② 住院药房对未全程执行冷链管理的冷藏药品不予退换。

(6) 检查及要求。

① 各冷藏药品贮存单元应认真组织学习《药品冷藏箱故障/停电应急

预案》（见图 6-6-6），保证冷藏箱故障或停电等突发状况时冷藏药品能合格地储存。

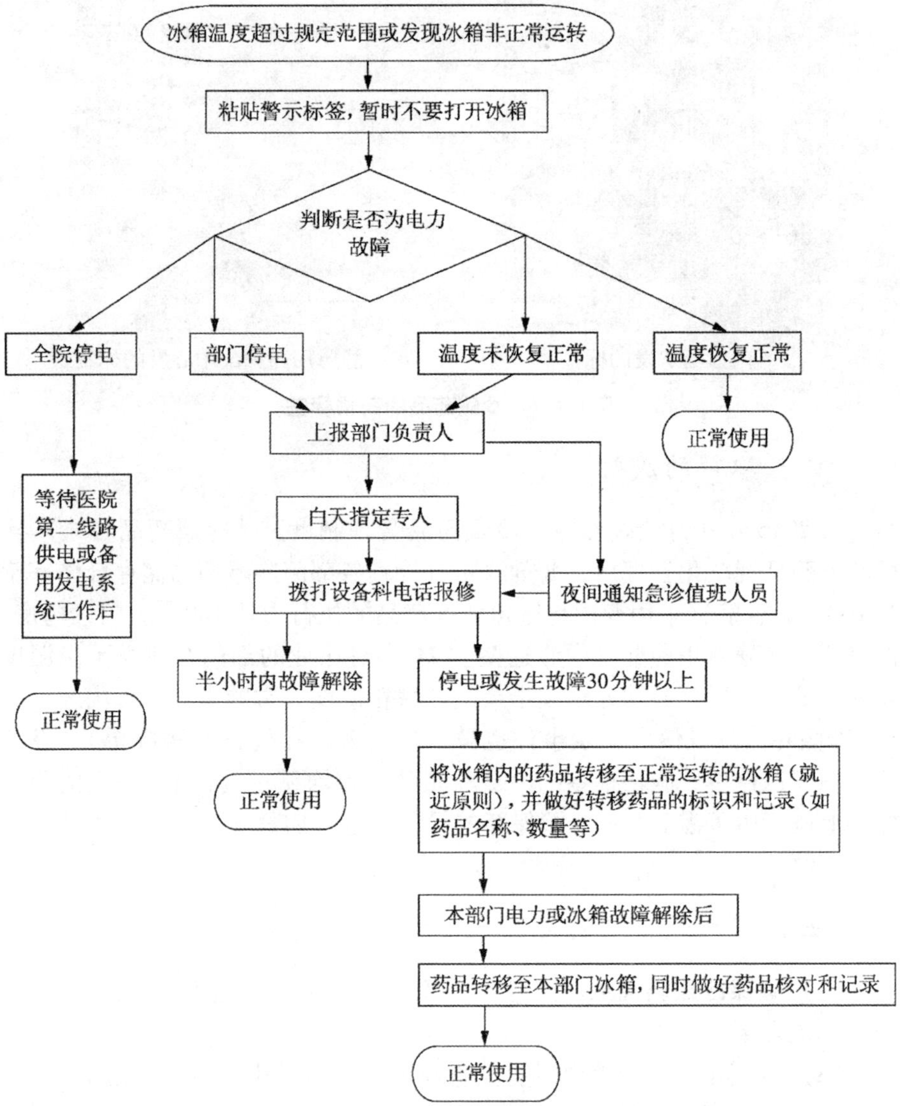

图 6-6-6　药品冷藏箱故障/停电应急预案

② 冷藏药品交接单及即时温度记录单等保存三年备查。

③ 药剂科定期对各病区冷藏药品储存情况进行督查。

④ 冷藏药品的信息管理。

在我院的药品字典库中，将冷藏药品名称前设置【冷】字样，处方（医嘱单）、发药单、护理执行单、服药标签上均显示【冷】，如【冷】

注射用尿激酶，以提示药师、护士及患者注意（见图6-6-7）。

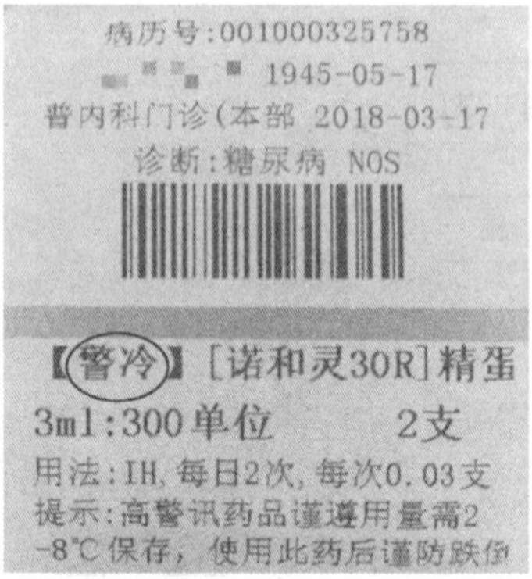

门诊药房发的标签

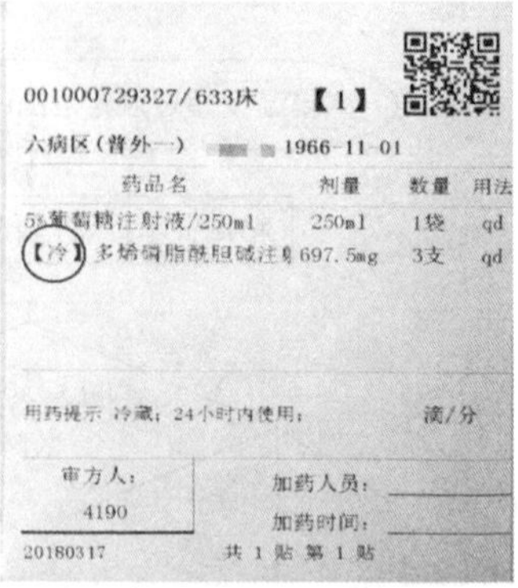

静脉用药调配中心发的标签

图6-6-7 冷藏药品的药物标签

（四）取得的成效

自2016年4月全院参照《冷藏药品管理制度》《冷藏药品目录》实行冷藏药品规范化管理后，药剂科每月检查各部门冷藏药品储存合格率都为100%，各病区采用专用冷链包转运药品的执行力达100%。门诊药房、住院药房、静脉用药配制中心这些非24小时作业的部门在建立了温湿度异常报警系统后，成功处理了十余次冷藏箱温度异常的事件；院内发生的1起冷藏箱故障及停电突发事件也被轻松化解；在处方（医嘱单）、发药单、护理执行单、服药标签的冷藏药品名称前均显示【冷】，病人的服用标签上还注明了需2 ℃～8 ℃保存的提醒。这一切都确保了临床用药的安全、有效。

（五）实施过程中的关注点

（1）确保冷藏药品从药库验收入库到患者使用的过程中无冷链“断链”现象发生。

（2）冷藏箱故障及停电时有应急预案，并确保药师和护士熟知。

（3）应进行相应的可行性试验，确保医护人员在院内用冷链包转运冷藏药品所需时间段内，储存温度始终符合要求。

（4）药剂科负责冷藏药品目录的制定，有冷藏药品加入即时通知并更新。

（5）确保医护人员及患者直观地知道手中的药品是否为冷藏药品。

（朱爱国、王建、陆敏、陈蕊欢）

三、追溯，让高值植入性耗材使用更安全

（一）背景

国家标准《物流术语》（GB/T 18354—2001）对供应链进行了如下定义：供应链是生产及流通过程中，涉及将产品或服务提供给最终用户活动的上游与下游企业所形成的网链结构。供应链管理是指在最小成本满足客户需要的水准下，对供应者到最终消费者间整个渠道的整体管理。如从采购、保管、配送到患者端的整个供应链的物流、信息流、资金流实行供应链管理，可改进内部效率，增强整个渠道效益，互享信息，为客户提供更好的服务，实现产供销三方“共赢”。加强供应链管理是确保医院使用的医疗用品，包括药品、医疗器械等安全的重要保证。要加强循证采购数据的收集，确保所采购的医疗用品未被污染，确保伪劣或转用来源的医疗用品远离患者，让患者和医院的合法权益得到保障。同时通过信息手段，强化产品的溯源管理。高值医用耗材一般是指对安全至关重要、生产使用必须严格控制、限于某些专科使用且价格相对较高的消耗性医疗器械。高值植入性耗材的采购对医院、患者都至关重要。

（二）JCI 标准概述

1. 标准 GLD. 7

医院领导充分了解相关决策对质量和安全的影响，以此制定有关采购和使用人力及技术资源的决策。可衡量要素包括：医院领导应收集相关数据，用以优化有关购买和使用新技术的决策；医院领导使用医疗技术的选择对质量和安全的影响的相关数据和信息；医院领导使用人员配置选择对质量和安全的影响的相关数据和信息；医院领导应监控其决策结果，并利用相关数据评估和改善其所购资源的质量和分配决策；医院在制定资源决策的过程中，应采纳专业组织和其他权威机构的建议。

2. 标准 GLD. 7. 1

医院领导寻求并使用药物供应链、医疗技术和医疗用品的安全性方面的数据和信息，以保护患者和员工免受污染、伪劣和用途改变产品的危害。可衡量要素包括：医院领导应确定重要医疗用品和医疗技术的供应链；医院领导应评估此供应链中各供应商的完整性；医院领导应以其对供应链中风险的了解为基础来制定资源决策；医院领导应对重要的医疗用品进行追踪以防止转用或替换。

（三）制度流程改进

1. 改进前的现状分析

原有的采购都是由临床科主任提出申请，经过设备管理委员会讨论通过后进入医院使用，科主任指定什么品牌就进什么品牌。

2. 重新制订新产品审批流程

按照 JCI 要求，新产品进入医院必须经过医院伦理委员会的审批同意，然后由同类中标产品经过循证，确定适合本院使用的产品。

3. 改进流程（案例呈现）

（1）脑外科科主任提出申请，需要采购生物型硬脑膜补片。经过医院伦理委员会、医学装备管理委员会讨论通过后进入采购程序。

（2）在江苏省耗材交易平台上，搜索“人工硬脑膜”，结果显示共有 3 个企业生产的 5 个品规的人工硬脑膜产品（见图 6-6-8）。

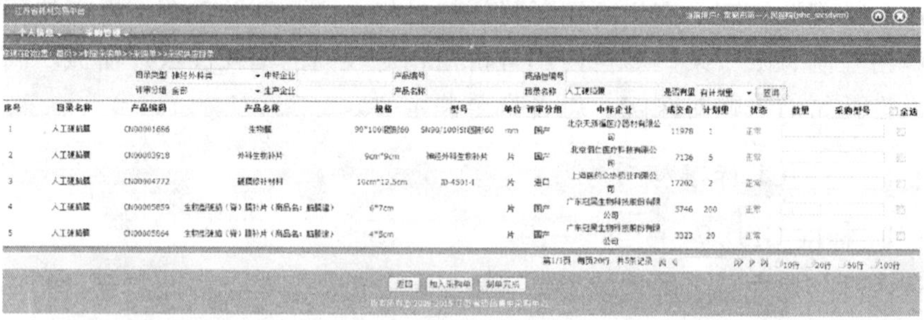

图 6-6-8 江苏省耗材交易平台“人工硬脑膜”搜索结果

通过万方医学网、中国知网等查找相关论文数据（见图 6-6-9），结合临床科室意见，初步选定广东冠昊生物科技有限公司生产的 2 个规格的“脑膜建”产品。通过国家食品药品监督管理总局网站查询该产品是否发生过不良事件、有无召回信息（见图 6-6-10）。确认该产品没有发生过不良反应事件，没有召回信息，确保该产品质量可靠，可以作为合格产品供给临床使用。

（3）审核生产企业、经营企业的资质档案及授权书等材料，合格后验收入库。结合医院的高值耗材追溯管理系统，每个产品都有一个唯一的院内编码（编码规则见图 6-6-11）。

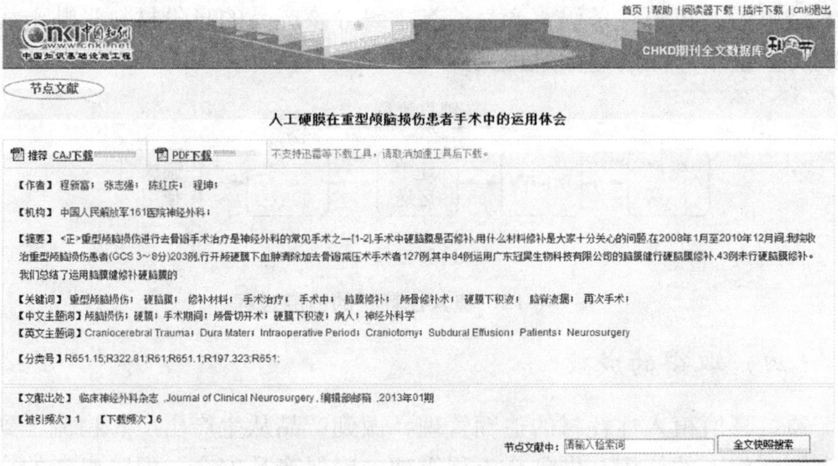

图 6-6-9　中国知网关于“人工硬脑膜”的相关文献

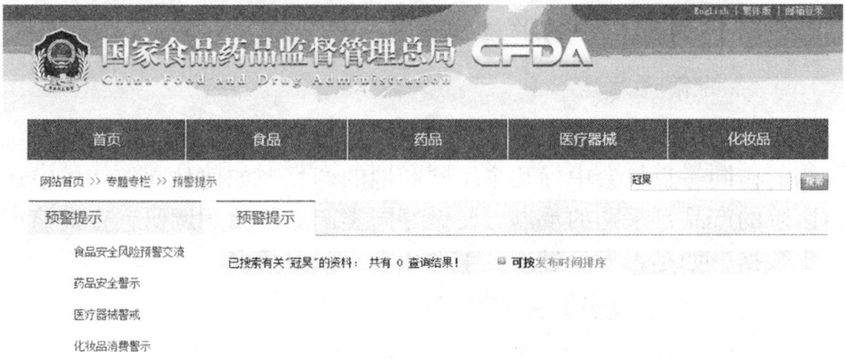

图 6-6-10　国家食品药品监督管理总局网站查询

序号	耗材条码	药监码	入库日期	入库方式
1	G35941461203131977	171805071015040821150408050115	2016-04-21	直接入库
2	G18831461203131983	171803291015030521150305050256	2016-04-21	直接入库
3	G04671461203131988	171803291015030521150305050071	2016-04-21	直接入库
4	G84461461203131999	171803291015030521150305050257	2016-04-21	直接入库
5	G93321461203132005	171803291015030521150305050258	2016-04-21	直接入库
6	G30041461203132010	171805061015040721150407050106	2016-04-21	直接入库
7	G18501461203132015	171805061015040721150407050107	2016-04-21	直接入库
8	G33131461203132020	171805071015040821150408050041	2016-04-21	直接入库
9	G55741461307881382	71805071015040821150408050113	2016-04-22	直接入库
10	G45531461307881385	171805071015040821150408050114	2016-04-22	直接入库

图 6-6-11　编码规则

对于植入性耗材，手术室进行扫码领用，植入病人体内后扫码收费。

手术结束后，将医院条码、产品原有条码等该产品的身份材料张贴于病人的病历。整个产品的追溯过程见图 6-6-12。

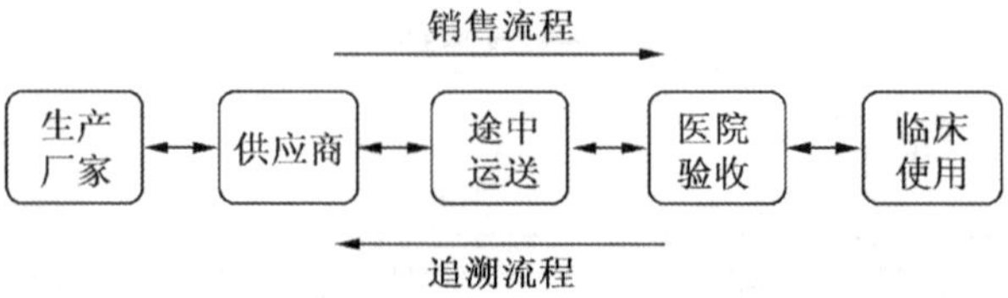

图 6-6-12　植入性耗材的追溯过程

（四）取得的成效

通过高值植入性耗材的追溯管理，做到产品从生产出厂、物流、到院后仓储到病人的使用，做到全流程管理，确保产品安全，保障患者的合法权益。

（五）实施过程中的关注点

1. 产品的循证过程

医院的药品和耗材采购都是通过全省或者苏州地区统一的采购平台实施采购的，同一目录会中标几个不同产地的产品。如何从同类产品中选择适合医院的产品是采购的重点。要做好同类产品的使用调研，查询该产品的历史数据，如是否发生过不良事件或者召回等情况。

2. 通过信息手段做好溯源工作

采购入库的每一个产品都需要索取资料，入库后建立医院唯一的编码，通过扫描编码对病人进行记账和收费，实现病人使用耗材的追溯。

（朱　勇）

四、无菌库房，更需要“5S”

（一）背景

5S 现场管理法是现代企业的管理模式，5S 即整理（SEIRI）、整顿（SEITON）、清扫（SEISO）、清洁（SEIKETSU）、素养（SHITSUKE），又被称为“五常法则”。整理：区分要与不要的物品，现场只保留必需的物品。整顿：必需品依规定定位、定方法摆放整齐，明确标示，要点是物品摆放要有固定的地点和区域，以便于寻找，消除因混放而造成的差错；物品摆放地点要科学合理。例如，根据物品使用的频率，经常使用的东西应放得近些（如放在作业区内），偶尔使用或不常使用的东西则应放得远些；物品摆放目视化，使定量装载的物品做到过目知数，摆放不同物品的区域采用不同的色彩和标记加以区别。清扫：清除仓库内的脏污、清除仓库内的物料垃圾。清洁：将整理、整顿、清扫实施的做法制度化、规范化，维持其成果。素养：人人按章操作、依规行事，养成良好的习惯。

（二）制度流程改进

（1）对全院职工进行 5S 培训。

（2）制定库房管理制度，统一全院标准。

（3）改进方案的落实。

① 采购的医用耗材首先进入拆包区域。拆包区的选择通常要求方便运输车辆到达，空间足够大，且离耗材仓库有一定距离，运输方便，便于从拆包区转移至库房。由于在运输过程中外包装容易被污染，且外包装大多采用瓦楞纸箱包装，由于材质的特殊性，在特定的温湿度下容易滋生虫卵。国外文献中明确指出，瓦楞纸不适合用于医疗和清洁供应的仓储，故必须拆除外包装后才能进入无菌库房，确保无菌物品安全。

② 制定无菌库房的温度与湿度范围。罗列所有无菌库房储存的所有物品的温湿度要求，以最高值作为库房的温湿度值。每日定期检查，认真记录。制定库房超过预设温湿度值的应急预案，确保无菌物品的安全。

③ 按物品效期制定医院库房物品摆放标准“下进上出、左进右出”（见图 6-6-13），做好效期管理，确保效期近的物品先被使用，减少物品损耗。

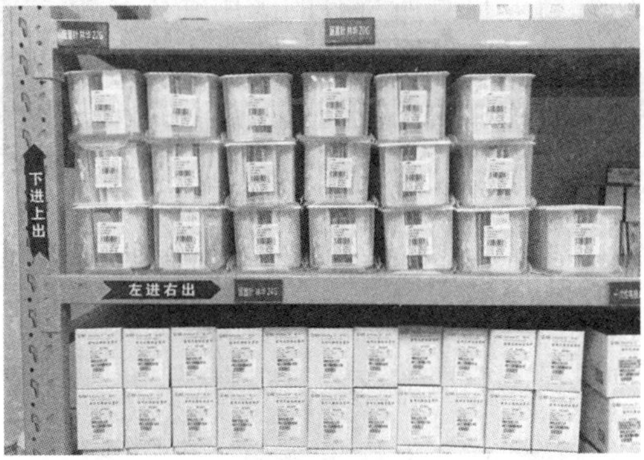

图 6-6-13 医院库房物品摆放标准

（三）取得的成效

全院库房通过 5S 整改，库房环境有了明显的改善；通过效期管理，有效控制了物品损耗；严格物品保存条件，确保无菌物品的质量与安全；全院库房统一摆放标准，缩短了因人员调动需要熟悉环境的时间，取得了明显的成效。

（四）实施过程中的关注点

5S 管理不是一次性的整改，需要不断地检查、整改，融入员工平时的工作中。

（朱 勇）

第七节 设施设备安全

一、“机”不可失，守护好医院的动力心脏

（一）背景

医院公用设施机房不同于工矿企业、商场学校的后勤机房，不仅包含它们所涉及的供配电、供冷暖、照明、锅炉、电梯等设备保障系统，还有医疗行业自身所特有的医用气体系统，又因其保障医疗安全的特殊性、持续性，医院后勤设备机房具有复杂性和重要性。

目前，公用设施机房普遍存在安全保障难度大、责任重，设备种类多、分布广，人员结构老化、文化程度低，工作量激增，临床服务要求越来越高的现状。如何在现有条件下保障内管设备安全，维护外塑服务形象，不断提高保障水平，将不断增加的设备纳入既有的统一管理，对于医院公用设施机房管理者来说是个不可回避的难题。因此基于 JCI 标准建设中的设施机房的改造迫在眉睫。

（二）JCI 标准概述

1. 标准 FMS. 9

医院应制订和实施一项方案，确保公用设施系统能安全、有效及高效运转。可衡量要素包括：医院应盘点其公用设施系统组件并绘制其分布地图；医院应以书面形式确定对清单上公用设施系统的所有运行组件执行检查和维护活动；医院应根据制造商建议、风险级别和医院经验，以书面形式确定清单上公用设施系统的所有运行组件的检查、测试和维护的时间间隔；医院应给公用设施系统控件贴上标签，以便在必要时部分或全部关闭系统。

2. 标准 FMS. 9. 1

应检查、维护和改善公用设施系统。可衡量要素包括：根据医院制定的标准检查公用设施系统和组件；根据医院制定的标准测试公用设施系统和组件；根据医院制定的标准维护公用设施系统和组件；在必要时改进公用设施系统和组件。

3. 标准 FMS. 10

医院应选择和分析各项设施管理项目的数据，支持医疗技术、设备和系统的更换或升级规划，降低环境风险。可衡量要素包括：收集和分析各项设施管理项目的监控数据；监控数据可用于支持规划医疗技术、设备和系统的更换或升级，并降低环境风险。

4. 标准 FMS. 11. 2

培训员工操作和维护医疗设备及公用设施系统。可衡量要素包括：根据职位要求培训员工操作公用设施系统；根据职位要求培训员工维护公用设施系统。

（三）制度流程改进

1. 改进前的现状分析

动力机房中的设备包含锅炉、中央空调、中心供氧系统、压缩空气系统、负压吸引系统及生活用水设备。公用机房设备的正常运行对全院医疗工作的正常开展起着至关重要的作用。

在实施 JCI 标准前，主要存在以下问题：设备应急保障措施不完善，应急预案实用性不强，无相关应急演练；现场物品摆放杂乱未执行 5S 管理；设备监管只依靠人力巡查，容易出现漏检、巡检不到位或不及时的情况；设备附属配套管道设施标志不明确；管道阀门无标识，不能确定管道内介质和介质流向及阀门的开关状态；员工安全防护不到位；员工进入机房操作时缺少必要的安全防护用具；工作人员专业性不高；缺少对相关设备的操作人员进行专业培训。

2. JCI 实施过程中针对问题的改进计划

（1）根据标准 FMS. 6 的要求：医院需要补充完善应急保障预案，有计划地开展应急预案的演练，确保应急系统可以在必要时能有效启用。

（2）在 JCI 标准认证中，5S 管理是最基本的管理要求，也是整改的基础。医院计划在统一部署下全院范围内实行 5S 管理，特别是对于公用设备机房进行重点整改。

（3）根据标准 FMS. 9 和 FMS. 10 中的要求，现在动力机房设备监控完全依赖人力巡检的方式明显不够，因此计划增设设备监控系统，对设备的主要运行参数、重要机房的温湿度、重要机房的漏水检测等进行 24 小时监测。消除人力巡查带来的漏检、巡检不到位或不及时的情况。

（4）现在动力机房内设备、管道内介质、流向及阀门的开关状态没有明确标识，容易导致误操作，特别是新进职工由于对系统不熟悉很容易认错管道、开错阀门。为避免这些问题再次发生，科室计划对整个机房进行统一化标识。

（5）根据标准 FMS. 4 的要求，医院必须有防护计划，确保医院中的每个人都远离危险，避免财产损失。结合公用设施的实际情况，防护计划包括：建立安全防护制度，配齐安全防护器具，等等。

（6）根据标准 FMS. 11 的要求，医院应针对员工在提供安全、有效的患者医疗设施中所担任的角色，对所有员工进行教育、培训和测验。根据后勤员工工作的特点及工作内容，医院计划对进行院内和外派培训。

3. JCI 实施过程中针对问题改进的做法

（1）医院成立安全管理委员会，制订设施安全管理计划，制订停水、停电、停气的预案及灾害天气的应急预案，并组织相关的应急演练。确保上述事件发生后相关人员能够及时应对，将影响降到最低。动力机房根据停气的应急预案，进行实际演练，停用正常液氧罐，供氧方式采用汇流排供氧，本次演练实现供氧无间断、压力无波动，对医疗区域内的用氧不造成影响。本次演练不仅是对应急备用汇流排系统的一次考验，更使得相关人员掌握了氧气应急切换技术的操作，在发生停气的紧急事件时能够做到正确、及时地进行操作，保证医疗区域的正常用氧。

（2）根据 5S（整理、整顿、清扫、清洁、素养）的管理要求，对机房、办公区域做全面的整改，首先将机房内物资进行整理，清除不需要的、常年堆积的物品，分类规整其他物资，并进行标识，对机房内地面做环氧地坪处理，极大地改变了机房内原来不清洁的面貌，机房形象获得极大提升且一改以前脏乱差的形象，对设备的行走区域和操作区域进行划分、标识，对危险区域进行警示标识。通过 5S 的管理不仅使机房干净整洁，还使设备的标识、物资的摆放、设备的状态一目了然，便于设备巡检，有效防止了误操作。

（3）动力机房设备是医院主要公用设施，公用机房的安全、有效和高效运行对于确保患者及其家属、员工和探视者的安全至关重要。根据运行设备的特点及安全的需要，对动力机房设施进行 24 小时监控。监控分为摄像监控和数据监控两个部分，对氧气站、天然气站、冷却塔、设备机房等设施进行摄像监控，保证该区域的安全。对设备的主要参数进行数据监控，如空调主机的水温、冷凝温度、氧气的压力、电梯机房温湿度、层流机房的重要设备、集水坑的水位等进行 24 小时监控，一旦数据异常立即发出报警提示工作人员，有效防止人力巡检带来的漏检、不到位或不及时现象，确保设备的正常运行。

（4）对动力机房内所有设备进行统一编号，对不同介质管道用不同的标识色加以区分，对管道内流向进行标识，对阀门的开关状态进行标识，就连压力表的安全范围、开关按钮的用途等都进行了统一标识，对医用气瓶进行种类区分，并予以分类摆放，并做好防倾倒措施和相关风险警示工作。

（5）根据动力机房工作特点，统一制定总务科的安全防护制度，对机房工作人员提供的安全防护措施包括：在噪音较大的机房中安放了隔音耳机，高温操作区域配备防高温手套、衣服，每人发放防油、防高温工作鞋，在有安全风险的地方张贴提示、警告标识，定期对工作人员进行三级安全教育培训、操作技能培训、岗位培训等，从而保证工作人员的人身安全。

（6）医院员工是医院与患者及其家属和探视者之间主要联系的桥梁。因此，需要对他们进行教育和培训，使其在确定和降低风险、保护他人和自己及营造安全的医疗环境中发挥应有的作用。在总务科工作人员培训方面主要做了如下工作：对特种设备作业人员进行医院、科室、班组三级安全教育；全院范围内的培训；科室内培训；等等。按照规定各种设备操作人员必须经过相关机构组织的岗位培训合格后方可上岗操作，例如：安排机房工作人员去质监局进行锅炉和压力容器的操作培训，安排空调操作人员去厂家进行培训，邀请厂家技术人员对其进行现场操作指导。

4. 举例说明

2016 年 5 月 20 日，天气酷热难耐，全院开启了中央空调，然而院内温度一直居高不下，最后检查发现是由于冷却水进水阀门没有开启，才导致空调主机无法正常运行。

（1）原因分析：一是冷却水进水阀门均为暗杆闸式的，从外观上无法判断阀门开关的位置，而且冷却水进水阀门开关扳动起来比较困难，操作人员扳不动阀门误认为阀门是开启状态。二是操作人员专业素养不够高，不能从压力表、压力设备、水泵电流、空调冷却水温度等参数判断出冷却水进水阀门处于关闭状态并大致判断出故障的部位。

（2）整改措施：一是通过悬挂指示牌来标明冷却水进水阀门的开关状态；二是规范冷却水进水阀门的操作，防止阀门在开关位置卡得太紧；三是加强对员工的专业性培训，邀请厂家技术人员来现场进行技术培训，同时每年分批安排工作人员去厂家进行设备培训，提高专业化水平。

自从采取上述措施后，所有冷却水进水阀门的开关状态一目了然，工作人员的专业化水平得到了提升，他们能够通过设备的各项参数判断设备是否正常运行，极大减少了误操作。自 2016 年 7 月起，再没有发生因阀门开关状态不对而引起的设备运行不正常和停机现象。

（四）取得的成效

动力机房在 JCI 创建过程中以 5S 管理为基础，首先对动力机房进行整理、整顿，对设备、管道、阀门等进行标识；完善设备巡回检查制度、指定巡检项目和周期，安装综合监控系统，弥补人力巡检存在的不足；制定应急预案并进行演练；加强人员、设备的安全防护工作；定期组织培训，提高操作人员的技能水平。在此基础上，再针对员工工作中发生的问题和安全隐患，进行 PDCA 闭环管理，不断改善不合理、不规范的部分，不断提高设备安全，提高设备运行的可靠性和可控性，提升设备运行效率，为全院医生与患者提供优质的后勤保障服务。

1. 应急保障措施

制订水、电、气的应急预案，并进行了预案的演练，让操作人员熟悉应急操作步骤、操作规范，一旦发生停气等故障时能够及时、正确应对。设施方面：添加了一套备用汽化器和一套减压阀系统互为备用，当两套系统都发生故障时，还安装了一套汇流排系统在紧急情况下进行供气，以确保氧气用气的安全，并将汇流排的操作流程和原理进行了公示，防止人员误操作（见图 6-7-1、图 6-7-2）。

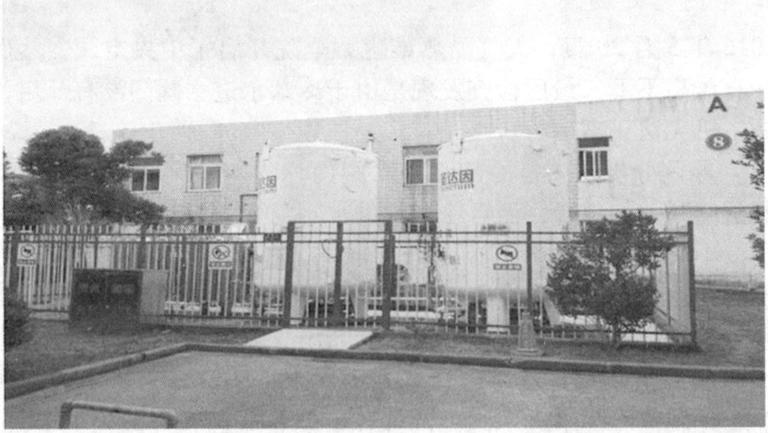

图 6-7-1 正常供氧时的两套系统

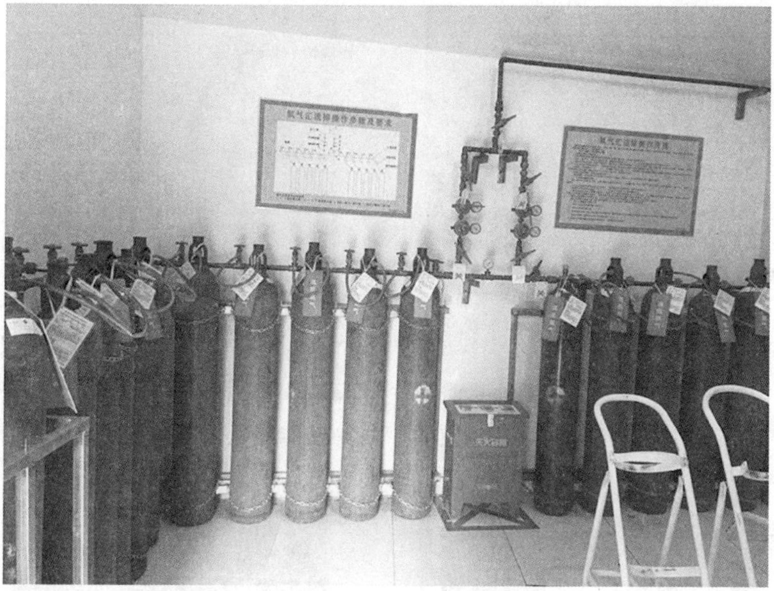

图6-7-2 应急供氧——汇流排系统

2. 对动力机房仓库等区域进行5S整改

（1）对动力机房仓库、通道、现场等区域进行整改（整改前后对比见图6-7-3、图6-7-4、图6-7-5、图6-7-6、图6-7-7、图6-7-8）。

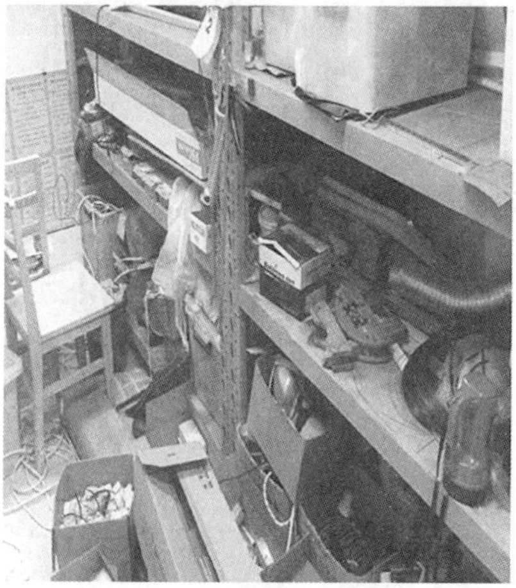

图6-7-3 整改前的机房仓库

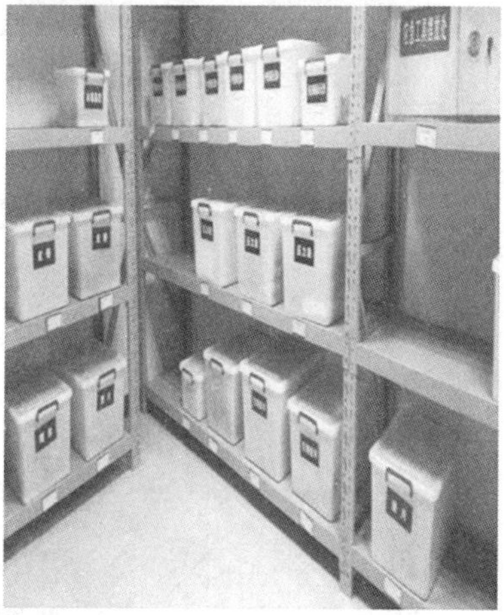

图6-7-4 整改后的机房仓库

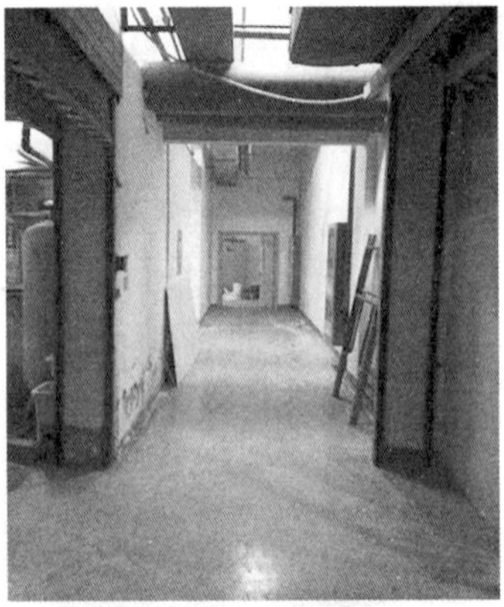

图 6-7-5　整改前的机房通道

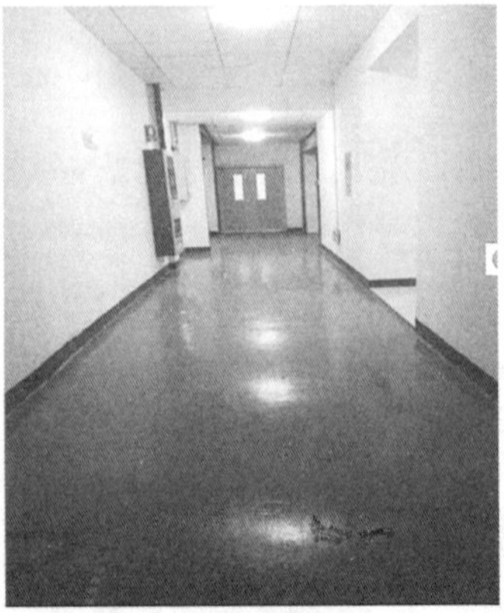

图 6-7-6　整改后的机房通道

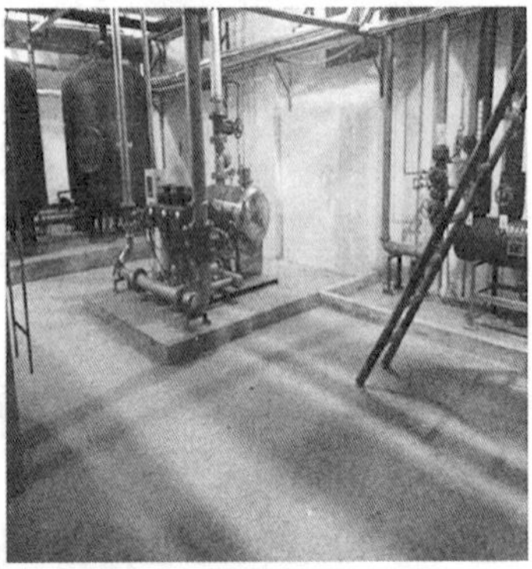

图 6-7-7　整改前的机房

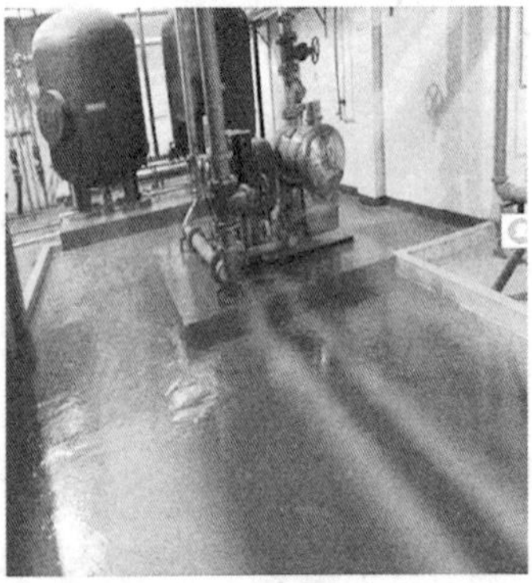

图 6-7-8　整改后的机房

（2）对机房消防设施、机房仓库维修配件、机房灭火器、台账资料及其标识（见图6-7-9、图6-7-10、图6-7-11、图6-7-12）实施定点定位管理。

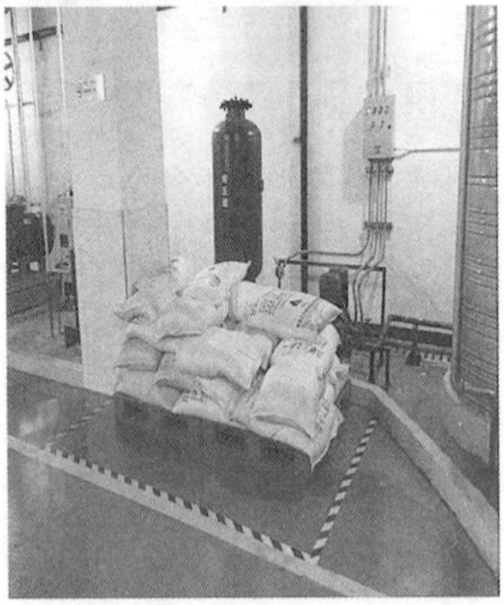

图 6-7-9　机房消防设施

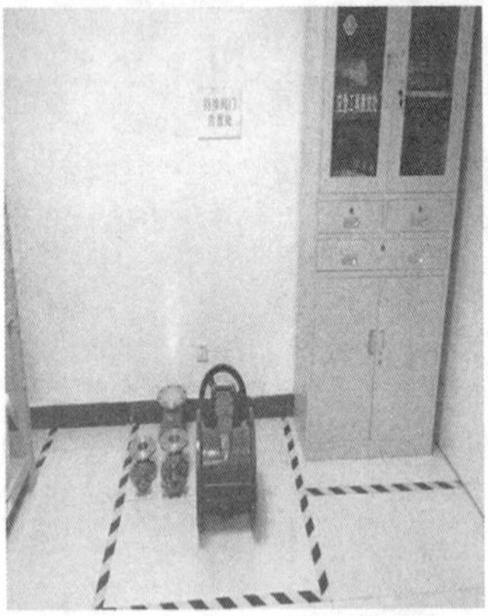

图 6-7-10　机房仓库维修配件

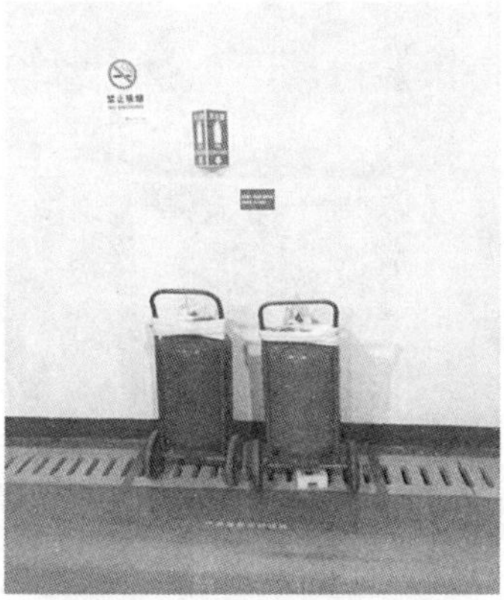

图 6-7-11 机房内灭火器

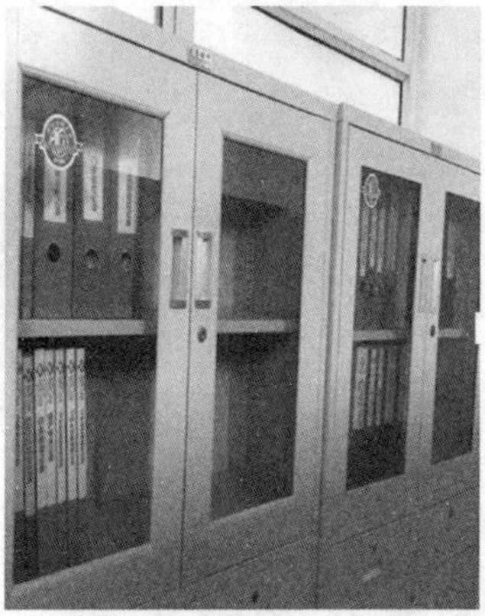

图 6-7-12 台账资料及其标识

（3）由于医用气瓶的特殊性，在做定点定位区分放置的同时，还采取了防倾倒措施，降低潜在的安全风险（见图 6-7-13）。

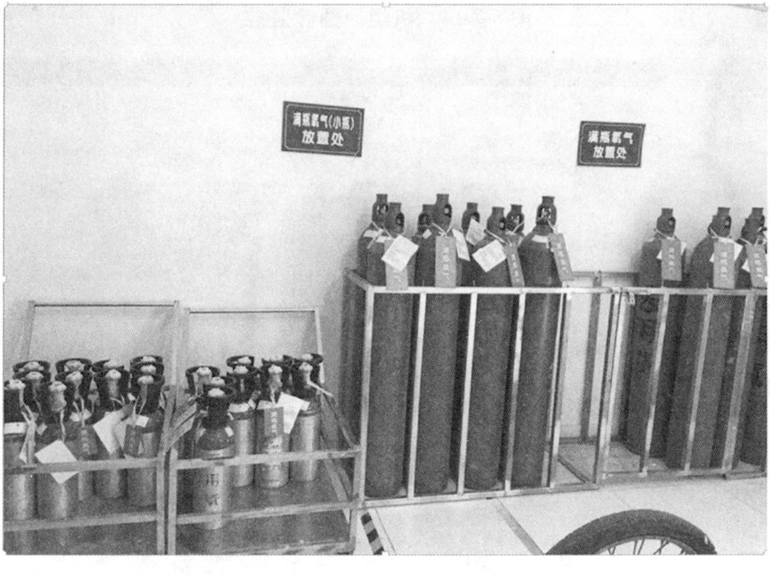

图 6-7-13 医用气瓶合理区分并采取防倾倒措施

3. 机组设施的监控

添加了机组的图像监控和数据监控（见图 6-7-14、图 6-7-15），并设定了机组数据的上下限报警和预报警机制后，在机组出现故障时可以及时发现问题。

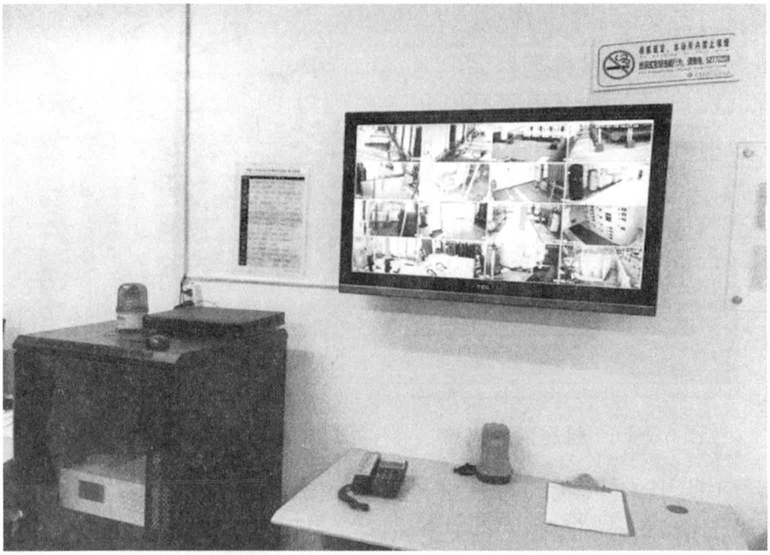

图 6-7-14　机组的图像监控

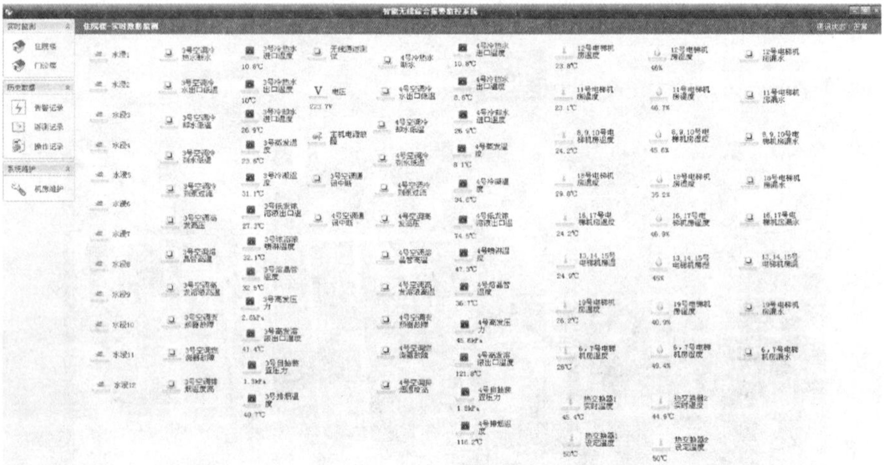

图 6-7-15　机组的数据监控

4. 设备管道配套设施的标识

医院放置了设备管道识别对照图（见图 6-7-16）和中央空调分水器标识图（见图 6-7-17）后，可以对照图片了解管道的介质和阀门开关的状态。另外，定期对压力表（见图 6-7-18）进行检查，为其故障的判断和维修提供了便利。

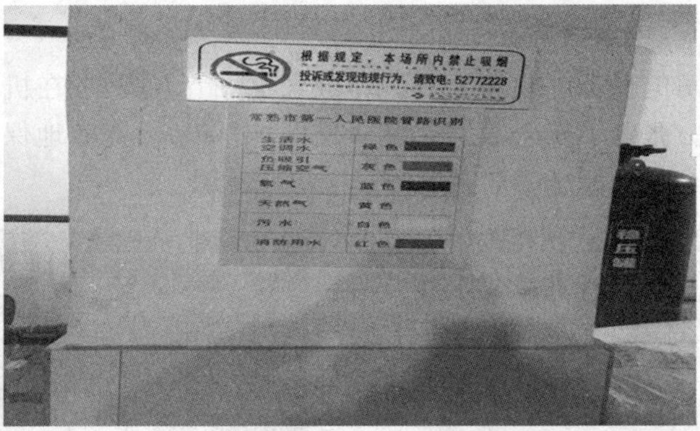

图 6-7-16　设备管道识别对照图

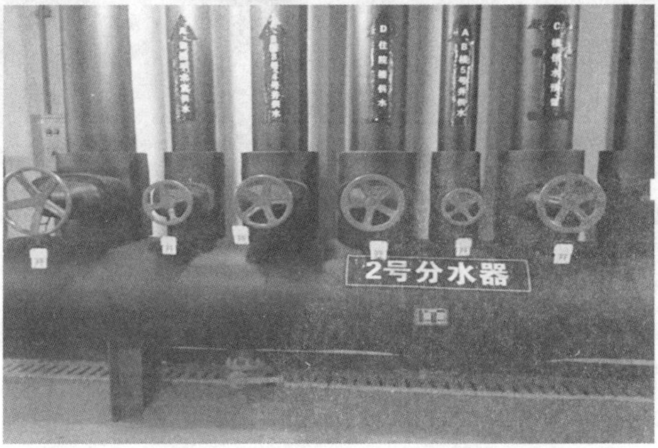

图 6-7-17　中央空调分水器标识图

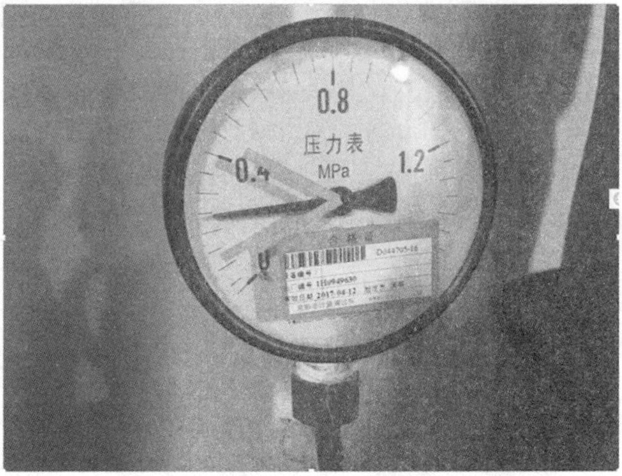

图 6-7-18　压力表

5. 机房工作人员的安全防护

针对机房的噪音，配备了防护耳机（见图 6-7-19）。在机房里有高温或碰撞的地方张贴了安全警告标识（见图 6-7-20）。有效地保护了工作人员的人身安全，提高了工作人员的安全防范意识。

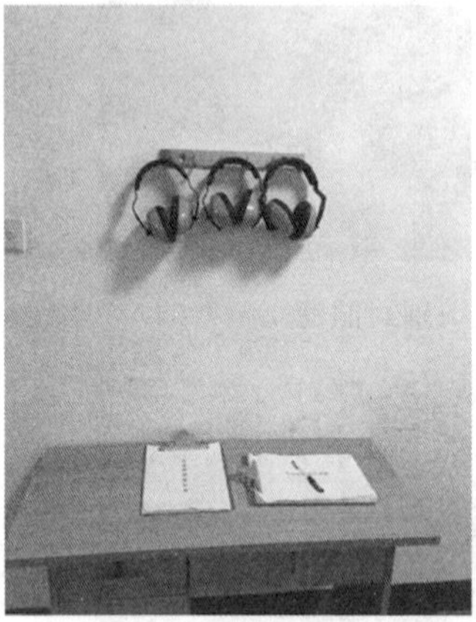

图 6-7-19　防护耳机

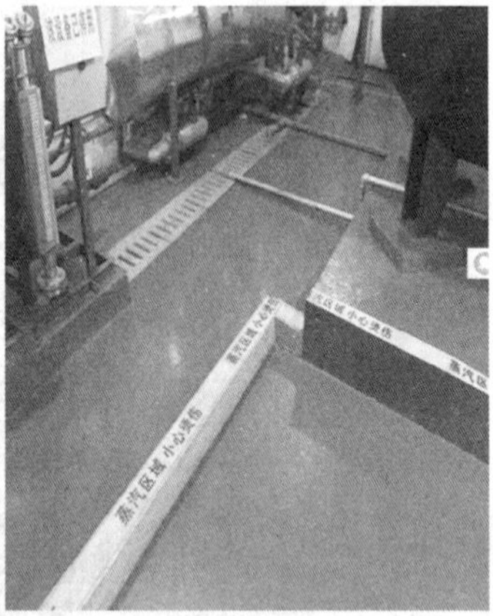

图 6-7-20　安全警告标识

6. 员工培训

医院对动力机房的操作人员进行岗位培训、院内培训和专业性培训，并将其工作证书进行公示（见图 6-7-21），提升了员工的安全防范意识和面对突发状况时处理实际问题的能力。既保证了工作人员的人身安全，又保证了设备正常、持续、高效的运行。

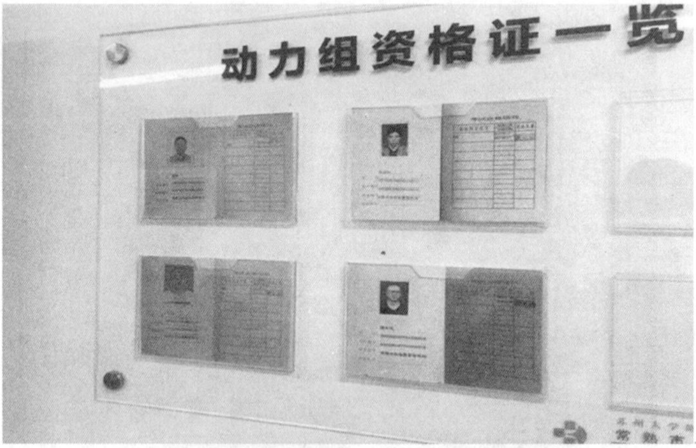

图 6-7-21　动力机房操作人员工作证书上墙公示

（五）实施过程中的关注点

1. 建立定期对工作人员的培训机制

对机房工作人员定期进行培训，不仅可以加强工作人员对所操作设备规范性的认知，也可以加强其在操作过程中自我保护的安全意识，确保其在安全的情况下正确地处理问题。

2. 规范重要设施的管理

中央供氧系统、负压吸引系统等设备一旦出现问题，如果不及时解决会对患者的医疗服务工作造成严重的影响，因此对重要设备实施实时监管对保证医疗服务的可持续发展起着至关重要的作用，同时对重要设备的阀门开关状态进行标识，有利于问题的尽快解决。

（缪科、贾伟、李志超）

二、“洁”浊扬清，安全环境我负责

（一）背景

医院是一个人员相对密集的地方，也是一个方便患者治疗疾病、恢复健康的场所，因此需要有一个温馨、安静的环境。医院的保洁工作既要保证室内的干净整洁，又要确保室外环境卫生整洁。医院每天都会产生大量的医疗废弃物，这些废弃物携带有致命的病菌和有害物质，必须按照严格的规定对其进行分类处理和清运，从事医院保洁工作的人员必须严格执行消毒、隔离和防护制度，防止出现交叉感染的情况。同时，保洁人员要在工作中做好自身的防护措施。因此，做好医院保洁质量管理工作，是医院生存发展的需要，也是医院保障系统的一项重要任务。

（二）制度流程改进

1. 现状分析

随着医院的快速发展，我院的各项设施都得到了不同程度的改善，但我院的保洁管理方法依然如故，保洁水平没有提升。我院保洁工作在实施 JCI 标准前，存在以下情况：

（1）科室成本控制太严。各科室为了控制成本，很多保洁用品添加不及时，保洁用具更换不到位。

（2）卫生责任意识差。有些科室卫生检查考核结果不与科室绩效挂钩，且科室成员卫生责任意识薄弱，片面认为科室公共内部卫生的好坏与自己无关。

（3）保洁人员不足。近年来医院发展迅速，随着新科室的逐步建立，保洁面积随之增加，而保洁人员的数量仍维持原有数量，从而导致保洁人员缺少足够精力来完成现有工作。

（4）工资低，人员结构老化。目前，医院保洁由院外保洁公司承包，实行社会化管理。然而，由于保洁公司的管理人员多为非医学专业人员，对医院感染方面的知识了解甚少，各项管理制度不健全；保洁人员大多数来自农村，卫生知识匮乏，自我防护意识淡薄，人员流动性大，从而导致医院保洁质量得不到保证，给医院感染的控制带来极大的安全隐患。由于医院保洁人员的薪酬待遇与市面上同等职业人员的待遇存在一定差距，致使招聘中难以吸引年富力强的保洁人员，其结果就是我院保洁人员年龄结构老化，劳动能力偏低。

（5）缺乏系统的培训，劳动技能差。按照《医院清洁、消毒、灭菌规范》《医院感染培训制度》及本院综合目标管理要求等相关规定，与保洁公司共同制定保洁工作制度、保洁工作职责、工作流程、考核评分标准，并落实到科室。由于保洁人员流动比率较高，新聘保洁员急于进入岗位工作，导致保洁人员培训不到位，工作效率低。此外，还存在以下问题：

① 集中休息场所少。随着医院加速发展，科室不断增多，病人及其家属分散造成垃圾分散，给清洁工作增加了难度。

② 卫生间设施不齐全。随着病人不断增加，医院卫生间使用量加大，相关设施损坏率升高，厕所保洁难度加大了。

③ 保洁工具无合适存放点。保洁工具没有合适存放的空间，堆放较为杂乱（见图 6-7-22、图 6-7-23）。

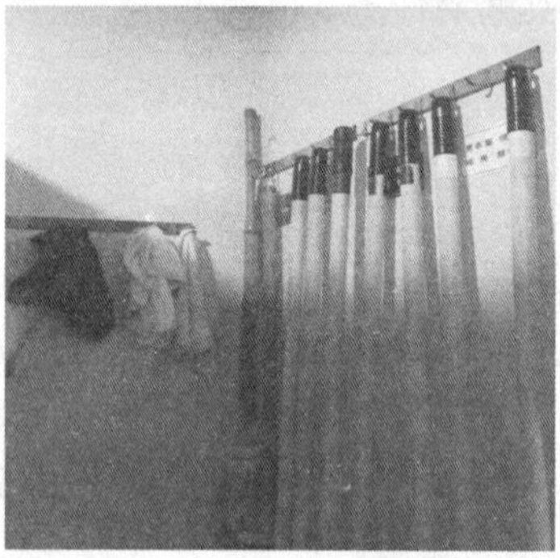

图 6-7-22　保洁工具随意摆放

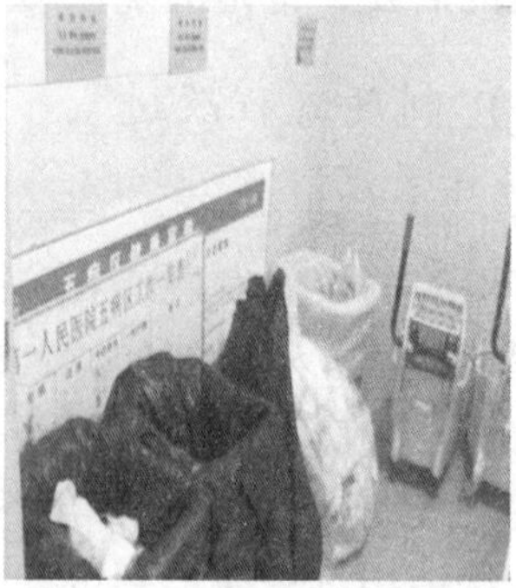

图 6-7-23　医疗费弃物与保洁工具混放

2. 改进措施

（1）外包单位与护理部进行沟通，要求各护士长按需领用保洁工具，总务仓库对护士长申领保洁工具进行随机检查，并与申领不及时的护士长进行沟通。

（2）将护士长任命为科室卫生的主要负责人，如出现科室卫生检查不合格的情况，将对保洁公司和科室一并予以处罚，以加强人员的卫生责任意识。

（3）为合理分配保洁人员的工作任务，确保其工作质量，现增加2名资深保洁人员，机动使用。

（4）医院和保洁公司进行沟通，对于之后新聘保洁人员的年龄做出规定，并要求逐步清退年龄偏大的保洁人员。

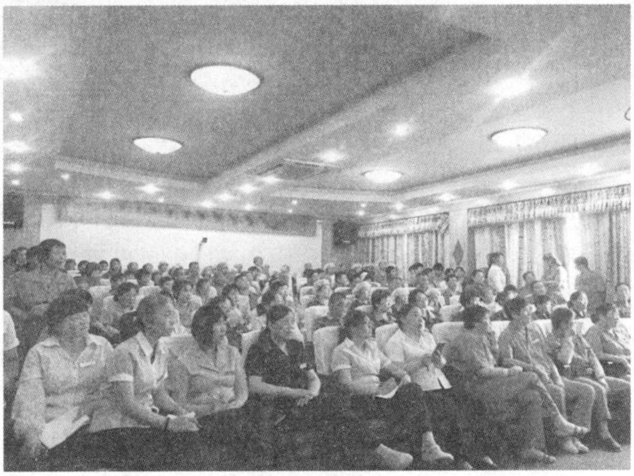

图6-7-24 外包单位保洁人员集中培训

（5）我们将加强医院感染知识培训：一是重视新员工的岗前培训（见图6-7-24）。保洁人员上岗前必须进行医院感染、消防隔离等相关知识的培训，内容包括：清洁、消毒灭菌、无菌、标准预防等知识；病区设施、卫生洁具的清洁消毒标准；生活垃圾和医疗废弃物的分类处置要求；常用消毒液存放管理要求、使用范围及方法、浓度配比及洗手方法、职业防护常识；等等。这类培训能使他们对医院感染、保洁工作增加一定的认识和理解，帮助他们了解自身行为与医院感染发生的关系并积极做好本职工作。二是在岗培训。院感科每年定期组织保洁人员培训学习，使其了解消毒隔离、医疗废弃物管理办法及相关知识，以增强保洁人员医院感染防控意识。保洁公司结合实际，有重点、有计划地进行集中培训，做到“月有计划、周有重点”，同时注意日常工作的指导，边工作边现场指导，反复进行，使保洁人员能正确掌握消毒液配置、保洁用具消毒等基本技能。三是重点培训。根据工作性质及保洁人员自身素质不同，对手术室、ICU、产房等特殊岗位和一些接受能力较差的保洁人员做一对一重点培训，强化指导、质量追踪。组织保洁公司管理人员、医院专职保洁管理员、总务科领导赴JCI医院参观学习，增强管理人员的管理理念和管理水平，提高其管理意识，改善医院保洁面貌。

（6）增加保洁人员，进行专人保洁，提高卫生设施现代化水平，改造自动冲水阀，加装强排风扇，加装定时自动喷香器。维修人员加强对几个重点区域卫生间的巡查，遇到问题及时维修（见图6-7-25、图6-7-26）。

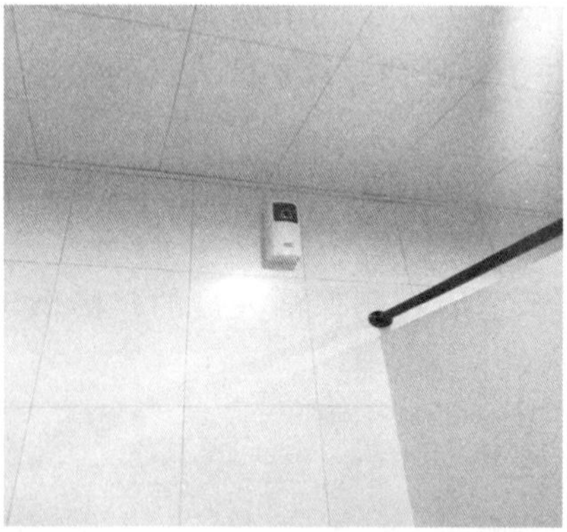

图6-7-25　加装定时自动喷香器

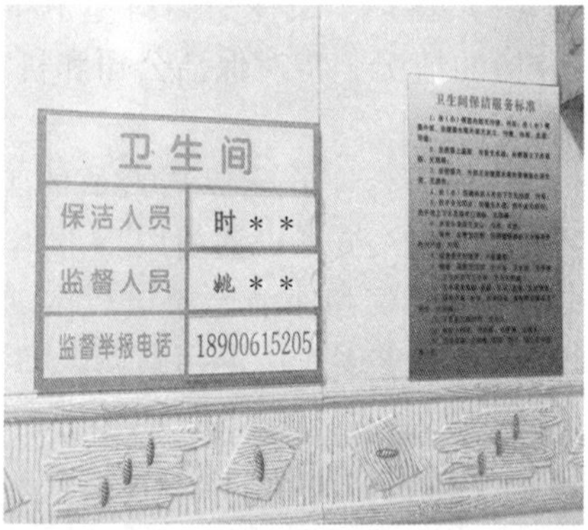
卫生间
保洁人员
时＊＊
监督人员
姚＊＊
监督举报电话
18900615205

图6-7-26　卫生间责任牌

（7）对病区开水间、污物间、工具间、保洁休息室等进行全面改造，统一保洁工具的配置。运用人对颜色心理的反应、习性及分辨能力，将拖把与抹布用红、黄、蓝、白四种颜色进行分类，让保洁人员自觉地使用。同时，对保洁工具的存放进行规范化管理，将保洁用品洁污分区，物品进行定点、定位、定容放置，提高收容率，例如将拖把以悬挂方式放置，保证柜子内物品与柜子上的标识一致，节省寻找物品时间。将抹布、拖把布实行集中清洗、消毒、烘干，由总务科统一进行发放，各科室按需领用（见图6-7-27、图6-7-28、图6-7-29、图6-7-30、图6-7-31、图6-7-32）。

黄色（拖把/抹布）——病房、处置室、污物间（污染区）

红色（拖把/抹布）——卫生间（污染区）

蓝色（拖把/抹布）——走廊、护士站、治疗室、医生办公室（半污染区）

白色（拖把/抹布）——库房、医护值班室、就餐室（清洁区）

图6-7-27　拖把、抹布颜色分类

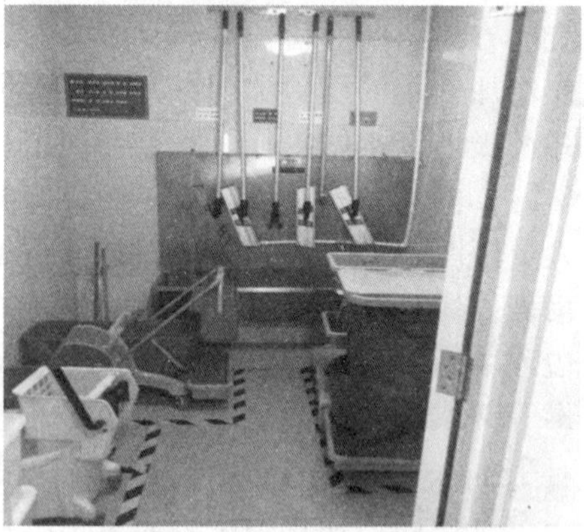

图6-7-28　标准化工具间

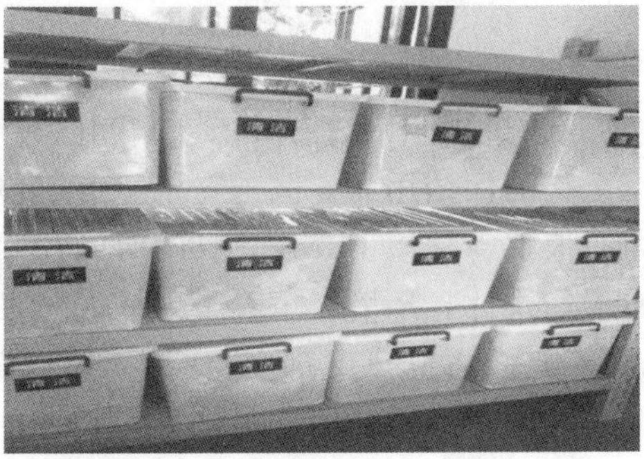

图 6-7-29　拖把布、抹布集中处理

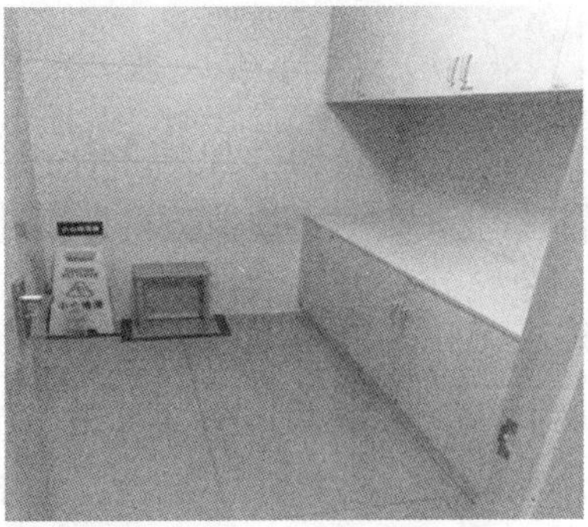

图 6-7-30　标准化工具间

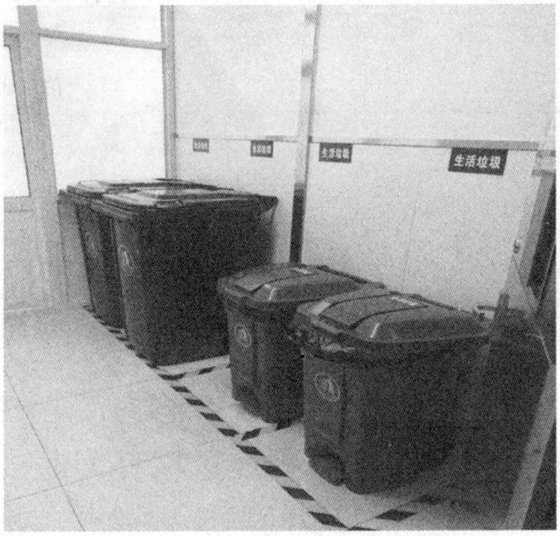

图 6-7-31　标准化垃圾存放间

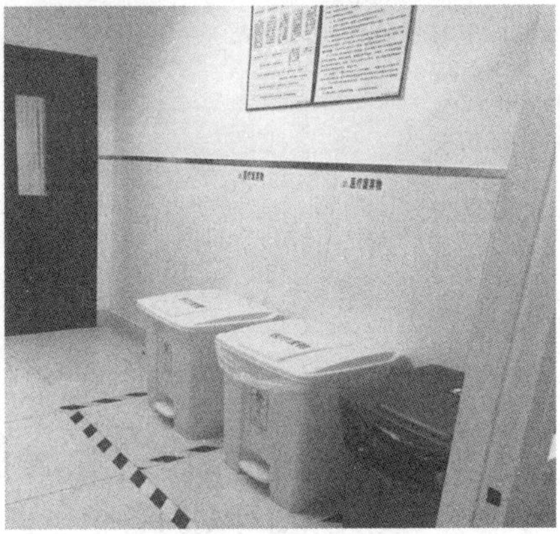

图 6-7-32　标准化垃圾存放间

3. 案例说明

2016 年 1 月，妇科一位女患者去洗手间时，由于地面保洁后水渍未干，致其意外滑倒受伤。后来经调查发现，保洁人员拖地时使用的拖把布未按要求拧干，卫生间无干的拖把布可以用，又无防滑警示标识，导致患者摔倒受伤。

2016 年 2 月，总务科同院感科、护理部商议决定将所有保洁抹布及拖把布集中清洗、消毒，烘干后给病区使用，确保病员、保洁人员有干的拖把布可用；立即制订“室内地面保洁标准操作流程”，明确了保洁人员的职责，并规定卫生间地面不能留有水渍；集中给保洁人员进行操作流程培训，规范其操作；订购了一批可悬挂式的防滑警示牌，悬挂在卫生间的门把手上，确保保洁的质量与患者的安全。

（四）取得的成效

医院在启动“保洁工作质量监测”改进项目后，基本没有了由于保洁工作落实不到位造成的跌倒事件。全院的保洁用品专区与专柜定点定位存放，并有专门的标识，减少了空间的浪费，缩短了寻找工具的时间，给保洁人员创建了干净、整洁、舒适的工作及休息环境，培养了保洁人员良好的行为习惯。2016 年 9 月—2017 年 8 月患者满意度都在 90% 以上，另外从每月的考核评估来看，评估指都达到了指定目标值（见图 6-7-33）。

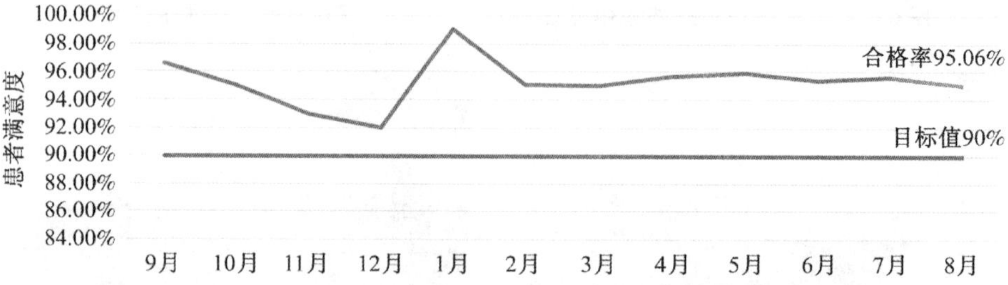

图 6-7-33　2016 年 9 月—2017 年 8 月医院保洁质量趋势图

（五）实施过程中的关注点

2016 年 9 月开始启动“保洁工作质量监测”的质量改进项目。保洁主管每天按照保洁计划对各个科室进行工作检查，发现问题及时指出，并与护士长进行沟通。总务科每月不定期协同物业公司、门诊部等多个部门对我院多个区域进行保洁工作考核评估，在质量监控检查中一旦发现问题及时予以反馈，并制订整改措施予以组织实施，同时对整改效果进行跟踪评估。通过不断检查、督促、指导，使保洁人员自觉规范执行相关操作流程，逐渐形成层层负责、逐级把关、互相联系、互相促进的质量管理组织体系，切实使我院的保洁工作质量有了显著的提升。

（缪科、李娜）

三、让危化品，化“险”为夷

（一）背景

近期，C 医院病理科发生了一起冰乙酸外泄事件。冰乙酸凝固时体积膨胀可能导致容器破裂，空气中最大允许浓度不超过 25 mg/m^3，一旦发生泄漏将对人们健康产生不良影响，严重的话，会致人休克甚至死亡。与此同时，住院部大门口一桶 25 kg 的高浓度酒精因搬运过程中从车厢里掉到地面，造成大量酒精外泄，且已流淌到车辆停放处，此外离事故地点 5 m 处还有个吸烟点，如果烟头引燃酒精势必会造成重大事故。类似的危险化学品在管理、运输等过程中的疏忽在医院内屡见不鲜，存在较大的安全隐患。

危险化学品（简称危化品）是指具有爆炸、易燃、腐蚀、放射性等性质，在生产、经营、储存、运输、使用和废弃处理过程中，容易造成人员伤亡和财产损毁而需要特别防护的化学品。医院因实验、医疗需要购置大量危险化学品、麻醉药品及放射性元素，这些物品本身对人体或环境具有放大的危害性，如果存储、使用等环节出了问题，将可能造成严重后果。因此，在等级医院和 JCI 评审标准中，明确要求建立安全可靠的存储、应急处置及防护措施，制定合理规范的相关制度。

（二）JCI 标准概述

标准 FMS. 5. 1：医院要制订有关有害物质的清单，以及有害物质和废弃物处理、存储和使用的控制与弃置计划。可衡量要素包括：医院应确定所有有害物质和废弃物的类型、位置和数量，应有一份最新的完整存货清单；应制订和实施有害物质和废弃物的安全处理、存放和使用方法；应制订和实施处理有害物质和废弃物时使用防护设备的步骤；应制订和实施有害物质和废弃物的适当标识方法；应制订和实施记录要求，包括任何许可、执照或其他监管要求。

（三）制度流程改进

1. 改进前的现状分析

在实施 JCI 标准前，为了掌握院内危化品管理的情况，保卫科于 2016 年 1—3 月实地调查了 52 个存放危化品的科室，发现院内的危化品管理存在以下问题：医院无危化品目录清单；医院未添置专用的防爆柜；科室人员对危化品的危害性认识度不够；科室内缺少危化品泄漏后的防护设备；医院没有制订危化品泄漏后的应急处理流程。为了解决以上问题，我们对危化品存放合格率不达标的原因进行了分析（见图 6-7-34）。

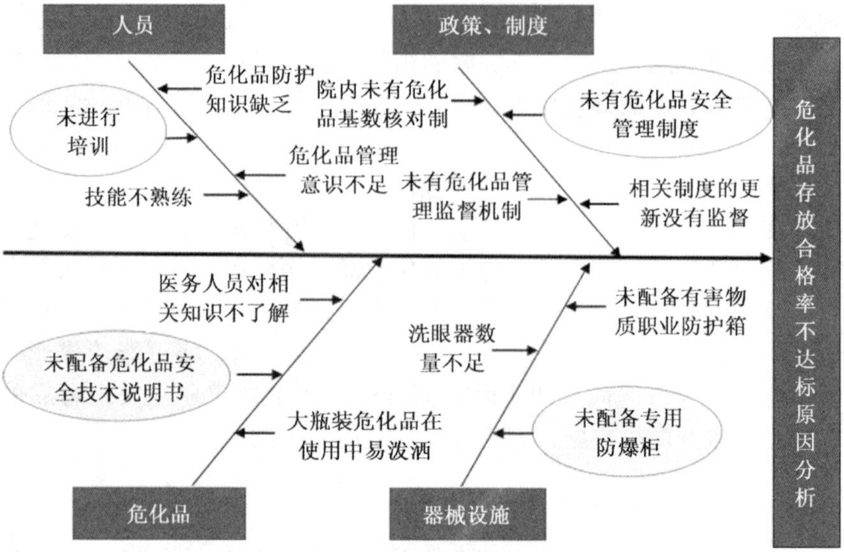

图 6-7-34 危化品存放合格率不达标原因分析

2. 整改计划

（1）建立危化品目录清单。

（2）配备各种器械设施。

（3）制订危化品泄漏后的应急处理流程。

（4）建立危化品管理制度。

（5）全员培训。

3. 改进措施

（1）开展针对危化品等有害物质的业务培训。例如：保卫科制订关于危化品的培训计划，对全院护士长进行了危化品管理培训；医院感染管理科对全院工勤人员进行了多次有害物质控制培训（含外包人员）。

（2）建立危化品管理制度。第一，医院感染管理科负责制定《有害物质管理制度》、保卫科负责制定《危化品失窃事件处理章程》。第二，保卫科负责制订危化品泄漏应急预案：如果发生危化品泄漏，医院立即启动医院应急广播（地点 + 777）。较小的问题由保卫科、保安、科室内部的人员处置；较大的问题拨打“119”报警电话后由消防大队来院处置。第三，对医院危化品储存做统一要求。

（3）配备必要的危化品防护器械。医院 54 个存放危化品科室配备 64 个专用防爆柜（见图 6-7-35）及有害物质职业防护箱（见图 6-7-36），19 个单位配备 20 套洗眼器。定点放置，定人管理，定期检查。

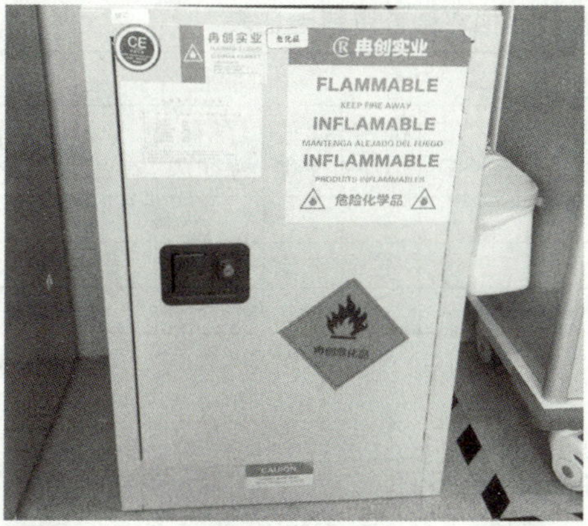

图 6-7-35 防爆柜

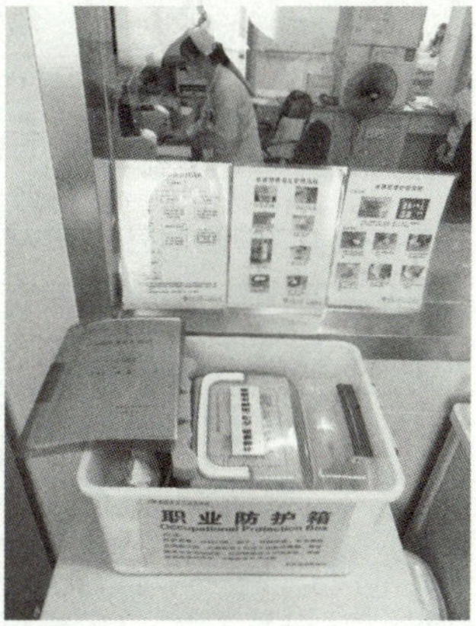

图 6-7-36 职业防护箱

（4）科室配备危化品的安全技术说明书。危化品安全技术说明书的制作是预防化学危害的基本工作，使用科室必须对本部门化学品的理化性质有正确了解，才能避免因其过量暴露造成伤病或使用不当引起意外事故。医院将危化品安全技术说明书下发至各个科室，并在院内网上公布，以备在危化品使用过程中出现意外时能及时查询，并立即予以处置。

（5）对危化品包装进行整改。针对 75% 酒精及 95% 酒精包装规格较大问题，现将 75% 酒精 500 mL 包装改成 60 mL 包装，95% 酒精25 kg包装改成 2500 mL 包装。

（6）对各科室根据实际用量核定危化品基数，严禁大量存放。

（7）建立质量改进项目，并进行监测。

2016 年 4 月开始启动“危化品管理合格率”的质量改进项目。针对危化品存放合格率设计调查表（见表 6-7-1）及其验证表（见表 6-7-2），每月协同院感科、药剂科、护理部、质改办等多部门联合对我院 54 个存放危化品的科室进行检查，汇总后进行分析，并将调查结果在医院内网上公布。针对有问题的科室当场反馈，并及时监督整改。

表 6-7-1 危化品存放合格率调查资料收集表

调查日期： 年 月 日							调查者：	
序号	科室	科室内危化品清单	账物数目相符（抽取 2 个）	使用登记齐全	标签清晰	存放合规	在有效期内	专柜内是否存放非危化品
1	一病区							
2	二病区							
3	产房							

表 6-7-2 危化品存放合格率调查资料验证表

调查日期： 年 月 日								验证者：
序号	科室	科室内危化品清单	账物数目相符（抽取 2 个）	使用登记齐全	标签清晰	存放合规	在有效期内	专柜内是否存放非危化品
1	一病区							
2	二病区							
3	产房							

（四）取得的成效

质量改进是一个循序渐进的过程，危化品管理合格率≥95%是我院不断努力的目标。2016 年 4—12 月，我们加大了对危化品的管理力度，其合格率由 59.62%上升至 100%（见图 6-7-37）。

医院在监控危化品管理过程中需要不断分析、总结，重点关注“账物相符”和“使用登记”这两个环节，对改进效果不佳的环节继续进行调研、原因分析和持续改进，通过改进不断提升危化品管理水平。

随着危化品管理水平的不断提升，本院的危化品管理达到制度化、规范化、合理化，同时在危化品每个环节的安全管理中，也做到了“运输、存放、使用”过程中处处预防，实现了危化品无泄漏、无丢失、无差错的成效。

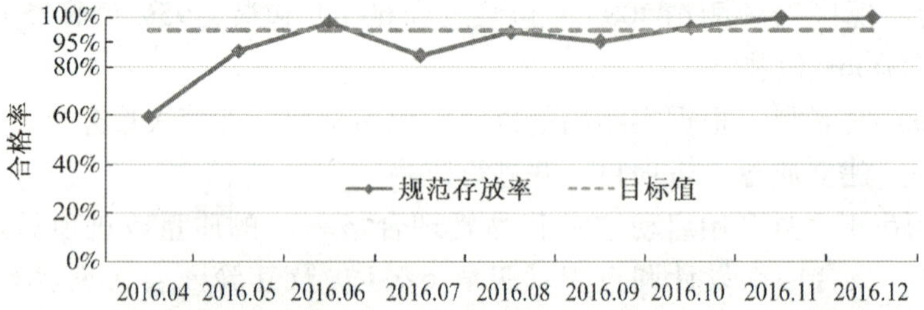

图 6-7-37 危化品管理合格率趋势图

（五）实施过程中的关注点

（1）保卫科制订危化品目录清单，定期更新。

（2）对存放危化品的科室配备防爆柜，使其符合存放要求。

（3）建立健全危化品管理制度。

（4）危化品采购、运输、使用等过程必须符合安全规定。

（5）建立全院应急广播系统代码，完善危化品泄漏应急处理预案，配备危化品应急箱等设备。

（6）对员工进行危化品管理培训，加强员工对危化品的管理意识。

（王雪东、姚静忠）

四、共筑“防火墙”，搭起生命安全网

（一）背景

随着经济的快速发展，人民群众就医需求的不断提高，医院存在“五多”现象（门诊人员密集、弱势群体（病人）多，大型医疗设备、电器设备多，新旧建筑共存、建筑物多，易燃易爆化学品多，违规吸烟者多），一旦发生火灾，势必造成重大人员伤亡和财产损失。所以医院需要提高消防安全管理能力，提高员工消防安全意识。医院的消防安全工作是医院安保工作的重中之重，现场人员如何在第一时间内按照分工快速有效地采取救援、报警、限制、灭火疏散的应急措施，是考量一个医院的消防应急处置管理水平的重要指标。

（二）JCI 标准概述

1. 标准 FMS. 7

医院应制订和实施相应的方案，方案中包括预防、早期检测、扑救、消除及提供安全出口等，以应对火灾和非火灾突发事件。可衡量要素包括：医院应制订和实施一项方案，确保医院设施中的所有人员在火灾、烟雾或其他非火灾突发事件中是安全的。

2. 标准 FMS. 7. 1

医院要定期检查其火灾和烟雾应急预案，包括任何与早期检测和扑救相关的设备，并记录检测结果。可衡量要素包括：所有人员每年至少参加一次火灾和烟雾应急演习；员工能够展示如何将患者带到安全区域；应根据制造商的建议检查、测试和维护火灾探测系统与灭火设备；系统和设备的测试和维护都应记录在案。

3. 标准 FMS. 7. 2

消防安全方案包括限制吸烟，仅允许员工和患者在指定的非治疗区域吸烟。可衡量要素包括：消防安全方案包括禁止或限制在医院设施中吸烟；此方案适用于患者及其家属、探视者和员工；此方案确定了哪些患者属于允许吸烟的例外情况及这些例外情况何时适用。

（三）制度流程改进

1. 改进前的现状分析

C 医院地处老城区，形成了新、老建筑物共存的格局。新建筑物有 5

幢，且安装有火灾报警及自动灭火等设施；其他的均为老建筑，且未安装自动消防设施，在实施 JCI 标准以前，存在以下几点问题：

（1）全院建筑未进行消防安全评估，未列出消防设施设备清单，消防设施、设备维护徒具形式。

（2）未按照《消防法》相关规定对消防设施设备进行年度检测。

（3）监控室部分值班人员未持证上岗。

（4）部分安全疏散通道、安全出口堆放了大量的医疗设备，影响人员的疏散；部分安全指示灯、应急灯不能正常运行；常闭式防火门处于常开状态，造成防火闭门器受损。

（5）强、弱电间内电器设备、电线杂乱，门均未上锁。

（6）各防火分区之间存在管道穿过防火墙时，未进行防火封堵措施。

（7）科室未进行消防角色定位，缺少消防应急箱。

（8）部分医疗区域存在患者家属吸烟的现象。

（9）员工的消防安全意识不强。

2. 改进措施

（1）灾害脆弱性分析（HVA）。

医院风险与危机管理委员会对各类紧急事件进行风险管制之前，首先利用 HVA 法对突发事件开展风险等级评估，根据评估风险等级由高到低排序，制订风险评估表（见表 6-7-3）。

表 6-7-3　医院风险等级评估表

序号	危机项目	可能性	严重性						RISK 值（0～100%）
			影响因素			应急准备			
			人力影响	资产影响	运营影响	准备工作	内部响应	外部响应	
		发生的可能性	死亡或受伤的可能性	物质上的损失	对运营的干扰	预案	时间、效率、资源	社区/互助员工和供给	
1	信息系统故障	2.7	1.1	1.7	2.7	1.6	1.6	1.9	53.2%
2	暴力袭医（医闹）	2.2	2.3	2.2	2.4	1.7	1.8	1.9	52.6%
3	电梯故障（困人）	1.6	1.3	1.7	1.7	1.8	1.7	1.7	31.3%
4	台风	1.7	1.5	1.6	1.5	1.7	1.6	1.6	30.6%
5	暴风雨	1.6	1.5	1.2	1.7	1.7	1.6	1.6	28.2%

续表

序号	危机项目	可能性	严重性						RISK 值（0~100%）
			影响因素			应急准备			
			人力影响	资产影响	运营影响	准备工作	内部响应	外部响应	
		发生的可能性	死亡或受伤的可能性	物质上的损失	对运营的干扰	预案	时间、效率、资源	社区/互助员工和供给	
6	电力故障（停电）	1.5	1.3	1.4	2.2	1.6	1.4	1.6	28.0%
7	火灾	1.3	2.2	2.3	2.5	1.4	1.5	1.5	27.9%
8	感染暴发	1.3	1.9	1.7	2.0	1.5	1.6	1.7	27.0%

（2）制定医院的消防安全管理制度。

① 为了加强医院的消防安全组织管理，做到消防安全管理“党政共责、一岗双责、齐抓共管”，分管领导“管行业必须管安全、管生产必须管安全、管业务必须管案例”，科室按“谁主管，谁负责”原则来管理，全面落实各级、各部门、各岗位人员职责，制定《消防安全组织管理制度》，明确落实消防安全责任制，不断完善医院的消防监督管理，提升医院依法自我管理的能力，有效预防火灾的发生。

② 医院通过防火检查能够发现和消除火灾隐患，把火灾隐患扼杀在萌芽状态，做到防患于未然。根据《消防法》《江苏省消防条例》制定了全院性的《防火检查制度》，保安队员每2个小时对重点部门、科室进行安全巡视工作，防火巡查人员应认真填写巡查记录，并在巡查记录上签名，对违规行为及时予以纠正；对无法当场整改处置的，应立即向保卫科或院总值班室报告，对安全隐患不能及时整改的，签发“火灾隐患整改通知书”，并报抄送分管院长，督促有关部门进行整改并将整改情况上报院部。医院保卫科、医院安全委员会每季度或重大节假日前会组织人员开展防火检查。

③ 为了保证医院财产和施工人员的生命安全，杜绝安全责任事故的发生，保持医院良好的工作秩序，对施工单位来院进行了相应安全生产教育培训。

④ 确保医院所有人在火灾发生时，相关人员能够在火场统一指挥，密切配合消防队实施灭火、施散工作，确保患者等人员能够快速撤离火场。发生火灾时，各科室工作人员务必保持镇静，按照消防角色定位各司其职，有序组织患者撤离火灾现场。

⑤ 为进一步提高消防安全管理水平和火灾应急处置能力，落实消防

控制室值班人员规范化管理，严守程序，准确操作，实现火灾的早期报警、自动灭火及其他各项联动功能要求，对消防控制室值班人员进行了规范化、制度化的管理。

⑥ 为了确保消控中心值班人员能够及时、准确、熟练地操作各种消防系统的设备设施，保证火灾自动报警系统、自动喷水灭火系统等消防设备设施的功能完好有效，切实发挥火灾自动报警及消防联动控制系统的作用，严格要求相关人员遵守《消防监控中心值班人员职责》。

⑦ 为患者和医院员工创造安全可靠、健康良好的就诊和工作环境。提高医院的消防安全，保障患者及其家属、医护人员的人身财产安全。医院办公区、诊疗区，制定禁烟规定。

⑧ 规范医院消防设施使用方案，满足消防设施设置、检查测试等要求，确保消防设施的正常运行，保障患者、陪护、医务人员的生命财产安全。

3. 加强医院的消防安全“四个能力”建设，全面构建防火墙工程

（1）医院保卫科熟练运用科学的评估方法，按照消防法律法规、消防技术标准，制定建筑物、场所评估标准。组织人员按照评估标准对每幢楼、每个楼层、每个房间进行检查。通过安全评估，及时发现消防安全存在的问题并提出解决的对策、建议及整改方案。

（2）医院保卫科制订全年消防安全培训计划，通过培训不断提高员工的消防安全意识，提高其消防应急处置能力，使员工掌握基本的救援、报警、限制、灭火疏散的能力。保卫科工作人员将消防器材的使用方法视频连同常规的消防安全知识一并挂到医院内网上，供员工观看学习。

全员性消防培训：根据消防安全工作计划组织全院员工、外包人员分别在6月（安全生产月）观看消防安全“四个能力”建设视频，在11月（消防安全宣传月）到各临床科室进行消防安全知识培训，培训内容包括各区域的消防灭火设施的位置、数量、操作方法、消防应急包器材的使用方法和注意事项、消防角色定位及人员职责、医院相关消防安全管理制度等相关内容。考虑到临床一线医务人员工作多、任务重，培训师可以与各科室电话预约后深入一线为员工进行消防培训，外包人员培训可以利用中午休息、下班前在各楼层进行培训，这样可以使员工、外包人员更加了解工作场所消防设施的实际情况。培训结束后，通过模拟场景、书面考试的方法对全院员工、外包人员进行考核，考核合格后颁发消防培训合格证书。对于考核不通过的人员，则需再次集中进行培训考核，直到全部合格为止。

新职工、实习生岗前培训：在入职前由人事科、科教科、护理部为新职工、实习生发放消防安全培训表，由保卫科负责对其进行消防安全培

训，培训考核合格后颁发消防培训合格证书。

（3）消防安全巡查。执行“预防为主、防消结合”的消防安全方针，预防火灾是消防安全工作的第一步，需要通过巡查、检查、举报等形式发现消防安全隐患，只有发动全院员工的力量才能让火灾隐患无处藏身。员工可以将发现的消防安全隐患直接上传到微信工作群，让保卫科第一时间了解情况后及时进行整改。

保卫科人员：加强对医院施工区域的消防安全管理，在施工前对施工区域进行消防安全评估，发放院区施工许可证。施工如果需要进行动火作业，则必须在动火前实地勘察施工区域，指导施工单位配备相关消防器材并采取防火措施，落实专人负责消防监管工作，动火作业人员必须持证上岗，办理动火许可证，每天对施工区域进行巡视检查。

消控中心值班人员：对医院的消防泵房、气体灭火装置、屋顶的消防水箱等重点设备进行巡视，并填写相关数据、设备运行记录等，一旦发现问题应及时通报消防维保单位进行抢修。在相关消防危险区域内安装电视监控系统，并派 24 小时值班人员进行监督。

保安巡查：保安队每个 2 小时对各病区、各科室进行防火巡视工作，对消防设施实行扫描二维码确认与填写检查记录相结合的检查方法，确保消防通道畅通、消防设备设施完好。适时礼貌地阻止在禁烟区内吸烟的行为，引导吸烟者到院区吸烟点吸烟，并提醒他们不要乱扔烟头以免引发火灾。

科室自查：各科室专人负责每日进行消防安全巡视工作，填写岗位防火检查表，发现消防安全隐患问题及时向保卫科汇报，排除隐患。

（4）消防设施检测。消防设施的正常运行是加强医院消防安全工作的重要保障，监督消防维保单位对消防设施进行维护保养，每月根据消防设施检测的周期进行检查测试，出具消防设施维护保养记录表。每年由第三方对建筑消防设施及电气安全进行年度检测，检测后出具具有法律效力的检测报告，确保全院消防设施正常运行。

4. 消防演练

为了使医院员工了解消防基础知识，提高其安全防范意识，增强其自我保护能力，帮助员工掌握火灾逃生技能并学会救援、报警、限制、灭火疏散等救援方法，确保员工、患者及其家属的生命安全及财产安全，以“练为战”演练方针，让医院员工、外包人员能够掌握消防应急流程。

医院每年根据年初计划开展全院性灭火疏散应急演练，演练地点设在住院楼、门急诊大楼、锅炉房等消防重点区域，演练由医院应急小组负责统一指挥，演练流程根据《全院性消防灭火疏散应急预案》形成一分钟第一灭火力量、三分钟保安义务消防灭火力量、五分钟公安消防队灭火力量，提升各部门协同配合作战能力，演练结束后召开演练总结大会，梳理预案中的待改进点，使消防灭火疏散预案更加贴近实际。为了明确各科室人员消防角色定位，使其熟悉各自的职责、任务，各科室根据实际情况开展消防灭火疏散演练或桌面演练，保卫科派专人指导演练，对预案中存在的问题进行评点，通过不断演练提高各科室人员应对和处置火险的能力。

医院火灾应急组成立“一部五组”，模拟发生火灾时医院员工能够熟练、准确地按照消防角色定位开展指挥、报警、救援、限制、疏散灭火等工作（演练过程见图 6-7-38、图 6-7-39、图 6-7-40、图 6-7-41、图 6-7-42、图 6-7-43，消防应急模拟演练处置流程图见图 6-7-44）。

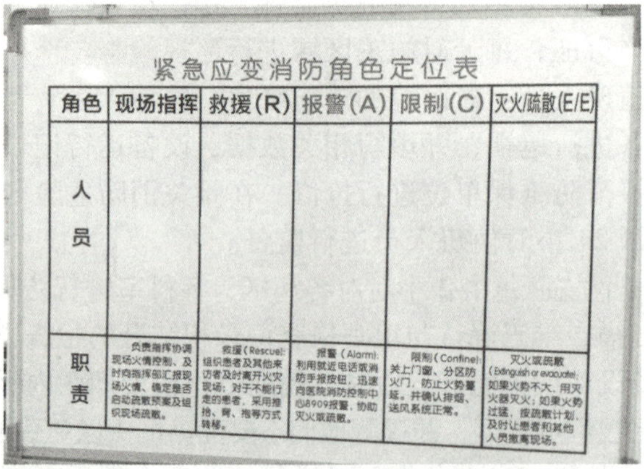

图 6-7-38　紧急应变消防角色定位表

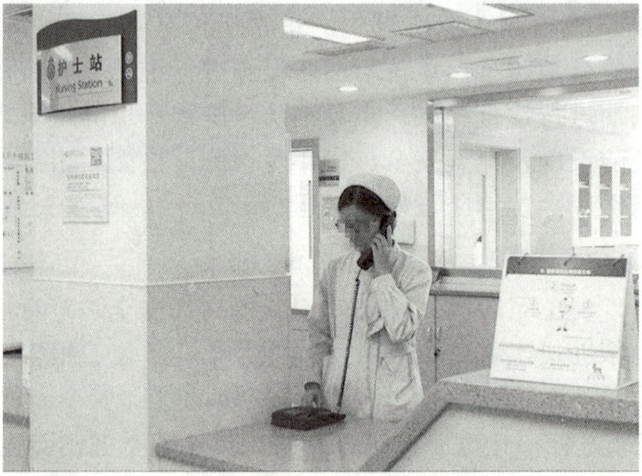

图 6-7-39　火灾发生时，科室人员向消控中心报警

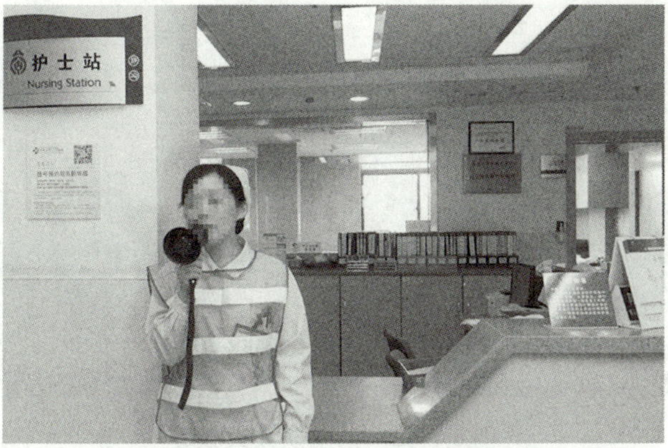

图 6-7-40 火灾发生时，科室护士长现场指挥、调度

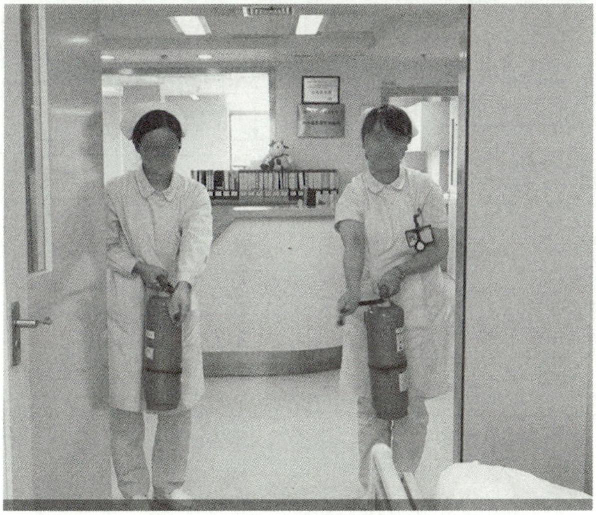

图 6-7-41 科室第一灭火力量

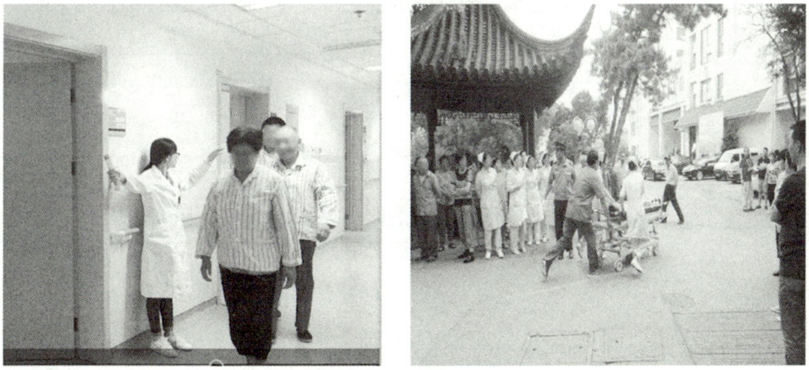

图 6-7-42 现场疏散

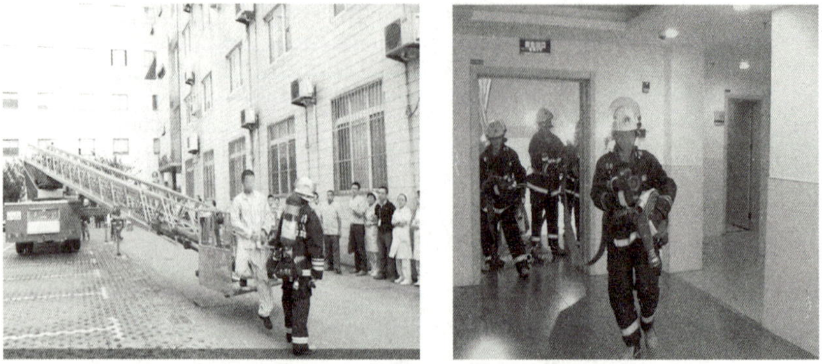

图 6-7-43 消防队灭火救援

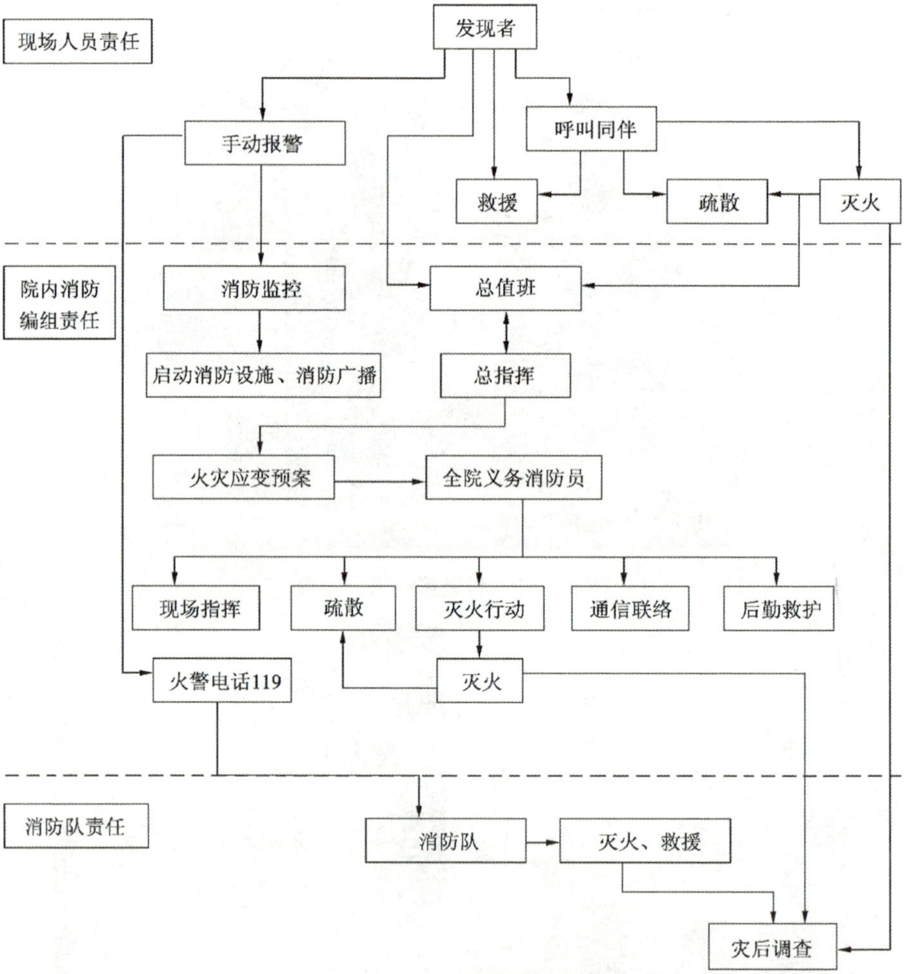

图 6-7-44 消防应急模拟演练处置流程图

（四）取得的成效

通过一系列的消防安全检查、整改、再检查、再整改，从而降低院区内消防火灾风险。医院的消防安全管理全面贯彻“预防为主，防消结合”的方针，以消防法律法规为准绳，结合医院实际情况制定可操作性的消防安全管理制度，加强消防安全巡视检查，加大消防安全投入，强化火灾隐患整改工作，提升全员消防安全意识，降低医院消防安全事故发生率，为员工、患者及其家属等提供一个安全、可靠、美丽的“平安医院”。

（五）实施过程中的关注点

（1）根据医院实际情况制订消防安全管理年度计划。

（2）对医院建筑物进行消防安全评估，摸清消防设施清单，对评估出来的安全隐患制订整改时间表，按照消防法律法规要求，消防维保单位定期对消防设施进行维护保养测试。

（3）由第三方检测单位对全院消防设施进行检测，并出具检测报告，确保消防设施正常运行。

（4）保卫科不定期对消防设备、设施进行抽查，制定消防设施监测评定标准。

（5）根据全院职工吸烟情况调查摸底结果，设立全院吸烟点，降低火灾风险。

（6）根据医院的特点制订灭火和应急疏散预案，指导各科室制订消防角色定位方案。

（7）制订培训计划，对全院员工、外包人员进行消防安全知识培训、灭火疏散演练。

（王雪东、姚静忠）

五、设备三级保养，我们这样做

（一）背景

随着现代化医疗设备的不断引入，C 医院的医疗质量和技术水平都得到了明显的提升，为患者提供了强有力的医疗服务保障。但是，面对价值 3 亿多的医疗设备资产，C 医院如何将这些医疗设备妥善存放、正确使用、完善维护，以保证将设备的先进性发挥出来，并保证其安全性，是一个不小的难题，本案例就设备维护方面提出改进方案并加以实施。

（二）JCI标准概述

标准FMS.8：医院应制订和实施一次方案，用于检查、测试和维护医疗技术并记录结果。可衡量要素包括：医院应有所有医疗技术的库存清单；检查和测试新推出的医疗技术，然后根据技术的年限、用途和制造商的建议进行检查和测试；医疗技术方案应包含预防性维护；提供这些服务的人员应具备与所提供服务有关的资质和培训经历。

（三）制度流程改进

1. 现状分析

在接受JCI认证之前，C医院的医疗设备管理为粗放式管理，全院医疗设备清单不精准，存在较大误差，未采用互联网平台进行数据管理，有待进一步改进；设备维护工作落实不到位，技术人员配置不齐全，依旧采用故障后维修的被动模式。因此，C医院迫切需要改进当前维修模式，建立三级保养制度。第一，日常保养。科室指定专人对所使用的设备每日进行清洁维护和基本参数校正。第二，一级保养。设备科维修人员每月定期对科室进行巡检，检查设备上的资产标签、PM标签、计量标签等是否完好，设备时钟上显示的时间是否准确，并指导科室专管人员对设备进行通电试机、设备内部清洁和技术参数校正，确保设备的完好率在90%左右。第三，二级保养，即开展预防性维护（PM）。根据设备保养技术属性要求，确定不同的保养周期，由厂家授权工程师、有资质的第三方工程师或医疗设备科工程师对不同的设备，进行维护和参数校正，包括内部除尘、机械部位加油、除锈等。

2. 方案落实

（1）医疗设备科经过调研，配备了仪器设备日常检查记录本，并悬挂在各台设备上，方便科室指定维护人员和工程师记录与查证（见图6-7-45、图6-7-46）。

（2）针对一级保养制订了各科室医疗设备月度巡检表，由工程师每月前往科室进行相关项目的巡检，并将结果记录在案（见表6-7-4）。

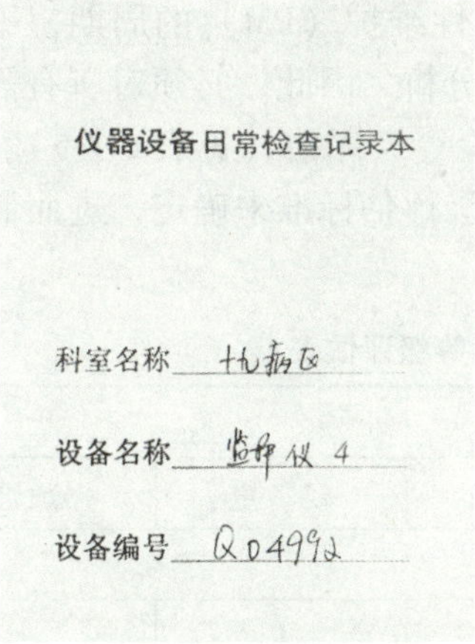
仪器设备日常检查记录本

科室名称 十九病区

设备名称 监护仪 4

设备编号 QD4992

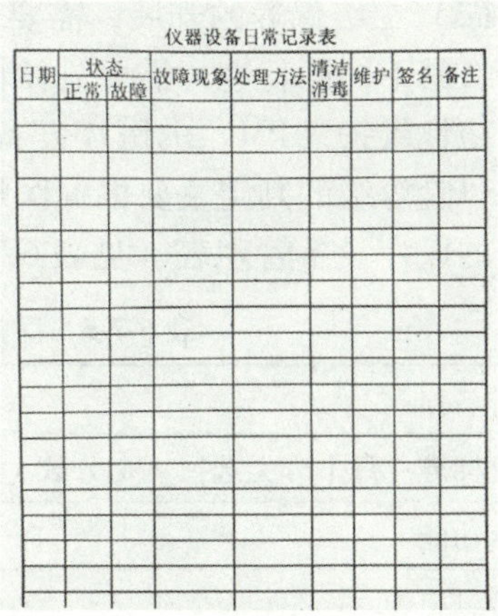
仪器设备日常记录表

日期	状态		故障现象	处理方法	清洁消毒	维护	签名	备注
	正常	故障						

图 6-7-45　仪器设备日常记录本封面　　　图 6-7-46　仪器设备日常记录本内页

表 6-7-4　急诊室医疗设备月度巡检表（示例）

使用科室：一病区　　工程师：________　　时间：______年______月______日

设备编号	设备名称	品牌型号	序列号	使用情况		外观整洁	标签情况	备注
				正常	故障			

使用科室签字：____________　　　时间：____________

注：巡检时需特别注意外观整洁度、系统时间及各类标签是否齐全，标签包括：资产标签、PM 标签、计量标签等。

（3）二级保养的开展，需要确定预防性维护（PM）的周期，不同的设备有其不同的特性，需要具体情况具体分析，因此，必须对所有需要开展预防性维护（PM）的医疗设备进行风险等级评估（见表6-7-5）。医疗设备风险等级的判定主要根据医疗设备分级评估标准来确定，进而制订出详细的医疗设备管理表（见表6-7-6）。

表6-7-5 医疗设备风险等级评估表

设备名称：		
评分标准：每个分类选择一个分数	权 重	分 数
临床功能		
不接触患者	1	
设备可能直接接触患者但不起关键作用	2	
设备用于患者疾病诊断或直接监护	3	
设备用于直接为患者提供治疗	4	
设备用于生命支持	5	
有形风险		
设备故障不会造成风险	1	
设备故障会导致低风险	2	
设备故障会导致治疗失误、诊断错误或对患者的状态监护失效	3	
设备故障会导致患者或使用者出现严重创伤乃至死亡	4	
问题避免概率		
维护或检查不会影响设备的可靠性	1	
常见设备故障类型是不可预计的或者不是非常容易预计的	2	
常见设备故障类型不易预计，但设备历史记录表明是技术指标测试中经常检测到的问题	3	
常见设备故障类型可以预计并且可通过预防性维护避免问题的出现	4	
具体的规则或制造商的要求决定了预防性维护或测试	5	
事故历史		
没有显著的事故历史	1	
存在显著的事故历史	2	

续表

设备名称：		
评分标准：每个分类选择一个分数	权　重	分　数
制造商/管理部门的特殊要求		
没有要求	1	
有独立于数值评级制度的测试要求	2	
总分		
分类：每年进行 0　0.5　1　2　3　4 次测试		

总分在 13 分以上每半年进行一次测试

总分在 9 ~ 12 分每年进行一次测试

总分在 8 分以下每两年进行一次测试，或者根据临床应用情况决定

评估人（签名）：

表 6-7-6　医疗设备评估表

编号	医疗设备名称	控制级别	设备巡检周期	维护保养周期
1	除颤仪	急救及生命支持类，一级控制目录	半个月	6 个月
2	高频电刀		1 个月	6 个月
3	呼吸机		1 个月	6 个月
4	麻醉机		1 个月	6 个月
5	血透机（包括水处理）		1 个月	6 个月
6	床边 CRRT		1 个月	6 个月
7	婴儿培养箱		1 个月	6 个月
8	微泵、输液泵	二级控制目录	1 个月	12 个月
9	监护仪（麻醉监护仪）		1 个月	12 个月
10	心电图机		1 个月	12 个月
11	手术床、无影灯		1 个月	12 个月
12	腔镜设备		1 个月	12 个月
13	检验科设备		1 个月	12 个月
14	病理科设备		1 个月	12 个月
15	实验室设备		1 个月	12 个月
16	供应室设备		1 个月	12 个月
17	放射类设备		1 个月	12 个月
18	超声类设备		1 个月	12 个月
19	非固定资产类设备	三级控制目录	故障时维修，计量检定	

然后，根据上述分级管理表，对医疗设备开展预防性维护。一共可分为三类：一类为厂方授权工程师开展预防性维护工作（见图 6-7-47），第二类是有资质的第三方工程师开展预防性维护工作（见图 6-7-48），第三类为院内经培训的工程师自行开展预防性维护工作（见表 6-7-7）。

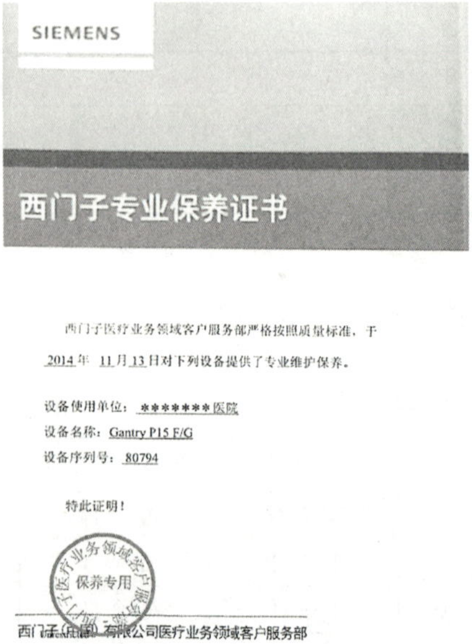

SIEMENS

西门子专业保养证书

西门子医疗业务领域客户服务部严格按照质量标准，于 2014 年 11 月 13 日对下列设备提供了专业维护保养。

设备使用单位：********医院

设备名称：Gantry P15 F/G

设备序列号：80794

特此证明！

西门子（中国）有限公司医疗业务领域客户服务部

图 6-7-47　厂方专业保养证书

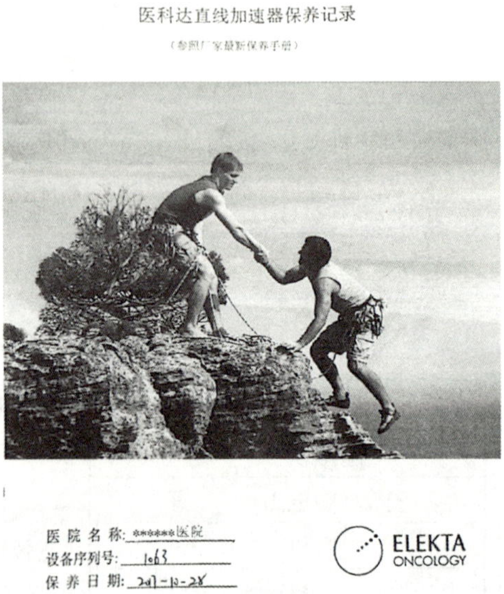

医科达直线加速器保养记录

（参照厂家最新保养手册）

医院名称：******医院

设备序列号：1063

保养日期：2017-10-28

ELEKTA ONCOLOGY

图 6-7-48　第三方设备保养记录单

表 6-7-7　预防性维护（PM）工作报告单

一、设备基本概况					
设备品名		设备编号		出厂编号	
规格型号		品　　牌		生产厂家	
使用科室		启用日期		维护周期	
二、PM 内容					
项目	内容		PM 记录	处理意见	
（1）外观检查：仪器各按钮、连接是否良好，开关、接头、插座有无松动及错位，插头和插座有无氧化、生锈或接触不良，电源线有无老化，散热排风是否正常，各种接地线和管道连接是否符合标准。					

续表

项目	内容		PM 记录	处理意见
(2) 清洁保养：对仪器表面与内部电气部分、机械部分进行清洁，包括清洗过滤网及有关管道，对仪器有关插头和插座进行清洁，防止接触不良，对必要的机械部分进行加油润滑。				
(3) 更换易损件：对已达到使用寿命及性能下降，不合要求的元器件或使用说明书中规定的要求定期更换的配件要进行及时更换，预防可能发生的故障扩大或造成整机故障。对电池充电不足的情况要督促有关人员进行定期充电，排除设备明显的和潜在的各种故障。				
(4) 功能检查：开机检查各指示灯、指示器是否正常，通过调节、设置各个开关和按钮，进入各功能设置，以检查设备的基本功能是否正常。通过模拟测试，检查设备各项报警功能是否正常。				
(5) 性能测试校准：测试各直流电源的稳压值、电路中要测试各点电压值或波形并根据说明书要求进行必要的校准和调整，以保证仪器各项技术指标达到标准，确保仪器在医疗诊断与治疗中的质量。				
(6) 安全检查：① 电气安全检查：检查各种引线、插头、连接器等有无破损，接地线是否牢靠，接地电阻和漏电电流是否在允许限度内。② 机械检查：检查机架是否牢固，机械运转是否正常，各连接部件有无松动、脱落或破裂现象。				
仪器现状		① 工作正常；② 有小问题；③ 有故障需进一步修理；④ 不能使用		
维护人员		完成日期		审核人

（四）取得的成效

在 JCI 认证期间，医疗设备科设有两个监测指标：急救类、生命支持类设备完好率和计量器具合格率。这两个监测指标用以监测质量持续改进工作。据统计，当月全院计量器具合格率和急救类、生命支持类设备完好率均达到 98%，见表 6-7-8。

表 6-7-8　监测指标定义表

序列	指标名称	分子 & 分母	定义	目标值	资料来源
1	计量器具合格率	监测期间全院计量器具的合格数量	当月全院实际巡检的计量器具的合格数量	98%	巡检表
		监测期间全院计量器具的总数	当月全院实际计量器具的总数		巡检表
2	急救类、生命支持类设备完好率	监测期间全院急救类、生命支持类设备完好数	当月急救类、生命支持类设备完好数	98%	巡检表
		监测期间全院急救类、生命支持类设备总数	当月急救类、生命支持类设备总数		巡检表

我院经过加强设备的三级保养工作，2016 年度急救类、生命支持类设备完好率和计量器具合格率得到了显著的提升，基本达到目标值（见图 6-7-49、图 6-7-50）。

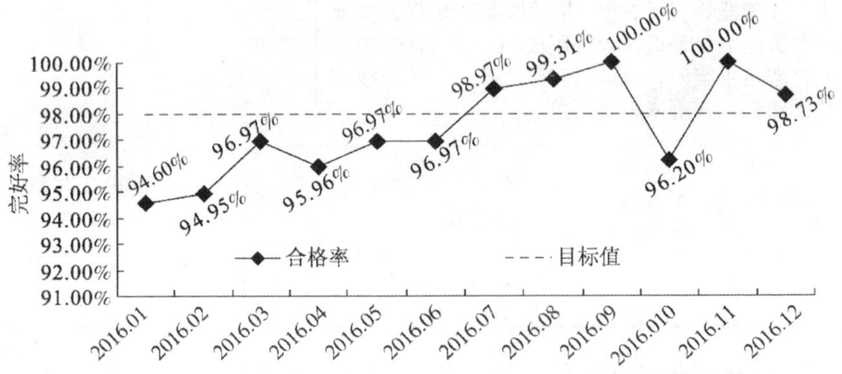

图 6-7-49　2016 年度急救类、生命支持类设备完好率趋势图

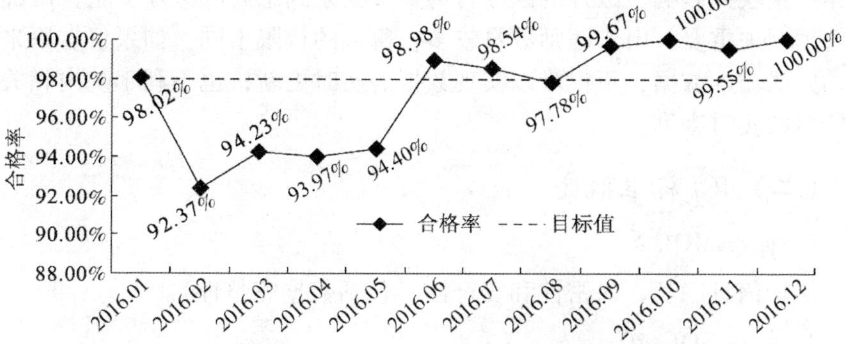

图 6-7-50　2016 年度计量器具合格率趋势图

（五）实施过程中的关注点

（1）设备使用科室必须指定专人负责保管仪器设备，如有人员变更，一定要做好对接工作。日常保养工作一定要遵循说明书进行操作，严禁使用无水酒精擦拭设备外表，应该使用专用湿巾对其进行擦拭。

（2）预防性维护（PM）工作的开展离不开人员，而人员是否具有相应操作的资质是我们关注的重点。每一位前来参与维护保养工作的工程师，都必须得到授权或具有操作的资格，或经过相应的培训并通过考核，尤其是第三方的工程师。

（3）院内缺乏管理全院医疗设备的配套软件，仅能使用 Excel 表来手动更新清单。医院亟待采购一体化管理软件，提升其信息化管理水平。

（叶　盛）

第八节　信息安全

一、“软硬兼施”，构筑信息安全之门

➢ 信息系统及数据安全管理

（一）背景

医院信息系统逐步成为医院开展医疗活动的基础支持系统，信息系统一旦发生故障，会阻碍整个医疗活动的开展，尤其是对急重症患者的救治

工作产生较大影响。医师的医疗行为直接关系到患者的医疗安全，医师权限管理至关重要。由于医师数量较多，每人的权限不同，如果仅靠原来的手动方式输入数据，不仅难以实现数据的实时更新，也不利于院内相关科室资料的实时查询。

（二）JCI 标准概述

1．标准 MOI. 2

维护信息隐私、保密性和安全性（包括数据完整性）。

2．标准 SQE. 10

医院应具备标准化、客观的循证程序，用于授权医务人员收治患者或提供符合其资质的其他临床服务。

标准 SQE. 10 的含义：判定医务人员的临床能力并允许其开展何种临床服务的决定常被称为授权，是医院为保护患者安全和提高临床服务质量所做出的最关键的决定。

（三）制度流程改进

随着医疗信息技术的推广，医院业务对信息系统的依赖程度越来越高，医疗信息化的投入也日益增加，但是仍然跟不上爆发式增长的信息化需求。医院的数据来自临床、医技、行政、后勤与患者直接相关或间接相关的流程或诊疗行为，来自管理部门收集整理、分析处理的结果。这些医疗数据包含患者姓名、性别、出生日期和家庭住址等个人基本信息，同时也会有检查检验、详细用药、手术等诊疗信息，涉及很多患者隐私内容，JCI 认证要求严格保护患者隐私，根据用途不同设置不同级别的访问权限，在信息系统的建设和维护过程中做好数据的保密工作，由信息科负责信息系统权限设置和数据保密工作，并对外来 IT 技术人员进行数据保密的监督工作；人事科负责监督信息系统的权限使用情况；医务科负责审核、监督信息的查询、调阅及使用。

医院信息系统安全和数据安全改进主要由三个部分组成：一是采用信息系统集群的高可用性方案；二是系统备份及灾难恢复实践；三是系统权限分配及数据访问安全。

1．信息系统集群的高可用性

传统双机热备方式的组网，核心层与汇聚层双线路接入后是依靠生成树形成一个没有环路的网络，当主要链路出现故障时，自动切换到备用链路，保证网络正常通信（见图 6-8-1）。我们使用虚拟化交换机技术，可将两台核心交换机看成一台交换机，这时，两台核心交换机连接至汇聚交换机的两根线就可以做成链路捆绑，交换机就可以不用生成树切换至备用链路，且两根链路的带宽会出现叠加的效果（见图 6-8-2）。

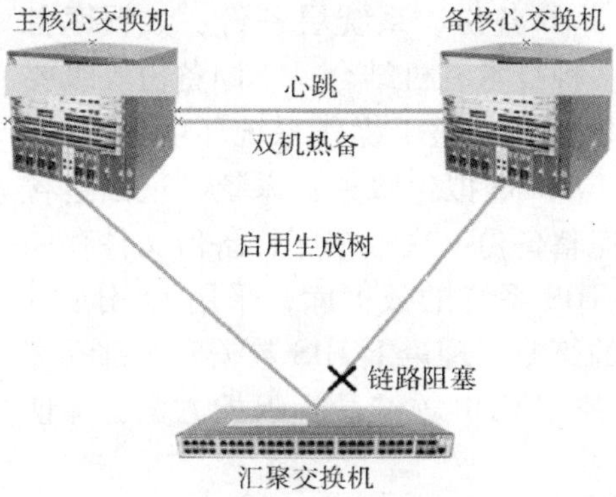

图 6-8-1　**传统热备交换机**

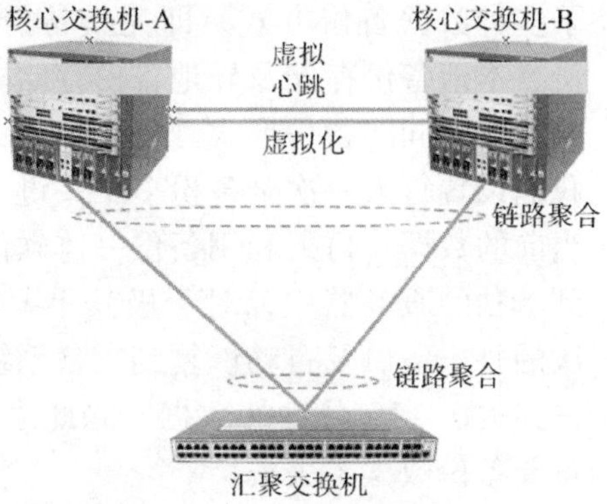

图 6-8-2　**虚拟机化交换机**

服务高可用的设计中，核心 HIS 服务器的 AlwaysOn 故障转移群集实例（FCI）（见图 6-8-3）采用了 Windows Server 故障转移群集（WSFC）的技术，而这项技术不使用共享磁盘，而使用单独的物理磁盘，不会出现单点故障。高可用性方案利用更少的冗余部件同时由软件检测故障，一旦故障发生立即隔离损坏部件，通过提供故障恢复实现系统和应用可用性的最大化。优点在于：一是数据以同步的方式生成多副本镜像，同步节点数据零丢失；二是如果主服务器失效，自动或手动进行故障转移，业务几乎不会中断；三是客户端可自动定向检索业务，分担查询压力。

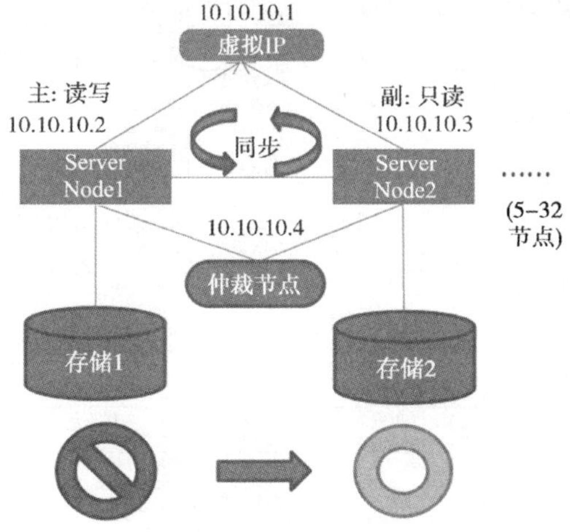

图 6-8-3　**核心 HIS 服务器的 AlwaysOn 故障转移群集实例（FCI）**

2. 系统备份及灾难恢复

系统备份和数据备份是信息安全的最后保障，完整和高效的备份及灾难恢复机制是保障医疗活动连续的根本。因此，医院信息及系统备份采用了多种数据备份方式，即完整备份、差异备份、系统层备份、数据库备份、本地备份存储及异地备份存储。多种技术有机结合，不同备份等级要求设置不同的备份形式。完整备份是定时备份整个操作系统环境及数据，我们设置每天一次全备份多个关键 VMware 虚拟化服务器系统，里面包含当前的数据；每天利用备份一体软件完整备份一次数据库，备份文件存储到单独的服务器中，对于极其重要的 HIS 系统的数据库，采用 15 分钟 1 次的日志备份及自动恢复到灾备系统的策略，理论上 HIS 数据库全部损坏只损失 1 ~ 15 分钟的数据。除此之外使用 CDP 连续数据保护方案，保证重要备份数据零丢失。

医院建设一套核心服务系统，同时在电信机房建设一套灾备系统。灾备系统利用多根光纤和医院进行二层交换互联，如果医院系统出现故障不能在短时间内恢复，可以启用电信端灾备系统。灾备系统灵活运用 CDP 连续数据保护及存储系统底层数据复制功能，实现数据零丢失、备份或迁移。

3. 系统权限分配及数据访问安全

系统权限的分配和使用是信息系统保障患者隐私和信息合法使用的关键，我们通过梳理，整理出全院各类信息系统，形成清单（见图 6-8-4），按照上线时间先后排序，确定使用与管理部门，并根据这些不同的使用与管理部门，设置人员权限。

医院信息软件系统汇总表

软件系统名称	功能模块	上线年月	使用部门	提供方	备注
HIS 系统	财务、医疗、护理、医技、仓库等	2011 年 5 月	全院	南京德朗诺	医院信息基础平台
电子病历系统	病历书写、质控	2011 年 5 月	住院医生站	南京德朗诺	HIS 子模块
新洲电子病历系统	门诊及住院电子病历书写	2015 年 12 月	临床工作站	苏州新洲	
临床路径系统	路径制作、执行、报表	2014 年 10 月	住院医生站	南京德朗诺	HIS 子模块
LIS 系统	标本接收、检验、审核、报告	2009 年 5 月	临床科室	上海杏和	与 HIS 有接口
输血管理系统	临床开具输血申请和护理执行输血	2016 年 11 月	临床科室	上海杏和	
血透管理系统	血透室患者管理、方案制订	2017 年 11 月	血透室	上海杏和	
RIS 系统	登记、报告、审核	2013 年 9 月	影像科	常州金马扬名	与 HIS 有接口
PACS	图像存储及阅读	2013 年 9 月	影像科 医生站	常州金马扬名	与 HIS 有接口
金马扬名远程报告系统	与辛庄卫生院和谢桥卫生院对接，实现远程报告	2015 年 10 月	影像科	金马扬名	
功能科管理系统	登记、报告、审核、床边采集	2005 年 10 月	功能科 医生站	南京图瑞	与 HIS 有接口，现已停用。
心电管理系统	登记、报告、区域共享	2017 年 4 月	功能科	厦门纳龙	
手麻系统	手术室麻醉记录	2018 年 1 月	麻醉科	苏州麦迪斯顿	
微信服务号	分时预约、医院介绍、健康宣教	2016 年 1 月	信息科	苏州优智、自主	
新农合异地结报系统	新农合跨省异地结报的相关登记、费用上传、表格打印等	2017 年 12 月	出院处	苏州优智	
微信企业号	移动 OA、通讯录、JCI 调查	2016 年 2 月	全院	红帆、自主	
恒生 APP 系统	分时预约、信息查询	2016 年 3 月	信息科	浙江恒生	
支付宝服务窗系统	分时预约	2016 年 9 月	信息科	广州海鹍	
病理管理系统	登记、报告、审核	2005 年 8 月	病理科	无锡珉珈	
移动护理系统	巡床、医嘱执行、生命体征记录	2013 年 5 月	护理病区	苏州雨来	与 HIS、LIS 有接口

图 6-8-4 信息系统清单

4. 数据维护防止非法访问

医院拥有上百个大大小小的系统，每个系统都需要技术人员进行不定期维护，这些系统中大部分都含有患者隐私或其他敏感信息，如何对这些数据进行有效维护是个难题。我们首先要求接触数据的公司及个人签署《C 医院信息保密协议》，从制度方面保障数据安全，避免数据的不当使用，同时设置访问方式是通过堡垒机访问各服务器或数据库，堡垒机会记录维护人员的每一步操作及获取数据的操作日志，并能随时分析和回放操作步骤，监督数据使用是否合乎规范（见图 6-8-5）；其次我们对核心数据库（如 HIS 数据库）进行了日志审核，对可疑应用记录及时报警，防止数据外泄。

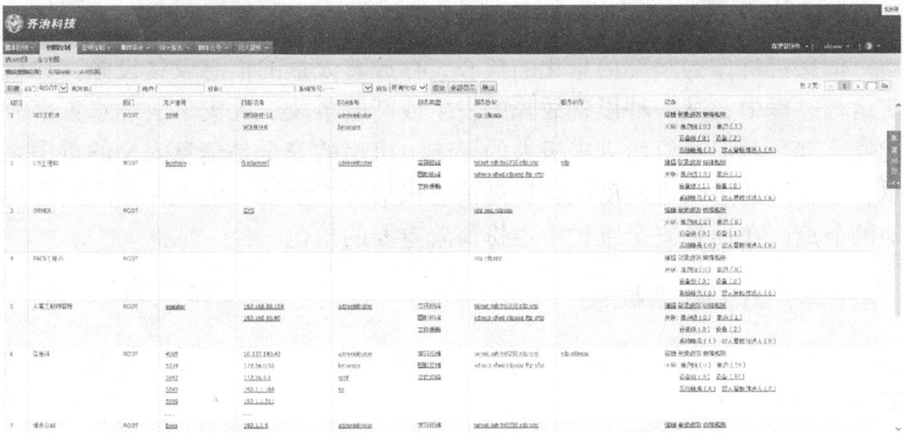

图 6-8-5　通过堡垒机进行数据安全维护

（四）取得的成效

系统高可用性设计和改进，减少了信息实施设备因故障引起的信息处理流程中断，保障了医疗的连续性，通过数据备份及灾备系统，保证了原数据的安全，同时保障原系统在严重故障时能启用灾备系统，从而提高了各类业务系统的连续服务能力。通过权限分配系统的实施，对全院医务人员的权限进行了全面梳理，确定了每位医务人员的权限，降低了医疗风险，提高了医疗质量；通过法律手段，督促数据使用人员遵守相关法律法规及管理制度；通过技术手段，有效防范系统维护人员泄露信息的风险。

（五）实施过程中的关注点

（1）核心设备设施成对采购，避免出现单节点的情况。

（2）选择合适的数据库高可用性方案，便于自行操作和系统维护。

（3）权限管理和信息合规使用需要多部门协作，形成有效的链式管理，不能由某个科室单独执行，比如职业资格和权限变更，需要人事科、医务科等采用自上而下的联动机制。

（4）合理利用法律手段和技术手段保护数据。

➢ 信息机房安全管理

（一）背景

信息机房作为医院信息化的核心，存放着大量的信息设备设施。在机房运行过程中，某一种设备故障的发生或断电事故、火灾事故、水灾事故的发生都会对信息机房带来极大的影响。机房的安全是信息安全的重中之重，信息科通过改进制度流程提高信息机房的安全性。弱电井作为信息传输的节点，在信息安全维护中也扮演着重要的角色。

（二）JCI 标准概述

标准 MOI. 7 保护记录和信息，防止其丢失、破坏、篡改及未经授权的查阅或使用。

标准 MOI. 7 的含义：时刻保护和保证患者病历和其他数据及信息的安全。例如，将当前使用的患者病历保存在仅允许经授权的医疗专业人员进入的区域，并且该区域不太可能会受热、受潮、起火或发生其他事故。医院实施相应流程，防止未经授权的人员访问以电子形式存储的信息。可衡量要素包括：防止记录和信息丢失；防止记录和信息遭到损坏或破坏；防止记录和信息遭到篡改和未经授权的查阅或使用。

（三）制度流程改进

1. 改进前的现状分析

机房及弱电井主要存在的问题：机房温湿度监控系统缺失；机房内设备走线杂乱、没有明确标识（见图 6-8-6）；弱电井线路杂乱，弱电井门上没有标注责任人和应急联系电话（见图 6-8-7）；机房内服务器及设备没有标注型号、名称、用途、责任人（见图 6-8-8）；弱电井没有出入登记表和温湿度登记表，应急管理预案缺失。

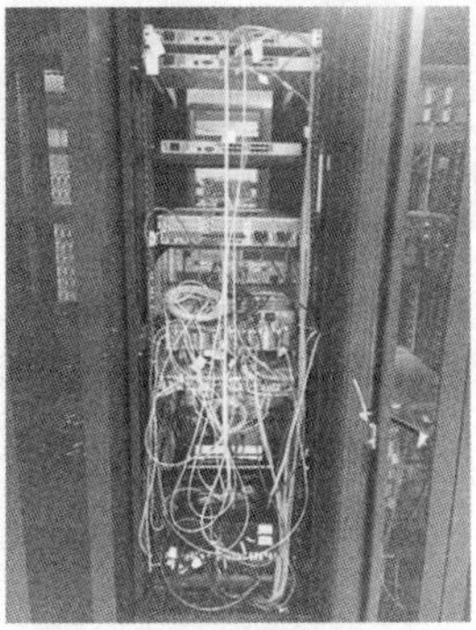

图 6-8-6 整改前的走线

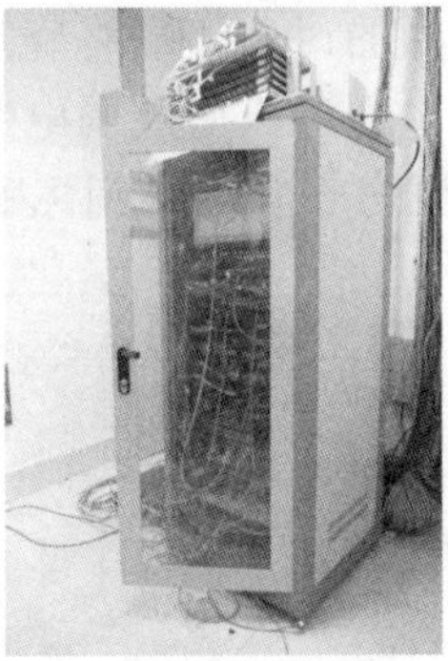

图 6-8-7 整改前的弱电井

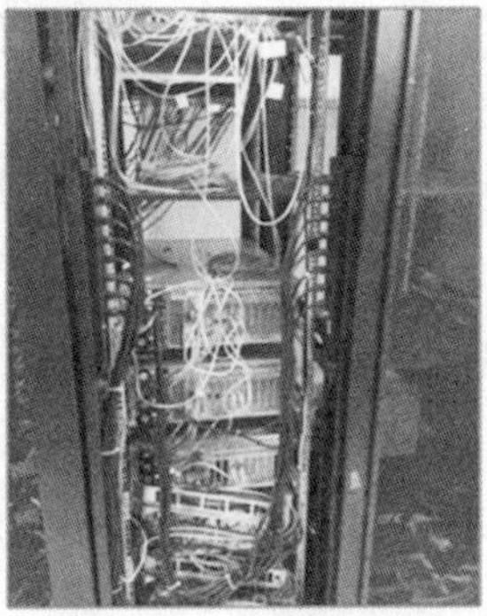

图 6-8-8 整改前的机房服务器

2. 改进措施：机房及弱电井的整改工作

为了提升整个信息机房及弱电井的安全性，信息科主导展开对信息机房及弱电井的整改。主要从以下几个方面进行整改：

（1）机房及弱电井杂乱线路整改，尽量做到横平竖直（见图 6-8-9、图 6-8-10、图 6-8-11）。

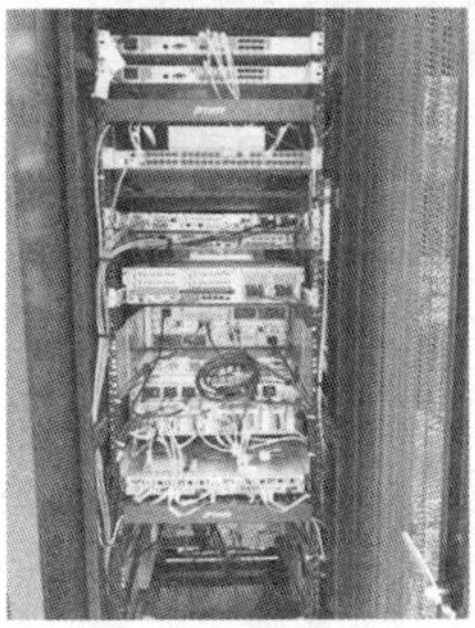

图 6-8-9 整改后的机柜

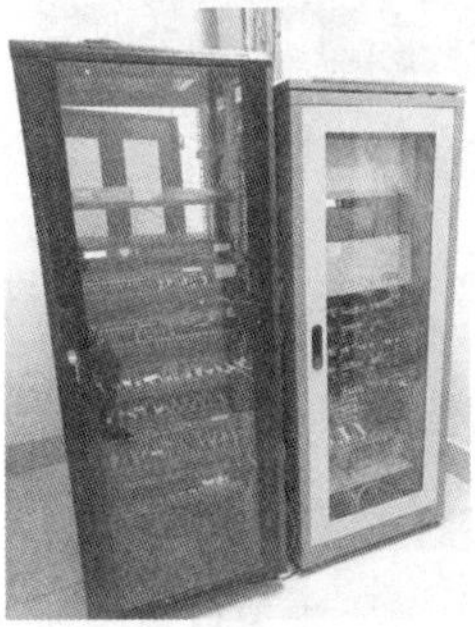

图 6-8-10 整改后的弱电井

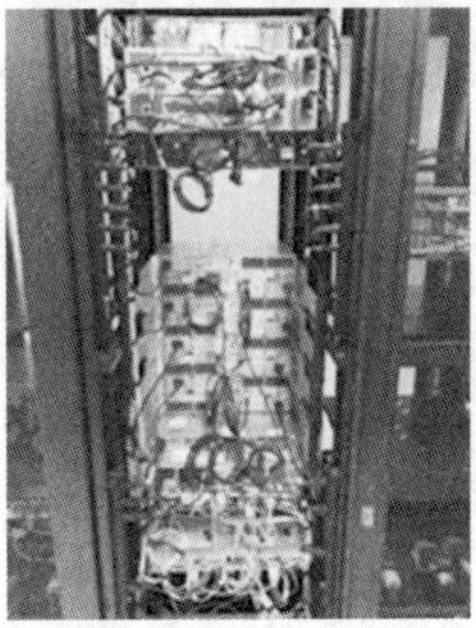

图 6-8-11 整改后的服务器

（2）增加服务器、交换机、UPS 的季度巡检次数（见图 6-8-12、图 6-8-13、图 6-8-14）。

（3）标识每一根光纤或电缆线（见图 6-8-15）。

（4）增设机房温湿度监控器，完善机房出入登记表，图形化机房温湿度检查表（见图 6-8-16、图 6-8-17、图 6-8-18）。

（5）每个弱电井门上标注责任人和应急联系电话（见图 6-8-19）。

（6）机房内服务器及设备标注型号、名称、用途、责任人（见图 6-8-20）。

在机房及弱电井整改的过程中，信息科制订周密的整改计划，从断网时间点、断网时长、走线的角度、设备的摆放次序、机柜的摆放位置、标识的规则等多个方面进行激烈的讨论，最终确定方案，做到对临床业务科室影响最小、整改效果最好。通过机房及弱电井的整改，信息机房及弱电井均达到了 JCI 评审要求，机房安全性得到飞跃式提升。

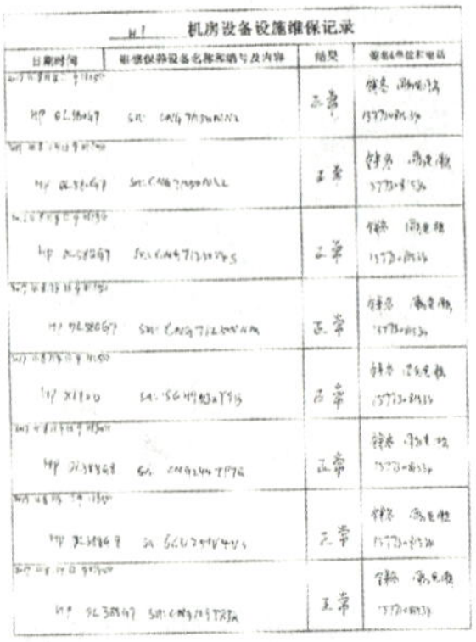

图 6-8-12　服务器巡检表

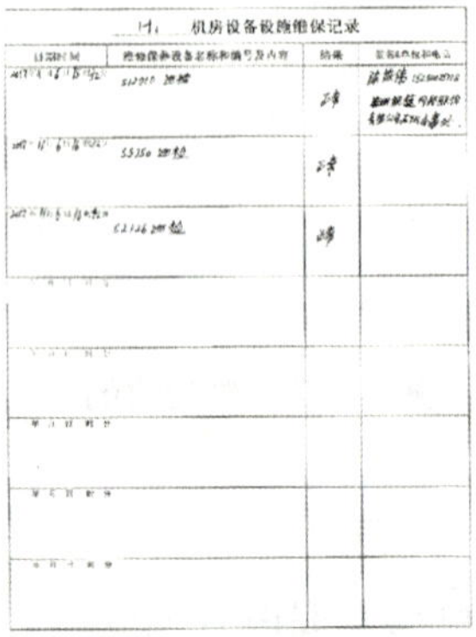

图 6-8-13　交换机巡检表

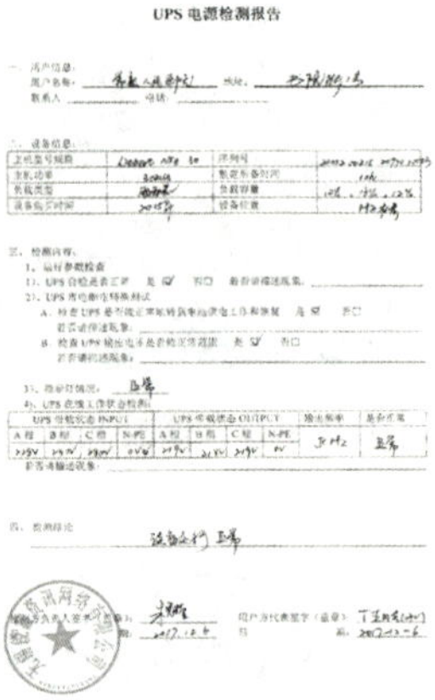

图 6-8-14　UPS 巡检表

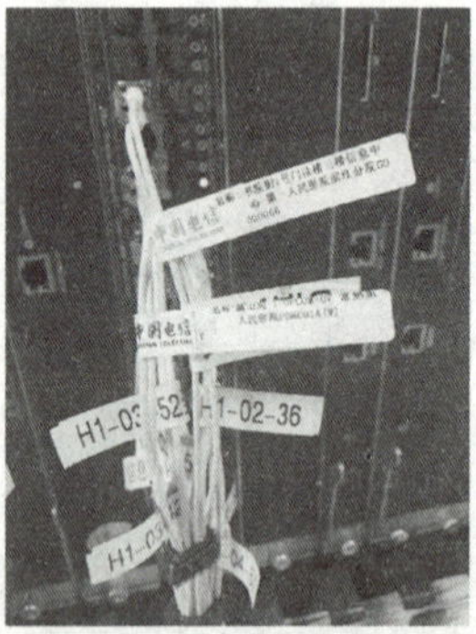

图 6-8-15　标识后的光纤

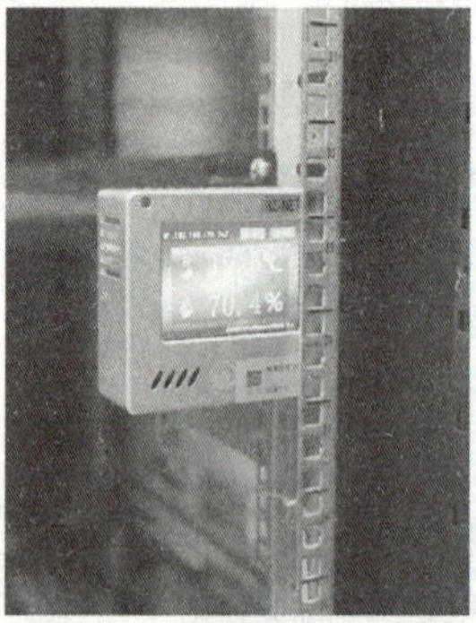

图 6-8-16　温湿度监控器

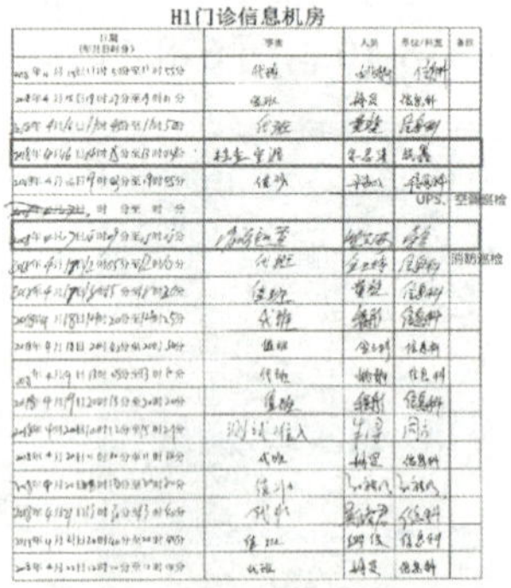

图 6-8-17　机房出入登记表

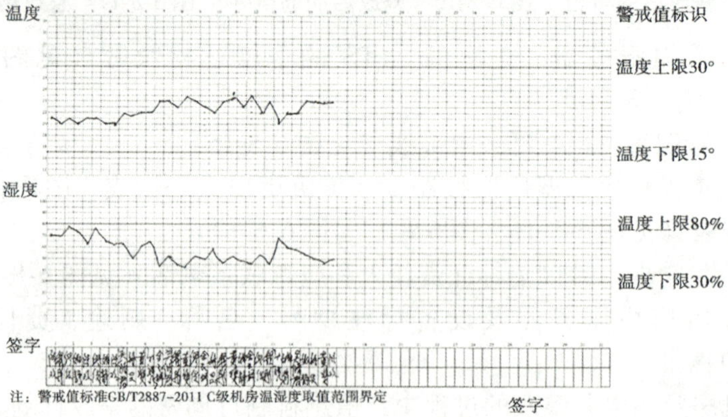

图 6-8-18　机房温湿度检查表

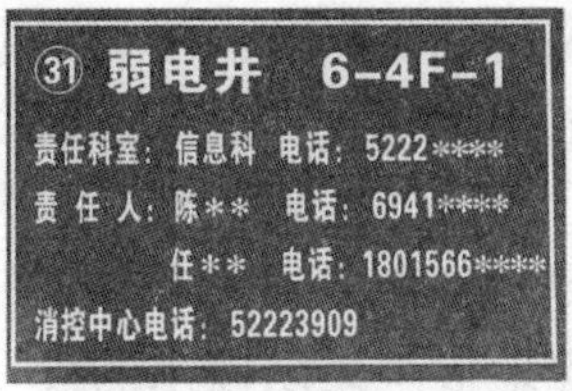
㉛ 弱电井　6-4F-1
责任科室：信息科　电话：5222****
责 任 人：陈**　电话：6941****
任**　电话：1801566****
消控中心电话：52223909

图 6-8-19　弱电井标识

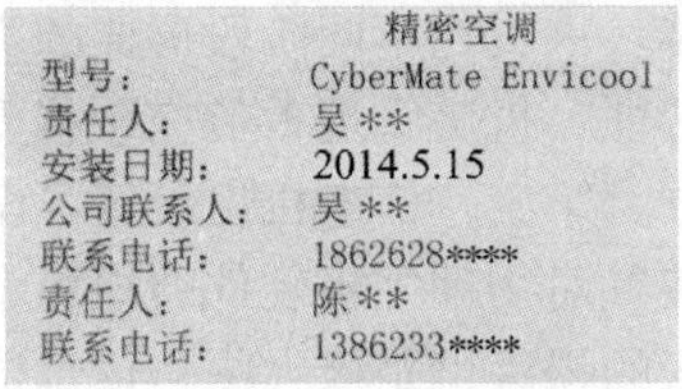
精密空调
型号：　CyberMate Envicool
责任人：　吴 **
安装日期：　2014.5.15
公司联系人：　吴 **
联系电话：　1862628****
责任人：　陈 **
联系电话：　1386233****

图 6-8-20　机房设备标识

（四）取得的成效

从整体角度来讲，通过加强我院信息机房安全性建设，解决了消防监控、安全保护、机房运行环境监测这三方面的问题。从维护管理方面看，信息化机房涉及维护管理的内容主要包含：内部人员的行为规范管理、培训管理、设备保养管理、停电事故应急管理、火灾事故应急管理等，我们针对这些方面都制订了可靠的管理方案。机房设备的标识和线路整理不仅方便了机房的管理，还提升了机房的可维护性。机房温湿度系统的部署，可以方便人员更加直观和迅速地掌握机房的情况，提高了机房的安全性。

（五）实施过程中的关注点

1. 信息机房需要具备的功能

（1）安全保护功能。在信息机房运行过程中，安全保护功能是通过门禁装置和视频监控系统联合实现的。人员出入信息机房时，门禁装置将根据预设信息进行识别，根据权限进行验证。视频监控系统是基于人工监控渠道产生的，是机房进行实时管理的重要依据。

（2）机房运行环境监控功能。机房环境监控功能包括：环境的温湿度。信息机房中的设备对运行环境的温湿度有特定的要求。根据《计算机场地安全要求》的规定，在开机状态下，机房湿度的报警阀值应设定为 >80% 或 <30%，温度应设定为 15 ℃ ~30 ℃。为了满足上述要求，应将规定中的要求作为设计开发信息机房环境监控系统的基本参照条件，我们信息科采用网络版的温湿度监控仪器，分别在门诊机房和住院机房进行布置，通过自己开发的软件采集温湿度监控器收集到的数据，并展示在信息科内的大屏幕上。监控软件自带三种告警功能：声音报警、短信提醒、邮件提醒。信息科值班人员每天早、晚两次检查机房的温湿度，并做好记录，保障机房运行环境的安全。

（3）消防监控功能。信息机房的消防监控功能主要是通过以下几种设备或装置实现的：第一，灭火器和消防栓。信息机房中灭火器、消防栓设置的位置及数量应根据实际的机房空间特征来确定。第二，火焰传感器、烟感器。火灾在不同阶段形成的类型不同。根据火焰、浓烟颗粒物的向上运动特征，机房管理人员应该将火焰传感器、烟感器布设在信息机房的门口上方。第三，信息机房设置了全自动气体灭火装置，此装置避免了传统灭火装置对物理主机硬件的损坏，提高了机房的安全性。另外，水灾事故对机房的损害也是极大的，信息机房地板采用防浸水的设计，同时机房上层避开水管，以保证机房安全。

2. 信息机房的维护管理

（1）应急管理方面。信息机房的运行过程可能会出现以下几种突发事故：第一，火灾事故。信息机房内部布设有火焰传感器、烟感器、消防栓及手持式灭火器等相关设备。为了降低火灾引发的经济损失，在信息机房的管理工作中，管理人员应该根据消防设备类型，制订可行的火灾事故应急处理方案。通过火灾应急演习、火灾预防及自救知识考核等方式，提高信息机房管理人员应对火灾事故的能力，避免火灾事故中出现不必要的人员伤亡和经济损失。第二，停电事故。按照停电事故的知晓状态可以将其划分成未知突发停电事故和已知事故两种。若停电事故属于前一种，则信息机房管理人员应对断电的原因做出合理判断。如果停电事故是由机房内部设备的异常运行或损坏引发的，则应派人员及时进行维修；如果停电事故是由外部区域的停电行为引发的，则应通过合适的渠道获取相关停电信息。若停电事故属于后一种，则信息机房管理人员应根据通知内容，将与停电线路、时长等重要情况有关的信息记录下来。当恢复正常供电后，信息机房管理人员需要及时记录机房系统 UPS 备用电池的负载参数。

（2）日常运维管理方面。信息机房的日常运维管理主要包含以下几点内容：第一，人员管理。在操作方面，应禁止信息机房工作人员利用机房内部设备上传或下载与机房业务无关的数据信息。此外，为了提升机房人员的操作技能水平，应定期为其提供有针对性的信息化培训。第二，设备保养。作为延长设备使用寿命的主要途径，定期保养信息机房中的设备具有一定的现实意义。所有设备的保养工作应严格参照相关标准完成，以期降低设备运行过程中的故障发生率，信息科采用每日科室成员硬件状态巡检和每季度厂家硬件状态巡检相结合的方式。

（蔡健、任晓刚）

二、信息小改进，促进医疗大安全

➤ 把脉门诊服务，改善就医体验

（一）背景

医院门诊人流量大、进出人员复杂、医务人员服务压力大且任务重，任何流程的不顺畅、不完整都可能出现差错，导致患者来不及接受预期的诊疗。门诊在短时间里人员大量聚集还容易发生群体性事件，比如引起踩踏和感控风险，引发就诊人群不满情绪甚至产生医患纠纷，因此门诊流程是否合理直接影响到患者满意度和医疗质量的高低。

（二）JCI 标准概述

1. 标准 IPSG. 1

医院应制订并实施相应的流程，以提高患者识别的准确性。可衡量要素包括：患者通过两种标识进行识别，但不包括使用患者的病房号或地点；在提供治疗和操作前识别患者；在任何诊断治疗前识别患者。

2. 标准 QPS. 5

数据分析流程包括：每年至少确定一次医院内优先改进举措对费用和效率的影响。可衡量要素包括：资源使用的数量和类型的相关数据应在改进前后，每年至少在医院内的一个优先改进项目中进行收集；负责质量和患者安全项目的工作人员应与其他部门（如人力资源部、信息技术部和财务部）人员共同确定要收集的数据；分析的结果应用于改进流程，并通过质量协调机制报告给领导。

（三）制度流程改进

实名制就诊和分时段预约挂号是医院最近提出的优化流程的举措，医院在没有采取这些措施前，挂号时间长、候诊时间长、结算及取药时间长、看诊时间短的问题普遍存在，患者每次去门诊挂号需要重新输入基本信息，重复登记信息不仅花费时间较长，且信息不完整、不准确、不真实，为了改善门诊挂号排队时间长、信息采集不准确、现场拥挤、车位紧张等问题，医院相关部门共同分析原因后，认识到以前采用的预约诊疗不分时段、统一时间开启挂号服务登记的形式，导致医院上午提供门诊服务时大厅内出现排长队和拥挤的现象，对患者和其他人员的人身安全造成了严重威胁。因为过于拥挤的场所可能发生踩踏事件，违法犯罪分子也可能趁机进行违法犯罪活动，比如偷盗、抢劫甚至引发伤人事件；集中的人群也会带来感控风险，这些都是 JCI 标准中要求医疗机构必须重视的安保问题和需要防范的风险。

在实名制问题上，医院讨论了多种方法来采集患者的基本信息，最后以患者的身份证或医疗卡的信息采集为主，患者手工填写基本信息登记表为辅的方法执行，这样既保证了大部分携带身份证或医疗卡的患者基本信息的正确采集，也解决了少部分没有携带身份证和医疗卡的患者基本信息收集录入问题，同时在预约挂号时要求患者提供真实的联系电话以验证身份，帮助其完善个人基本信息。

在优化门诊服务方面，医院门诊服务相关科室讨论和研究其他大型医院优化门诊服务的经验和做法，结合医院自身特点，确定医院分时段预约挂号方案。管理科室测算每一个专科在每一个时段的诊疗人数，从而准确设置该时间段就诊号源的分布，实现分时预约、分时取号、分时就诊、有序候诊等秩序化管理，合理有效分流就诊人群。

除门诊服务进行了优化外，在现场挂号服务上也做了调整，实行每日凌晨 5 点开始在自助机上挂当日的号，同时开放一批 24 小时开机的自助机供患者随时预约或取号，人工窗口按正常工作时间开放和关闭，这样既能满足患者挂号和取号的需求，又不会引起其他管理方面的问题。图 6-8-21 和图 6-8-22 是医院分时段预约制度实行前后患者排队情况。随着医院开放专科及普通门诊预约服务台，其成效会更加显著。

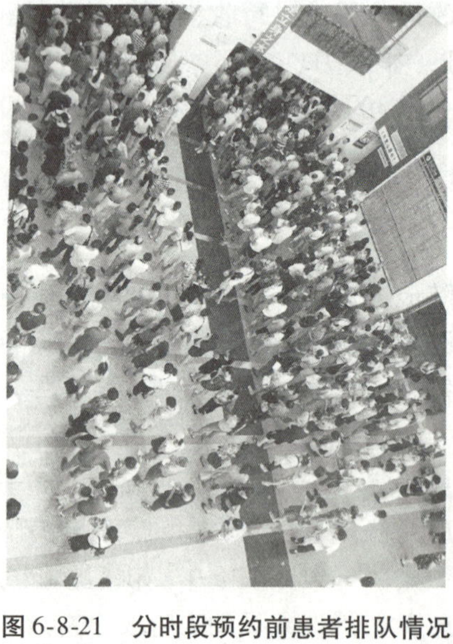

图 6-8-21　分时段预约前患者排队情况

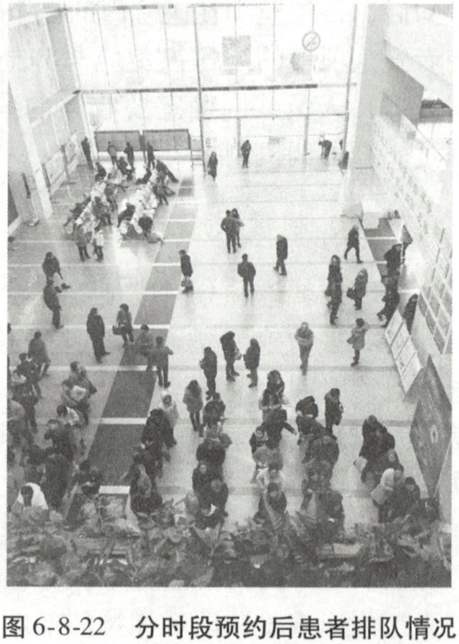

图 6-8-22　分时段预约后患者排队情况

为了建立良好的沟通机制，帮助患者获得准确的预约信息，医院使用了短信平台，在预约时要求患者提供手机号码或其他联系方式，预约成功后对其进行信息推送。现场预约成功后，患者打印预约单并收到短信通知；微信和官网预约成功后，患者收到成功预约的信息和短信通知。通过短信平台，医务人员能在就诊业务发生变化时（如门诊专家临时停诊）及时通知患者，减少因沟通失败引起的医患矛盾和纠纷。完善患者个人基本信息不仅提高了医院实名制就诊比例，提高了患者身份识别的正确性，还建立了良好的医患沟通机制，使患者从有效的沟通中受益。通过以上措施，患者能够合理安排时间来院就诊，错开高峰时段的人流，医院也减少了就诊压力和潜在的院内感控风险。

2015 年，我院建立了微信公众号，其中包含了丰富的服务功能和内容，如医院介绍、科室宣传、医生介绍、预约挂号、线上结算（开发中）、排队查询、结算查询、报告查询、体检服务、健康宣教、满意度调查等功能。目前医院微信公众号订阅人数超过 15 万，其中每天门诊就诊患者中有一半人使用了微信公众号的相关功能，随着线上脱卡（医保卡）结算功能的完善，微信公众号的使用率会进一步提升，整个门诊流程会变得更加顺畅，患者的就诊体验会变得更好。

满足患者需求、改善医疗流程、协调整合医疗服务是 JCI 对信息管理的核心要求，医院自助系统能为其提供帮助。我院自助系统是由四家银行及多家公司合作建设完成的，目前自助挂号系统承担了 30% ~50% 的门诊信息服务业务。自助机结算业务包括了自费结算和医保结算，患者可以通过扫描就诊条码获取结算信息，就诊条码可以是病历本上的条码，也可以是处方或检查单上的条码，还可以是微信公众号中展示的患者信息条码。通过自助机扫描这些条码，进入结算页面算出个人自理部分的费用，并通过银联卡、微信或支付宝支付；也可以直接通过社保卡结算费用，再进行下一步取药或结束流程。随着医院自助系统的不断完善和患者接受程度的提高，自助系统的使用范围会越来越大，直到基本不再使用人工窗口挂号结算服务。自助系统分流人工窗口的业务压力作用明显，人工窗口目前排队的患者已经减少一半并且少有排长队的现象。另外，自助系统还可以开展

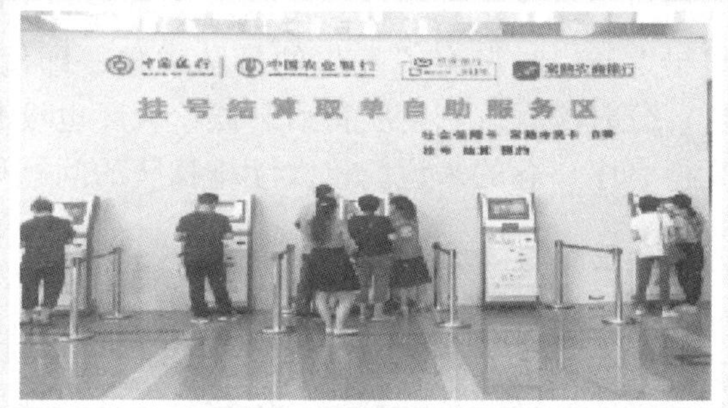

图 6-8-23　自助服务区

信息查询、信息公示、宣传宣教、排队取号等业务。（患者在自助服务区有序使用自助机的场景见图 6-8-23）

在门诊候诊服务方面，医院为了进一步改善就医秩序，提升患者满意度，同时满足 JCI 标准中保护患者隐私的要求，升级改造了门诊诊疗区的排队叫号系统，这些区域包括门诊临床科室、检验科、放射科、超声科、功能科、五官科、内镜中心、药房、输液室等。排队叫号系统在诊疗室、医技检查室、候诊大厅实现智能医疗排队管理。系统主要分成大屏和小屏显示两种，大屏展示整个诊区就诊前三位患者列表，小屏展示诊疗室就诊前三位患者列表，并把显示屏上的患者姓名作隐私保护处理，方法是三个字的人名取最左边和最右边的字，中间加 *；两个字的人名，取第一个字，后面加 *。患者可以使用微信或 App 平台查询本人所在门诊或查看科室的当前就诊序号，对比自己的排队序号合理安排就诊或检查时间。升级后的排队叫号系统给予患者一个良好的就医环境，优化流程的同时提高了医院的服务质量和诊疗效率。

（四）取得的成效

（1）有效改善了挂号排长队、候诊排长队、结算排长队、取药排长队的问题，合理分流人群，缩短了患者在医院门诊的等候时间。

（2）自助系统提高了大量挂号的结算服务能力，减轻了门诊人工服务窗口压力，减少了医院人力、物力等各项成本的投入；提高了工作效率；减少了差错的发生。

（3）升级后的排队叫号系统在充分考虑保护患者隐私的同时，改善了门诊就诊秩序，同时为一人一诊室提供了必要的条件。优化后的排队流程使得门诊回单等一系列较为复杂流程也变得更加顺畅。

（4）有效的沟通机制提高了患者满意度和服务质量。

（5）精细化的挂号预约时间管理，有效地分流了患者，运行一段时间后成效显著，预约挂号比例也从原来的 10% 提高到 50% 左右，人工窗口早上开启时没有了大量的排队现象，即使有少量排队也能快速分流人群；分时段就诊制度实行后，候诊大厅也没有出现过于拥挤的现象，就诊变得有序，总的来说门诊大厅排长队的问题得到了明显改善。

（五）实施过程中的关注点

（1）实名制的建立，通过有效身份证件的信息采集能避免差错的发生，也能规范医院的管理，使其有序开放预约号源，直到发放全部号源。

（2）自助机需要有专门的导引人员，一方面给患者提供使用指导，另一方面在出现问题时能及时为患者提供帮助。

（3）排队叫号需要运用自动队列管理和人工辅助管理的方式，从而灵活应对患者在实际排队就诊中的各种问题。

（4）大、小屏显示排队信息时注意保护患者隐私。

➤ 信息化助力患者评估和医疗数据连续性

（一）背景

门诊患者数量多、流动性大，为跌倒风险评估的有效实施带来一定的难度，对完善患者的门诊数据信息化和门诊药房信息化，保证数据的完整性和真实性，保障患者诊断和治疗过程的连续性和安全性具有一定的现实意义。

（二）JCI 标准概述

1．标准 IPSG. 6

医院制订并实施相应的流程，以降低患者跌倒受伤的风险。可衡量要素包括：医院应实施相应的流程，对所有住院患者或面临高跌倒风险的门诊患者的病情、情境和位置进行评估；医院应实施相应的流程，对根据已记录的标准被确定为面临跌倒风险的门诊患者和住院患者进行初次评估、持续评估、重新评估和干预；对于经评估存在风险的患者、情境和位置，应采取相应的措施，以降低跌倒风险。

2．标准 ACC. 3

医院设计并实施相应的流程，以确保医院医疗服务的连续性和医务人员之间的协调。可衡量要素包括：不同部门和科室的领导设计并实施各项流程以支持医疗的连续性和协调性；经授权查阅并且在提供医疗服务时需要病历的医务人员有权查看患者病历；患者病历要及时更新，确保传达最新信息；使用医疗计划、指南或其他此类工具支持医疗流程的连续性和协调性；连续性和协调性贯穿于医疗行为的各个阶段。

3. 标准 MMU. 4. 1

医院应定义完整用药医嘱或处方中的各个要素。可衡量要素包括对于如何管理不完整、字迹潦草或不清晰的用药医嘱，医院应确立和实施相关流程；对于如何监控用药医嘱和处方的完整性与准确性，医院应确立和实施相应流程。

4. 标准 MMU. 4. 3

处方药和给予患者的药品应记录在患者病历中。可衡量要素包括：应记录每位患者的处方药或医嘱用药；应记录每次给药的剂量；药品信息应记录在患者病历中，或在患者出院或转院时加入其病历中。

（三）制度流程改进

医疗机构能否提供一个安全、高质量的服务，确保全程优质的服务是关键。从患者进入医疗机构开始，医疗服务流程从此时启动，那么患者评估对明确其需求和开始医疗服务流程至关重要。门诊护理服务利用门诊移动护理系统提供患者初次评估，了解患者的医疗诉求及跌倒风险评估结果，门诊患者医疗诉求通过预约挂号，并挂上相应的专科专家号得到解决，门诊大厅粘贴了小心跌倒的警示标识，并安排了轮椅服务，患者就诊时诊区护士通过移动PDA对患者进行门诊跌倒评估（见图6-8-24）并记录，评估认为有跌倒风险的患者可以得到照护，并有人员陪同照顾，这些记录同时会显示到门诊和住院电子病历中，告知和提醒门诊和住院主治医生该患者有跌倒等类似风险，连续的患者医疗服务得到充分体现。

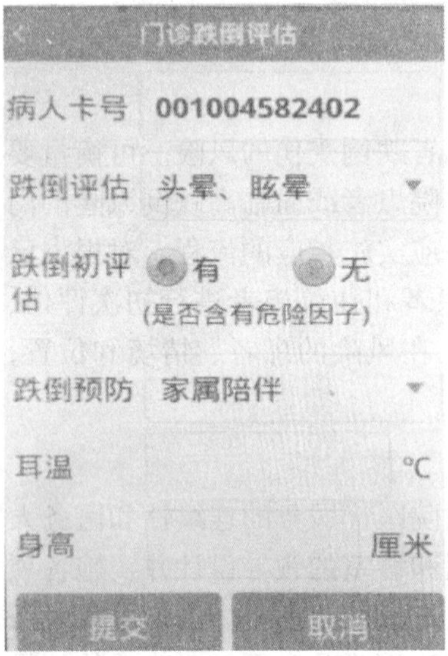

图6-8-24 门诊跌倒评估界面

医院业务的核心有门诊和住院服务，门诊和住院医生工作站及电子病历自然成为重点。《JCI医院评审标准（第5版）》中ACC章节要求提供医疗可及性与连续性的患者医疗服务，要求电子病历能查询特定时间（四个月到半年）的所有病历资料及其他诊疗信息，这就要求信息系统能提供患者在门诊和住院病房连续的医疗数据和信息。

医院住院电子病历启用较早，经过十多年发展，住院电子病历的管理已经比较完善，然而门诊电子病历的实施和应用一直是各大医院的难题。主要原因在于医院较少使用门诊电子病历，应用成熟度不高，门诊大量患者病因复杂，在短时间内很难完成高质量的门诊病历，所以一直以来都是门诊医生手写病历。但是手写病历保存和识别比较困难，能提供有效连贯的查阅更是困难，所以为了能体现医疗数据的准确性和连贯性，提供临床连续的医疗服务，门诊电子病历的建设和完善变得尤为重要。

门诊电子病历采用结构化和非结构化相结合的方式，适用于大多数医院的问诊业务，大的框架采用结构化的方式，细节的描述采用非结构化的方式。比如开始医生导入模板，生成结构化的评估，如跌倒评估、疼痛评估、营养评估、主诉、病史、过敏史、诊断和处理。细节部分描述采用模板或输入的方式记录。医院对门诊电子病历（见图 6-8-25）的书写做了质量和覆盖率的规定，要求所有门诊患者都要书写病历，如果不书写，无法进入下一个流程，医院会定期对门诊病历做质量检查。

门诊电子病历和住院电子病历运用同一个系统有诸多优势，比如门诊患者转到住院病房后，主治医生可以通过系统查看和分析患者历次的门诊就医病历及过去的住院记录，方便其在本次诊疗活动中对患者病情的评估、比对和参考。

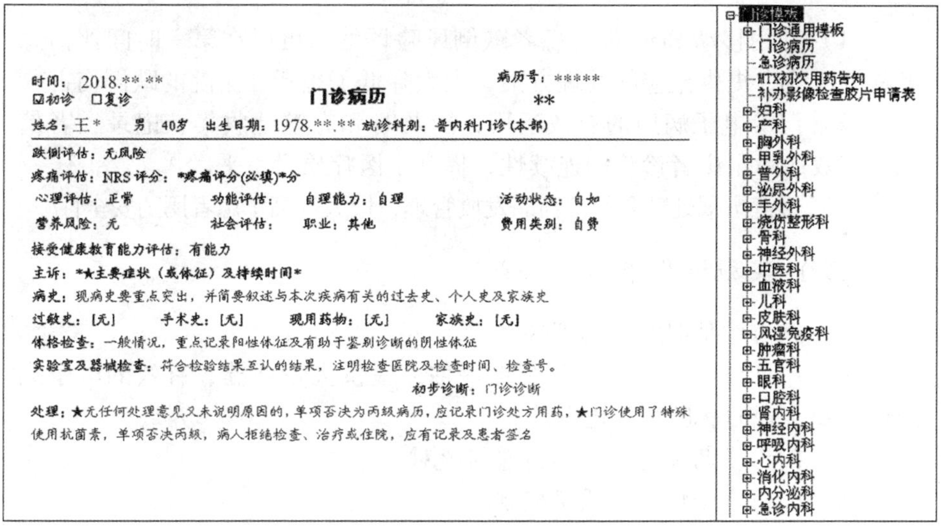

图 6-8-25　门诊电子病历

高效安全的门诊发药和告知流程是医嘱有效执行的保证，门诊药房经过多年的调整和改进，建立了一整套完善的药品发放机制。以前门诊药房采用打印的处方单，药房根据处方单取药后核对发药，其流程存在一些问题。根据 JCI 标准中药品管理及使用（MMU）的多项要求，医院对门诊药房发药流程进行了整改优化，目前采用的发药流程是：首先，门诊患者在诊疗期间的诊疗信息保存在计算机系统中，诊疗结束后患者到门诊结算窗口结算，结算完成后门诊药房打印出单个药品条码，条码内容包括了患者信息和药品信息；其次，门诊药师根据药品条码取药核对；最后，窗口发药药师核对信息，告知患者注意事项后将药品发放到患者手中，同时将印着用法用量和注意事项的条码粘贴在药品外包装上。这个新的流程既满足了 JCI 标准中药品管理及使用（MMU）规范，也保障了患者用药安全。

门诊药房每个窗口使用一台工业条码打印机，患者结算完成后该机器可自动打印出一份带有就诊号码、患者姓名、出生日期、药品名称和规格、药品数量、药品用法用量及注意事项的条码，药师根据打印的条码取药并核对信息，然后将药品连同打印条码排序放置在发药窗口，窗口发药药师等患者到窗口时仔细核对患者身份信息和药品信息后粘贴条码到药品外包装上，并告知其注意事项。如果是静脉输液药品，输液室会根据医嘱生成输液条码进行管理。门诊药房对口服药和静脉输液及其他药品全部进行条码化管理，提高效率的同时也减少差错的发生。

（四）取得的成效

（1）利用移动 PDA 进行患者跌倒风险评估，可以在第一时间评估患者跌倒风险，提供相应的处理方案，大大降低了患者在医院的跌倒伤害。

（2）门诊电子病历的有效运用，能及时和完整地收集、记录患者信息，有效保障了患者诊疗的连续性，提高了医疗质量水平。

（3）规范医嘱处理和门诊药品发放管理，极大提高了患者用药安全性。

（五）实施过程中的关注点

（1）跌倒评估时间点的把握。

（2）门诊电子病历推广的难点评估，提供大量便捷、有效的电子病历模板及合理的病历结构化设计。

（3）门诊发药关键信息的传递与核对。

（4）门诊电子病历的质量控制。

➢ 急诊预检分诊的信息化改造

（一）背景

医院的急诊区主要负责症状重、病情急的患者的诊治工作，这就要求医务人员既要抢时间又要施治正确。原先急诊缺乏评估机制或评估能力有限，难以有效记录患者详细的生命体征信息。因此，医院只有通过建立信息系统才能用更短的时间来做好患者急诊预检评估，同时又能让评估信息快速、全面地展示给相关医务人员查看。

（二）JCI 标准概述

1. 标准 AOP. 1

医院护理的所有患者都需要通过医院规定的评估流程确定其医疗需求。

AOP. 1 的含义：有效的患者评估流程可确定患者即时和持续接受紧急治疗、选择性治疗或计划性治疗的需求，即便是患者病情发生了变化。患者评估是一个连续的、动态的过程，在住院和门诊及各科室和诊所的各环节中进行。患者评估由三个主要流程构成：① 收集患者在身体、心理、社会地位及其病史方面的信息和数据；② 分析数据和信息，包括实验室和影像诊断检查结果，从而确定患者的医疗需求；③ 制订诊疗计划，以满足患者的实际需求。

（三）制度流程改进

（1）急诊患者先至急诊护士台进行预检评估，评估内容包括生命体征、一般情况、特殊人群、功能障碍、跌倒评估、疼痛评估、过敏史、传染病史等方面。

（2）急诊护士确认分诊区域和打印预检分诊单，引导患者至急诊收款处挂相应急诊号。

（3）对于病情较严重的患者，如果持有身份证、社保卡、市民卡的可由急诊护士直接为其挂号。

（4）抢救室护士可以针对患者病情完善评估单。

（四）取得的成效

急诊预检分诊系统的运行有效地辅助了急诊护士完成大量的急诊预检分诊工作，做到评估全面和记录及时，为医疗工作提供了准确的基础信息。

（五）实施过程中的关注点

（1）快速获取患者信息。急诊护士台配备了多功能读卡器，可以快速读取患者身份证、社保卡、市民卡上的信息，包括其姓名、性别、出生日期、年龄、家庭地址等。

（2）建立急诊预检分诊系统，便于护士快速记录患者各项评估信息（见图 6-8-26）。

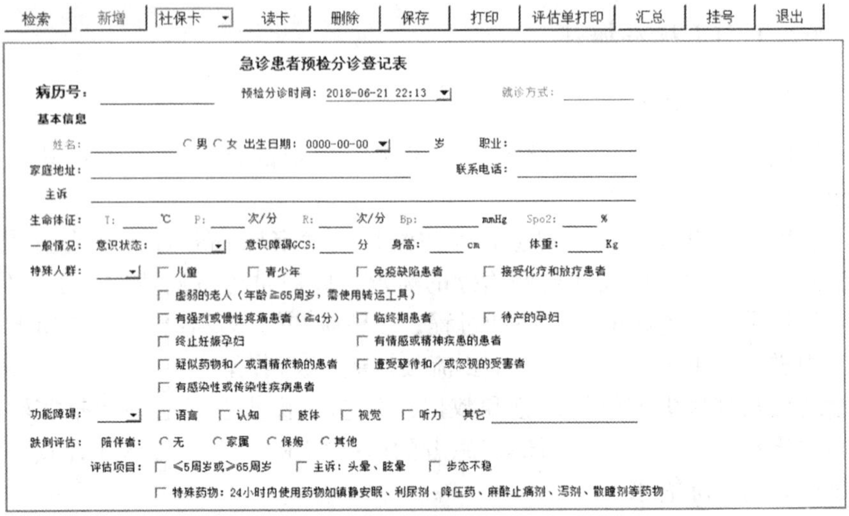

图 6-8-26 急诊预检分诊系统

(3) 连接自动血压仪，快速读取测量到的血压和脉搏，保存至评估单。

(4) 提供急诊预检分诊评估单的病区查阅和打印功能，以确保医疗数据在各病区的准确性和连续性。

➢ 抗菌药使用流程的信息化管控

(一) 背景

抗菌药管理是药事管理的重要组成部分，既要保证抗菌药及时有效使用，又要防止其滥用，为此应严格控制临床应用指征，对其进行分级管理和实施审批制度。全院患者众多，抗菌药使用面广，使用传统纸质的审批方式不仅不符合高效的工作流程，也使得审批程序变得复杂化。

(二) JCI 标准概述

1. 标准 MMU. 1

应有序管理医院内的药品使用，以满足患者的需求，药品使用应遵从适用的法律法规，并且接受执业药师或其他有资质人员的指导和监督。

MMU. 1 的含义：药品是患者治疗的重要资源，必须施以高效的有序管理。药品管理不仅是药品服务部门的责任，也是管理者和医务人员的责任。如何分担责任取决于医院的结构和人员配置。在没有药房的情况下，各临床科室的药品管理应遵守医院的政策。在其他情况下，如有中央大药房，药房应在整个医院内系统地管理药品。有效的药品管理包括医院的所有部门、住院患者、门诊患者和专业单位。但在医院内应有序地管理药品，并由具有资质的人员直接监督药房的活动或药品服务。该人员应训练有素，还应获得许可和认证。适用的法律法规需纳入组织结构及医院所采用的药品管理系统操作中。

（三）制度流程改进

（1）按照抗菌药的分级管理办法授予医师相应抗菌药处方权限。
（2）确定在特殊情况下越级使用抗菌药的权限及使用数量。
（3）确定特殊使用级抗菌药和临时采购抗菌药的审批流程。

（四）取得的成效

抗菌药管理系统是依托信息平台，实现了抗菌药规范化管理，同时也加快了各环节的申请和审批流程，有效地促进了院内抗菌药的合理使用，遏制了盲目滥用抗菌药的势头。

（五）实施过程中的关注点

（1）按照管理要求根据不同的医师职称级别确定其使用抗菌药的级别，如：住院医师只能使用非限制使用级抗菌药，在急诊室 24 小时内允许越级使用限制使用级抗菌药 3 次，在住院部 24 小时内允许越级使用限制使用级抗菌药 1 次；主治医师只能使用非限制使用级和限制使用级抗菌药，不可使用特殊使用级抗菌药。

（2）通过 HIS 系统维护各级医师的职称信息，维护各级医师使用抗菌药的权限。

（3）通过医嘱系统判断当前医师的职称级别及其使用抗菌药的级别来确认该医师能否允许开具医嘱。

（4）建立特殊使用级抗菌药和临时采购抗菌药的电子申请系统。医师书写申请内容，科室主任审批，医院抗感染临床专家小组审核，药房或药库确认后采购（见图 6-8-27）。

（5）调整门诊医嘱审核程序，根据门诊输液管理规范的要求控制门诊输液医嘱的开具，只允许儿科门诊和急诊科医生可开具输液医嘱。

（6）通过审方系统对抗菌药的用法、剂量、频次等信息进行审核，一旦所填信息超过预设阈值，系统就会自动提醒，以辅助医师正确开具医嘱，例如系统中对抗菌药使用剂量的审核（见图 6-8-28）。

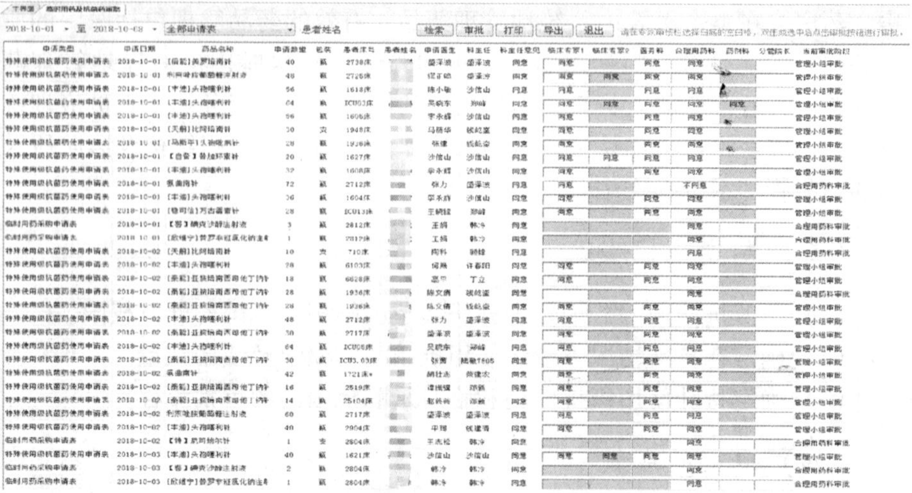

图 6-8-27　抗菌药申请与审批流程

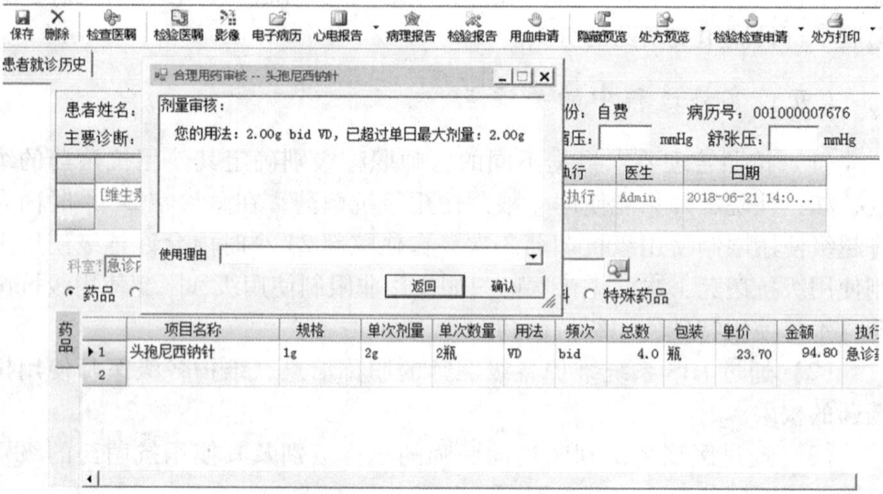

图 6-8-28　抗菌药使用剂量审核单

➤ 高警讯药品的信息化管控

（一）背景

高浓度电解质（如氯化钾）的使用如果不加以控制会存在较高的用药安全风险。在整改之前，氯化钠注射液可以存放于病区，并且使用剂量由医师直接确定，稍有不慎，就可能发生用药安全问题。例如部分药品对剂量的要求较高，或使用后可能存在某些不良反应，应提醒医务人员和患者在使用时加以注意；部分药品由于外形相似或名称读音相似，也极易混淆。对于药理作用不同的药品，如果使用不当不仅起不了治疗作用，而且有可能对患者造成二次伤害。

（二）JCI 标准概述

1. 标准 IPSG. 3

医院应制订和实施相应的流程，以提高高警讯药品的安全性。

2. 标准 IPSG. 3. 1

医院应制订和实施合理的流程，以管理高浓度电解质的安全使用。高警讯药品包括：高危药品类和相似药品类。高危药品是指药理作用显著，如果使用不当可能对患者造成严重伤害或死亡。例如胰岛素、肝素或化学药物。相似药品是指名称、包装和标签相似或发音相似的药品。

（三）制度流程改进

（1）规定高浓度电解质不可存放在病区，只能由药房调配和存放，病区只能使用已调配完成的输液。确定常用的高浓度电解质配方，按照临床需求可以开具多个协定处方。

（2）梳理高警讯药品目录并整理其相关药品信息。

（3）梳理外形相似或名称读音相似的药品目录并收集相关药品照片。

（四）取得的成效

通过整改，高浓度电解质得到了有效管控，同时通过信息系统开具协定处方的高浓度电解质输液可以由静配中心预先配制，并提供临床使用。在药品名称中加入警讯信息，又在相似药品中增加了图片浏览功能，既能在各个环节有效地提示，又能方便医师及时查阅和核对。以上流程的信息化改造有效地降低了高警讯药品的使用风险。

（五）实施过程中的关注点

（1）设置高浓度电解质协定处方标签打印程序（见图 6-8-29），由静配中心打印并用于成品输液的贴签；调整医嘱开具审核程序，对于使用高浓度电解质的医嘱进行控制，只允许协定处方通过审核，以保证医嘱的合理性及与静配中心配液的一致性（见图 6-8-30）。

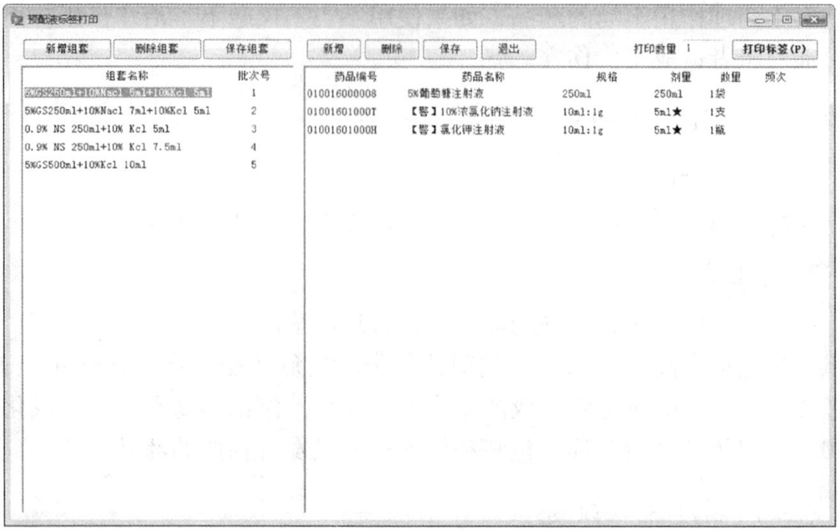

图 6-8-29　高浓度电解质协定处方标签打印

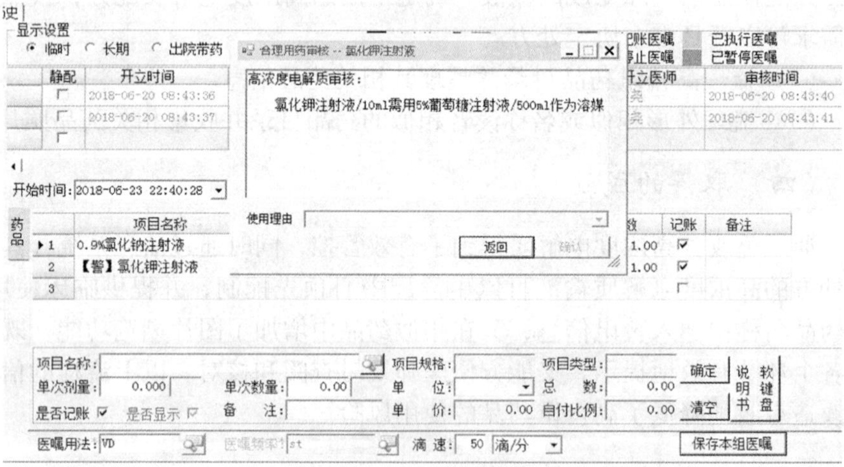

图 6-8-30　高浓度电解质医嘱审核

（2）根据药品的药理特性，调整药品名称，将需警示的信息以简易的方式写入药品名称中，例如【警冷】胰岛素注射液，“警”表示该药品的使用应该注意用法用量，“冷”表示该药品需要 2 ℃～8 ℃冷藏储存。

（3）建立药品图像维护程序，将相似药品的外包装、单片或单粒药品的图像按标尺的大小一同进行拍摄，然后将图片存储至药品处方集系统；临床医师通过系统可以快速浏览，便捷地核对存在疑问的药品外观

（见图 6-8-31、图 6-8-32）。

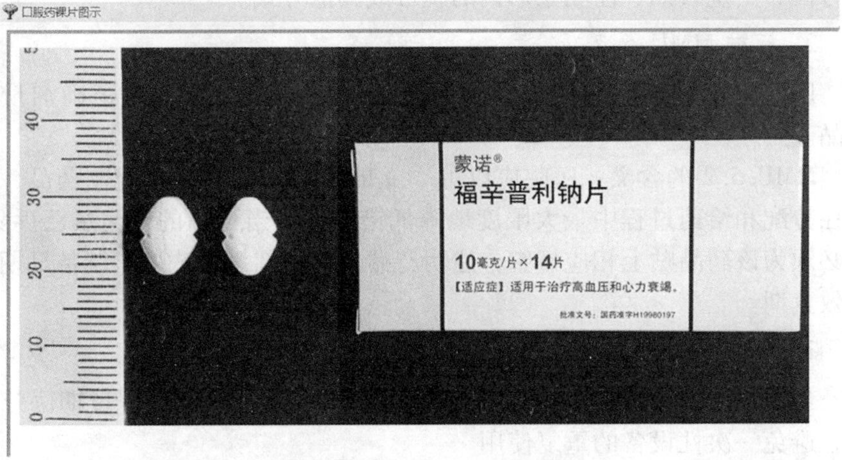

图 6-8-31　药品包装及裸片图

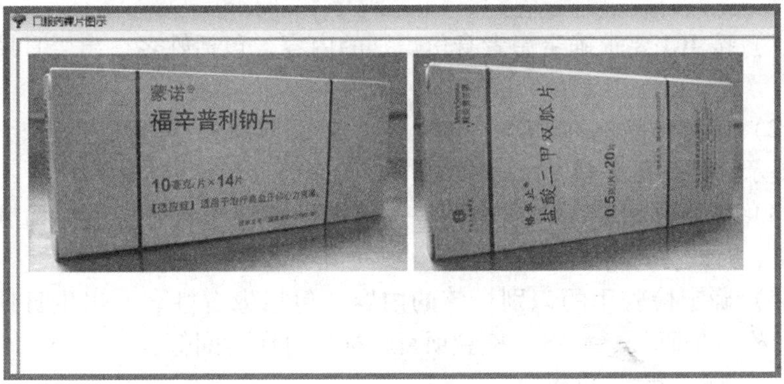

图 6-8-32　相似药品对照图

➢ 标签的信息化管理

（一）背景

院内各医疗环节需要核对大量信息，包含患者身份信息、药品信息、材料信息、血液标本信息等。为了满足临床的需求，各类标签在医院内得到了大量的使用，有助于简单快速地识别和传递各类信息。

（二）JCI 标准概述

1. 标准 IPSG. 1

医院应制订并实施相应的流程，以提高患者识别的准确性。医院采用的识别过程至少需要采用两种方式来确认某位患者，例如患者姓名、身份证号码、出生日期、注明条形码的腕带或其他方式。

2. 标准 MMU. 5. 2

医院应建立相应制度，以确保在正确时间为患者配制正确剂量的药品。

MMU. 5. 2 的含义：医院应以可“立即服用”的方式来配制药品，从而在分配和给药过程中最大限度地降低错误率。当药品的外包装已拆除，则必须为该药品贴上相应标签，注明药品名称、剂量、浓度、制备日期及失效日期。

3. 标准 PCI. 7. 1. 1

当法律法规允许时，医院应制订并实施相应流程，管理过期医疗用品，避免一次性设备的重复使用。

（三）制度流程改进

（1）按 JCI 要求确定患者身份识别的内容，包括姓名、出生日期、病历号。

（2）核对药品标签内容，包括药品名称、规格、剂量、数量、单位、用药提示、特殊标识等。

（3）需要标明使用日期的标签，包括生理盐水封管标签、稀肝素封管标签、时效标签、消毒标签等。

（4）确定检验用的识别标签的内容，包括患者姓名、出生日期、病历号、检验条码号、科室、检验项目、标签打印时间等。

（四）取得的成效

通过建立各类标签，用于医疗各个环节的扫码，将重要的医疗信息进行有效传递，保证了医疗流程的安全执行。

（五）实施过程中的关注点

（1）创建门诊及住院患者识别标签，包含患者姓名、出生日期、病历号、性别、年龄等（见图 6-8-33、图 6-8-34）。

张＊ 女 34岁
出生日期:1984.01.13
0010009*****

图 6-8-33 门诊患者身份识别标签

张＊
出生日期：1984.01.13
0010009*****
女 34岁 102床

图 6-8-34 住院患者身份识别标签

（2）创建门诊药房取药标签，包含患者姓名、性别、出生日期、病历号、门诊名称、门诊诊断结果、药品名称、规格、数量、包装、用法用量、用药提示（见图 6-8-35）。创建草药房取药标签，包含患者姓名、性别、出生日期、年龄、病历号、草药贴数、取药时间、序号、联系电话（见图 6-8-36）。

病历号：0010000＊＊＊＊＊
李＊ 女 1975.08.05
急诊内科（本部）2018.02.18
诊断：发热，不明原因

[可乐必妥] 左氧氟沙星片
0.5g*4 1 盒
用法：每日 1 次，每次 1 片 饭后服
提示：多饮水，避光直射 . 18 岁以下禁用

图 6-8-35 门诊药房取药标签

病历号 0010003＊＊＊＊＊
姓名：赵＊ 男 29 岁
出生日期：1989.07.24
取药：2018.02.02 15:00
贴数：7 电话：5222＊＊＊＊

图 6-8-36 草药房取药标签

（3）患者床位卡标签及腕带标签（见图 6-8-37、图 6-8-38）。

朱＊ 女 82岁
出生日期：1936.12.21
病历号：0010016＊＊＊＊＊
入院日期：2018.02.18

图 6-8-37 患者床位卡标签

朱＊ 女 82岁2月
病历号 0010016＊＊＊＊＊
普外科2（住院）
出生日期 1936.12.21

图 6-8-38 患者腕带标签

（4）病区输液标签及病区单剂量口服药标签（见图 6-8-39、图 6-8-40）。

患者病历号
0010020***** 1729床 【1】
十七病区（小儿科） 王 * 2016.10.02 患者出生日期

药品名	剂量	数量	用法
5%葡萄糖注射液/250ml	250ml	1袋	qd
【警】氯化钾注射液/10ml	5ml★	0.5瓶	qd
维生素C针/1g	1g	1瓶	qd
【警】10%浓氯化钠注射液	5m★	0.5支	qd

非整支剂量提示

用药提示 常温，24小时内使用； 常温
保存，24小时内使用； 常温，24小时 滴/分
内使用；
用药提示信息

审方人：
4107
加药人员：________
加药时间：________
20180218 共 1 贴 第 1 贴
标签打印日期

图 6-8-39 病区输液标签

二十五病区（肾2521床）
001001745357 女
许 * 1945.01.01
立即 口服
【跌】[美卡素]替米沙坦片
80 mg*7 80.00 mg 1片

图 6-8-40 病区单剂量口服药标签

（5）各类时效标签，用于标注各类物品的有效使用期限（见图 6-8-41 至图 6-8-44）。

生理盐水
开启时间2018.02.18 22:35
失效时间2018.02.19 00:35
签名：李 *

图 6-8-41 时效标签 1

生理盐水 签名：王 *
开启时间 2018.02.18 22:37
失效时间 2018.02.19 00:37
生理盐水 签名：王 *
开启时间 2018.02.18 22:37
失效时间 2018.02.19 00:37

图 6-8-42 时效标签 2

开启时间 2018.02.18 22:40
失效时间 2018.02.25 22:40
签名：赵 *

图 6-8-43 时效标签 3

开启时间 2018.02.18 22:42
失效时间 2018.02.25 22:42
签名：杨 *
开启时间 2018.02.18 22:42
失效时间 2018.02.25 22:42
签名：杨 *

图 6-8-44 时效标签 4

（6）检验条码标签（见图 6-8-45）。

临检项目
住院
0907594***** 周 * 1959.06.21
粪便 16+05床
隐血试验，住院粪便常规
血液科（住院） 0010009*****
B:2018.02.12 08:16:24

图 6-8-45 检验条码标签

➢ 身份识别检查小助手

（一）背景

医院质量改进办公室负责全院临床各医疗环节患者身份识别的检查工作，原先采用的方式为使用纸质检查表格进行现场登记，然后手工清点、汇总表格。这种方式不仅耗时，而且统计的准确率低，不能有效开展检查工作。

（二）JCI 标准概述

1. 标准 IPSG. 1

医院应制订并实施相应的流程，以提高患者身份识别的准确性。医院采用的识别流程至少需要采用两种方式来确认某位患者的身份，例如患者姓名、身份证号码、出生日期、注明条形码的腕带或其他方式。

（三）制度流程改进

（1）讨论确定采用手机端应用程序，解决登记效率低、汇总方式烦锁和纸张浪费的问题。

（2）讨论确定手机端应用程序的权限设定和功能需求，为高效检查提供便利的工具。

（3）先由部分科室试用，逐步推广至全院检查使用，促进系统功能的不断完善。

（四）取得的成效

通过手机端系统的应用实现了 JCI 调查信息的快速记录，不仅节约了人力，确保了数据的准确性，也起到了较好的实际效果，为院内的相关整改工作提供了依据。

（五）实施过程中的关注点

（1）建立 JCI 调查系统，采用 HTML5 页面形式，适用于手机端浏览及操作。

（2）功能包括：用户登录、科室检索、新增调查（检查对象选择、医疗环节选择、核对方式选择、判断结果选择等）、检查结果汇总及计算分值（见图 6-8-46、图 6-8-47）。

（3）将系统连接外网服务器，在微信企业号中建立 JCI 调查应用，关联以上调查程序。

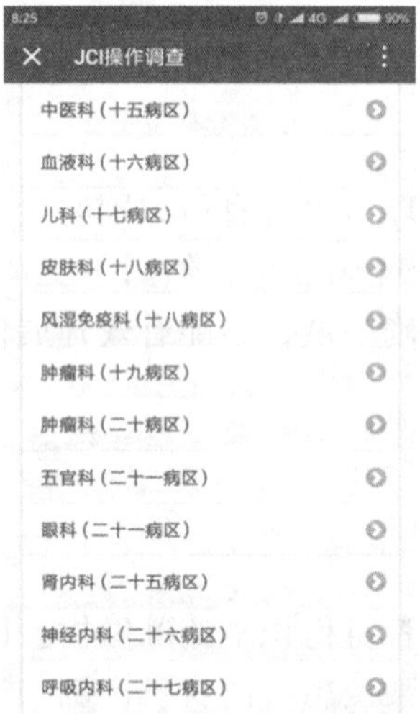

图6-8-46 JCI调查系统中的科室检索

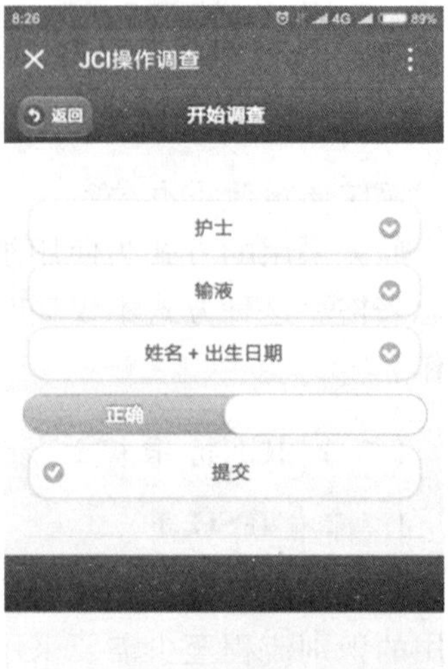

图6-8-47 JCI调查系统中的新增调查

➢ 重要医疗结果的及时短信提醒

（一）背景

医疗过程中很多环节需要及时的短信提醒，以辅助医疗流程的信息确认，提高医疗流程的连续性，有助于医务人员及时了解存在的风险，以便实施下一步的医疗措施。

（二）JCI标准概述

1. 标准IPSG. 2

医院制订并实施相应的流程，以增强医务人员间口头或电话沟通的效果。

2. 标准IPSG. 2. 2

医院制订并实施相应的流程，以促进医务人员间的沟通交流。

IPSG. 2至IPSG. 2. 2的含义：及时、准确、完整、清楚且易于理解的高效沟通可以减少错误，确保患者安全。沟通可通过口头或电话沟通的形式进行。

（三）制度流程改进

（1）讨论需要使用短信提醒的医疗环节，如门诊预约成功、检查预约成功、不良事件发生、院内感染相关结果通知等。

（2）讨论并确定短信发送的时机和相关提醒的内容，需针对不同的科室的和不同的业务类别设置不同的内容。

（四）取得的成效

通过短信平台系统实现短信的及时提醒，可以满足院内大量重要医疗环节的信息提醒需求，促进医疗流程有序开展；也可以及时获知院内危重患者的信息及其他可能存在风险的事件，降低医疗风险。

（五）实施过程中的关注点

（1）与门诊部讨论确定在患者预约挂号成功后会将短信及时发送至患者手机，帮助患者了解具体的就诊时间、门诊名称、排队序号、注意事项等。

（2）与影像科、超声科、功能科讨论确定在患者预约检查的前一天下午发送短信至其手机，提醒患者按预约提示的时间提前来院检查。

（3）与护理部讨论确定当不良事件发生后会及时发送短信至各病区护士长、护理部相关人员及 JCI 相关人员的手机，以便及时处理不良事件造成的后果。

（4）与院感科讨论确定当重要细菌或微生物报告超出正常值后会及时发送短信至相关病区的医生、护士、院感科成员、医院感染管理组成员手机，以便重点监测危重患者的病情。

（5）建立短信平台系统，将各类需要通知的信息发送至该系统，并记录接收短信的人员姓名、手机号码、短信内容、短信类别、录入时间、发送状态等，以确保短信的正常发送。

➢ 护理诊疗计划的信息化改造

（一）背景

护理诊疗计划的实施需要记录大量的信息，包括患者姓名、出生日期、病历号、入院时间、科室名称、记录人员、计划名称、计划内容、计划时间等。原先诊疗计划采用 Excel 表格进行记录，不利于大量信息的检索。另外，诊疗计划应该采用统一的模板，Excel 表格不利于模板的共享和及时更新。

（二）JCI 标准概述

1. 标准 COP. 2

医院可采用特定的程序来整合和协调为每位患者提供的医疗服务。

2. 标准COP. 2. 1

为每位患者制订个体化的诊疗计划并记录存档。

COP. 2. 1的含义：诊疗计划概述了将要提供给患者的护理和治疗服务。它能确定医疗团队即将采取的一系列行动，这些行动的目的是解决或支持通过评估确定的诊断。诊疗计划的总体目标是实现最佳的临床效果。

（三）制度流程改进

（1）与护理部讨论和确定诊疗计划的种类及具体内容，确定操作流程。

（2）建立诊疗计划系统，并协助护理部维护相关计划模板，方便其推广使用。

（3）护士按照患者病情选择合适的诊疗计划模板，调整计划内容，逐步达到预期护理效果。

（四）取得的成效

通过护理诊疗计划系统的实施，实现了计划模板和计划实施的电子化操作，为护理计划的实施找到了便捷、实用的工具，提高了评估效率，确保了全院诊疗计划模板的统一性和操作的规范性。

（五）实施过程中的关注点

（1）护理部制订多个护理诊疗计划：公共护理计划、内科护理计划、外科护理计划、急诊护理计划、综合科护理计划、产科护理计划、中医科护理计划、儿科护理计划等，每个计划整理了不同的护理问题/诊断结果、相关因素、护理措施、预期目标（见图6-8-48）。

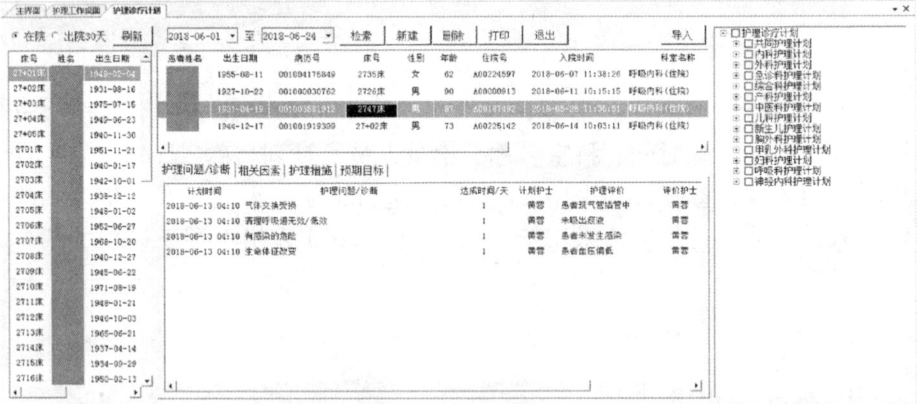

图6-8-48 护理诊疗计划

（2）建立护理诊疗计划维护程序，按照护理计划名称、护理问题/诊断结果、相关因素、护理措施、预期目标进行维护（见图 6-8-49）。

（3）建立护理诊疗计划运行程序，记录各项实施计划。检索在院患者目录，选择患者，选择符合病情的诊疗计划，新建计划内容，录入计划时间、护理问题/诊断结果、达成时间、计划护士、护理评价、评价护士、评价时间、相关因素、护理措施、预期目标等。

（4）护理诊疗计划内容按要求格式生成表格，打印并存档。

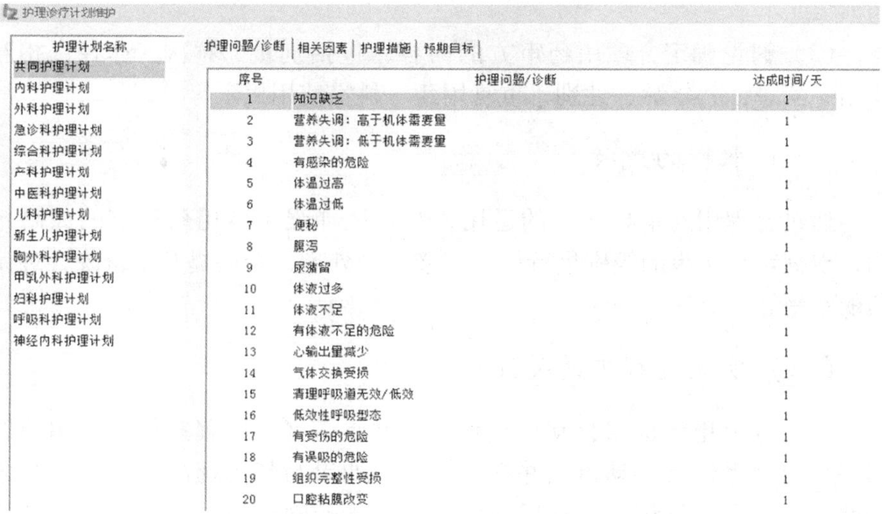

图 6-8-49　护理诊疗计划维护

➢ 合理用药自动化审方系统

（一）背景

提高用药的合理性是控制医疗风险的重要工作。由于专业领域跨度较大，医师不可能对所有药品的药理作用和副作用全面掌握，而且医师工作量大，难免会有疏忽，最终影响用药的合理性。药师在窗口发药时，如果全凭个人的记忆也难以完全发现处方中存在的问题，而且不同药师之间的专业技术能力不同，不能保证其审核的一致性。

（二）JCI 标准概述

标准 MMU. 5. 1：药品处方或用药医嘱需接受适宜性审查。

MMU. 5. 1 的含义：良好的药品管理应包括对各类处方药品或用药医嘱的两次审查：药品是否符合患者及其临床需求，应在开出处方药品或用药医嘱时进行审查；在给药时，验证药品是否与开具的医嘱或处方中的药品相同。

（三）制度流程改进

（1）与合理用药科讨论确定建立合理用药审方系统，以提高审方效率、准确性及一致性。

（2）讨论确定合理用药审方的环节，即医师开具处方时和药师发药前。

（3）讨论确定合理用药审方的内容，包括剂量、频次、途径、相互作用、禁忌证、年龄、性别、重复用药、科室使用权限等。

（四）取得的成效

通过合理用药审核程序的运用，有效地加强了各用药环节的风险控制，根据审核结果的级别进行提示和禁用的处理，全面提升了全院合理用药的水平。

（五）实施过程中的关注点

（1）建立电子医嘱自动审核程序，并将其嵌入医嘱系统。当用药医嘱保存时，系统会自动审核并进行提示，如果为禁用药品，则该医嘱未被通过。所有审核记录会在后台保存，便于药师定期进行汇总分析（见图6-8-50）。

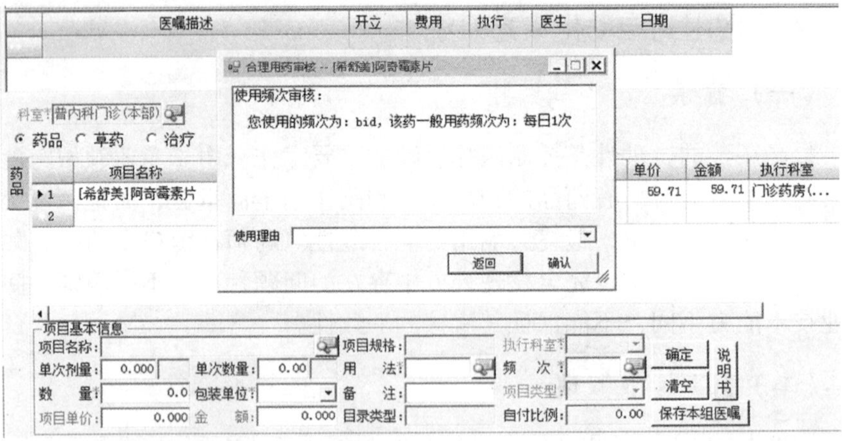

图6-8-50　用药医嘱自动审核程序

（2）建立静配中心医嘱自动审核程序。在计费前对一个病区的患者医嘱进行批量审核，如果存在问题应由药师与病区医师沟通处理解决（见图 6-8-51）。

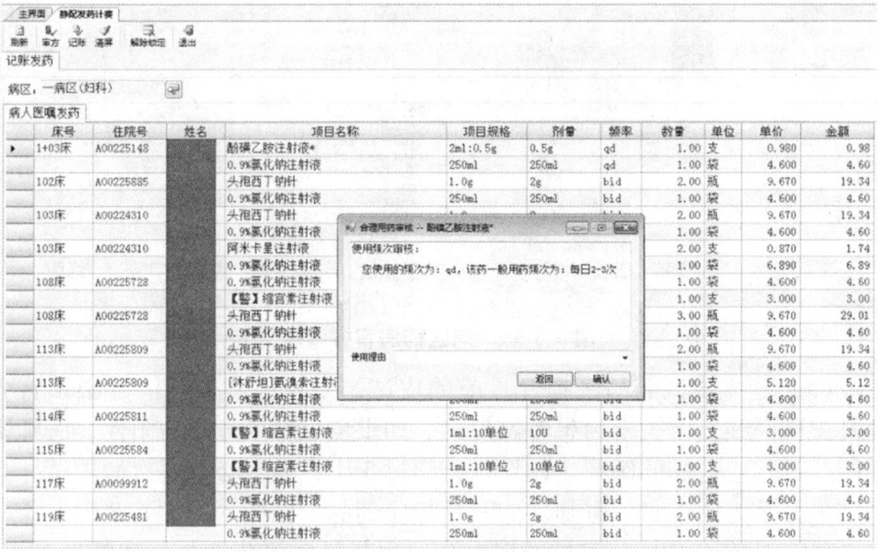

图 6-8-51　静配中心医嘱自动审核程序

（3）建立门诊药房审方程序。在药师接收处方时扫描病历号二维码，检索处方信息并进行合理性审核，如果出现问题，由药师选择差错类别，并保存审方记录（见图 6-8-52）。

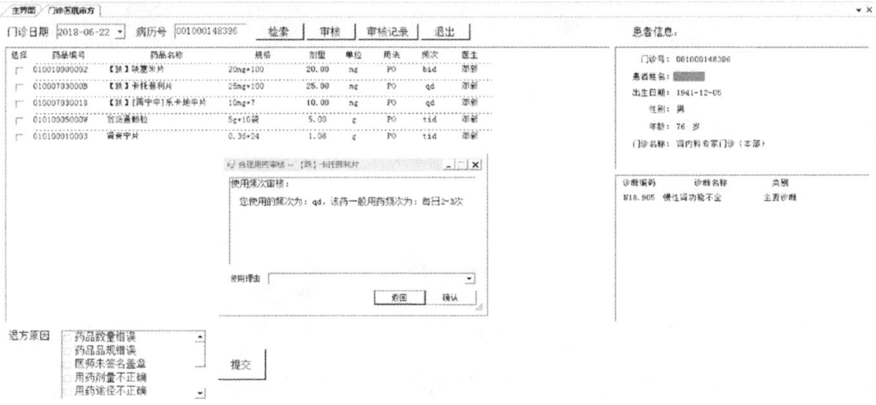

图 6-8-52　门诊药房审方程序

（4）建立病区药房审方程序。由药师对某个病区的单个患者医嘱进行合理性审核，也可对某个病区所有患者医嘱进行批量审核，后台自动调用合理用药审核接口程序，提高审核效率（见图 6-8-53）。

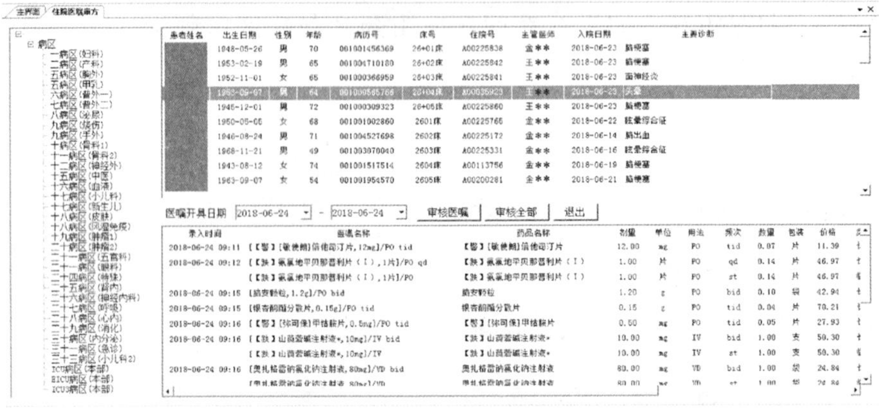

图 6-8-53 病区药房审方程序

（5）建立皮试药品医嘱开具前的皮试结果审核程序。医师必须首先开具皮试医嘱，由护士为患者做皮试，如果皮试结果显示为阳性，医师则不能开具相应药品的医嘱，如果皮试超过 3 天，患者必须再次做皮试并且其结果显示为阴性时，医师才能开具相应药品的医嘱（见图 6-8-54）。

（6）所有合理用药审核数据由合理用药科资深药师收集和整理录入，并建立合理用药数据库，不断对其进行完善，以提高数据的准确性。

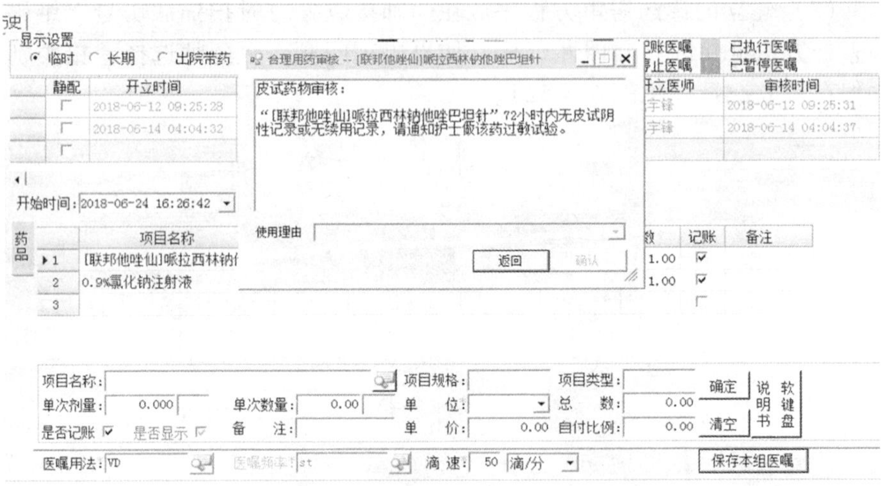

图 6-8-54 皮试结果审核程序

➤ 医师权限查询信息系统

（一）背景

医师的医疗行为直接关系到患者的医疗安全，因此医师权限管理至关重要。由于医师人数多，权限各有不同甚至会不定期调整，仅靠原来的手工运算的方式难以进行实时更新，也不利于院内相关操作前权限的实时查询。

（二）JCI标准概述

标准SQE. 10：医院应具备标准化、客观的循证程序，用于授权医务人员收治患者或提供符合其资质的其他临床服务。

SQE. 10的含义：判定医务人员的临床能力并允许其开展何种临床服务的决定通常被称为授权。这是医院为保护患者安全和提高临床服务质量所做出的最关键的决定。

（三）制度流程改进

（1）与医务科讨论确定医师权限的具体内容，以及了解医师权限控制的各个医疗环节。

（2）讨论确定建立医师权限查询系统，便于医师实时查询、及时维护其权限信息。

（四）取得的成效

通过医师权限查询系统的运行，对全院医师的权限进行了全面梳理，确定了每位医师的执业范围，便于临床各环节查询当前医师的执行权限，降低了医疗风险，提高了医疗质量。

（五）实施过程中的关注点

（1）确定需要进行权限维护的医师人员目录、权限类别目录，如药品使用权限、手术权限、操作治疗权限等。

（2）建立医师权限维护程序，由医务科专人负责，维护医师个人的相关权限。同时，为了提高效率，也可对相同权限的人员进行相关权限的批量维护（见图6-8-55）。

（3）建立医师权限查询程序，嵌入HIS系统，便于相关科室进行实时查询。查询方式有两种：第一，可以通过医师姓名或工号查询其所具有的权限；第二，可以通过权限名称查询具有该权限的所有医师人员信息（见图6-8-56）。

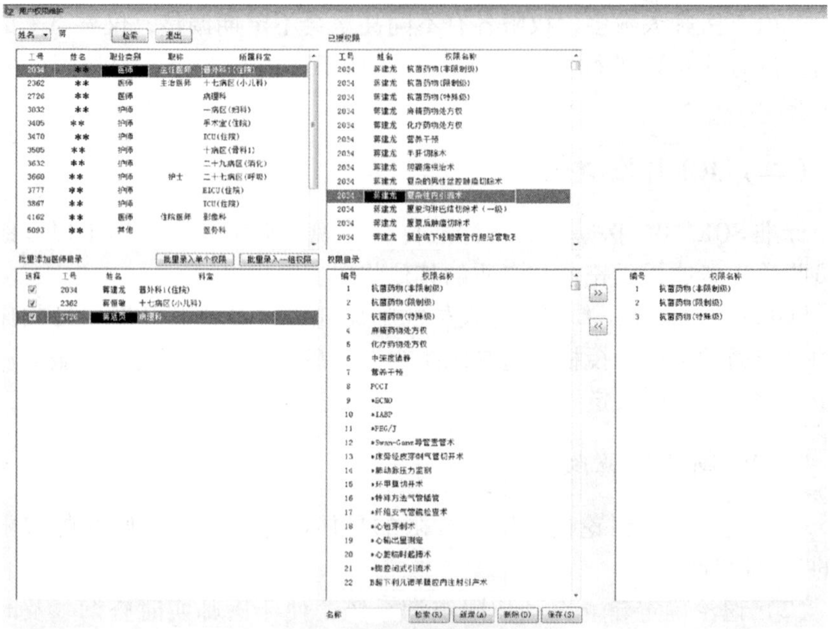

图 6-8-55　医师权限维护

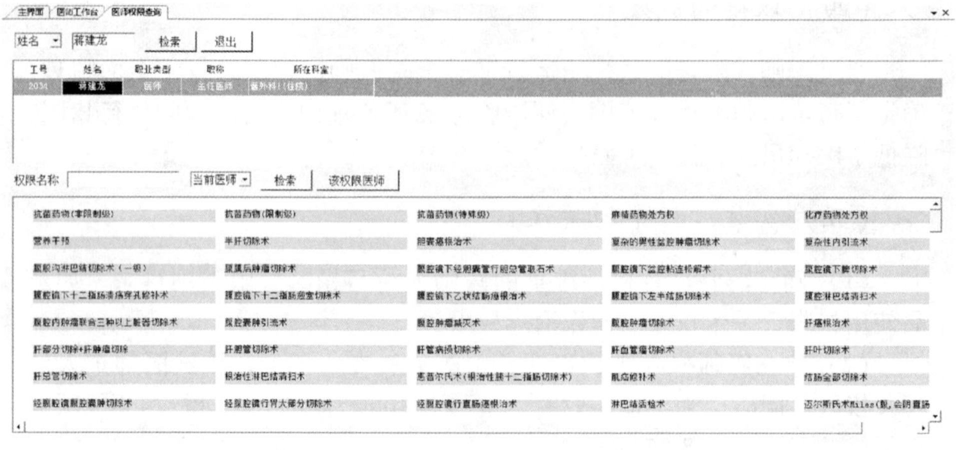

图 6-8-56　医师权限查询

➢ 住院患者 MEWS 评分

（一）背景

针对病情较重的患者需要对其各项生命体征进行持续的监测和评估，根据综合评分确定下一步的诊疗方案。原先使用纸质表格进行评估和登记，既不利于评分判断，也不利于评估数据在医护间进行交流，给临床推广应用带来了一定的难度。

（二）JCI 标准概述

标准 AOP. 2：根据患者的身体和治疗状况，定期对其进行重新评估，以确定他们对治疗的反应，并判断患者是继续接受治疗还是出院。

AOP. 2 的含义：医疗从业者对所有患者重新进行医疗评估是了解其治疗决策是否正确、有效的关键。根据患者需求和治疗计划或根据医院政策和制度的规定，定期对患者治疗的全过程进行重新评估。重新评估的结果将记录在病历中，以供所有护理患者的医务人员参考和使用。

（三）制度流程改进

（1）与医务科、护理部讨论确定 MEWS 评分内容和各项分值，确保每一位患者的信息记录在案。

（2）确定建立 MEWS 评分系统，由护士对病情较重的患者进行持续评估，以提高评分效率和准确性。

（四）取得的成效

通过 MEWS 评分系统的实施，为住院患者进行 MEWS 评分提供了有效的工具，部分信息可自动录入，部分信息可通过选项录入，评估分值可自动计算汇总。MEWS 评分系统大幅提高了评估效率和准确性，有助于临床开展规范的评估和确定下一步医疗计划。

（五）实施过程中的关注点

（1）确定 MEWS 评分内容，包括体温、收缩压、心率、呼吸、血氧饱和度、意识。

（2）建立 MEWS 评分系统，检索在院患者，实现快速录入患者基本信息（姓名、性别、出生日期、年龄）、患者在院信息（病历号、住院号、床号、科室名称、病区名称）、评估创建时间、创建人、评估时间、评估总分值、是否通知医生、评估人等（见图 6-8-57）。

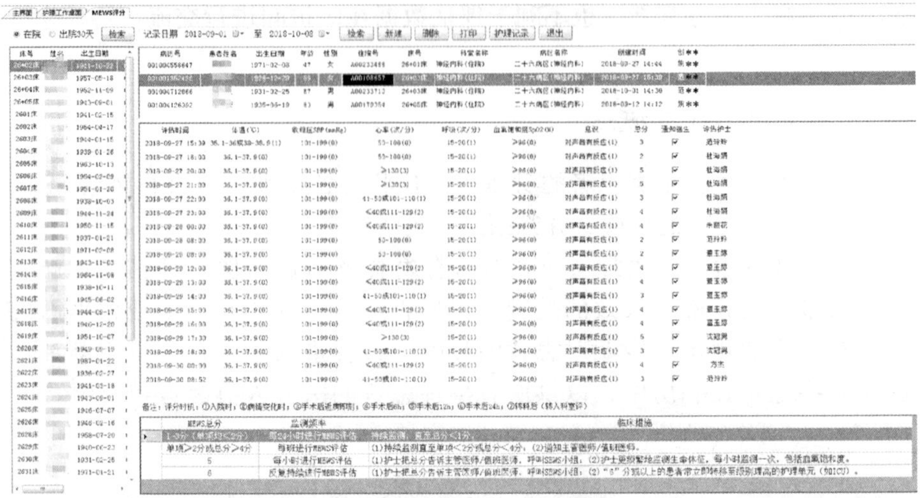

图 6-8-57　MEWS 评分系统

（3）MEWS 评分系统由评估人根据患者病情的不同选项自动计算分值。

（4）每位患者的评估记录按规定格式打印和存档（见图 6-8-58）。

MEWS评分打印

打印范围　打印　退出　例:1为打印第1页，1-3为打印前3页，2,4为打印第2页和第4页，空白为打印全部。

成人改良早期预警评分单（MEWS）

姓名：李**　病区：二十六病区(神经内科)　床号：26+03床　病历号：0010018*****

性别：女　出生日期：1928.12.29　年龄：89 岁　住院号：A001*****

评估时间	体温(℃)	收缩压SBP(mmHg)	心率(次/分)	呼吸(次/分)	血氧饱和度	意识	总分	通知医生	评估护士
2018-09-27 15:39	35.1-36或38-38.9(1)	101-199(0)	50-100(0)	15-20(1)	≥96(0)	有声反应(1)	3	☑	范**
2018-09-27 18:00	36.1-37.9(0)	101-199(0)	50-100(0)	15-20(1)	≥96(0)	有声反应(1)	2	☑	杜**
2018-09-27 20:00	36.1-37.9(0)	101-199(0)	≥130(3)	15-20(1)	≥96(0)	有声反应(1)	5	☑	杜**
2018-09-27 21:00	36.1-37.9(0)	101-199(0)	≥130(3)	15-20(1)	≥96(0)	有声反应(1)	5	☑	杜**
2018-09-27 22:00	36.1-37.9(0)	101-199(0)	41-50或101-110(1)	15-20(1)	≥96(0)	有声反应(1)	3	☑	杜**
2018-09-27 23:00	36.1-37.9(0)	101-199(0)	≤40或111-129(2)	15-20(1)	≥96(0)	有声反应(1)	4	☑	杜**
2018-09-28 00:00	36.1-37.9(0)	101-199(0)	≤40或111-129(2)	15-20(1)	≥96(0)	有声反应(1)	4	☑	朱**
2018-09-28 08:00	36.1-37.9(0)	101-199(0)	50-100(0)	15-20(1)	≥96(0)	有声反应(1)	2	☑	范**
2018-09-29 08:00	36.1-37.9(0)	101-199(0)	50-100(0)	15-20(1)	≥96(0)	有声反应(1)	2	☑	董**
2018-09-29 12:00	36.1-37.9(0)	101-199(0)	≤40或111-129(2)	15-20(1)	≥96(0)	有声反应(1)	4	☑	董**
2018-09-29 13:00	36.1-37.9(0)	101-199(0)	≤40或111-129(2)	15-20(1)	≥96(0)	有声反应(1)	4	☑	董**
2018-09-29 14:00	36.1-37.9(0)	101-199(0)	41-50或101-110(1)	15-20(1)	≥96(0)	有声反应(1)	3	☑	董**
2018-09-29 15:00	36.1-37.9(0)	101-199(0)	≤40或111-129(2)	15-20(1)	≥96(0)	有声反应(1)	4	☑	董**
2018-09-29 16:00	36.1-37.9(0)	101-199(0)	≤40或111-129(2)	15-20(1)	≥96(0)	有声反应(1)	4	☑	董**
2018-09-29 17:30	36.1-37.9(0)	101-199(0)	≥130(3)	15-20(1)	≥96(0)	有声反应(1)	5	☑	沈**
2018-09-29 18:00	36.1-37.9(0)	101-199(0)	41-50或101-110(1)	15-20(1)	≥96(0)	有声反应(1)	3	☑	沈**

1 / 2

图 6-8-58　MEWS 评分单

（蔡健、范红春）

第九节 人员资质安全

一、规范员工档案，刻录成长印记

（一）背景

JCI 标准要求医院所有员工需建立个人档案，该档案与传统的人事档案不同，其主要内容包括各类资格证书、岗位职责、年度评价、教育培训等。该档案会根据内容的有效期和变化适时更新，保证记录的准确性和可靠性。JCI 标准要求医疗机构需要建立一套系统的流程，主要包括员工的基本信息、岗位职责、绩效考核、评分结果及在职教育培训等信息，以确保每位医务人员所提供的临床服务与其资质相符。员工个人档案的建立与管理的过程就是医院医疗质量与安全水平提升的过程，它不仅符合患者的利益，还可以保证医院组织目标的实现及可持续发展。

（二）JCI 标准概述

1. 标准 SQE. 1. 1

在当前工作描述中定义每位员工的责任。

2. 标准 SQE. 5

每位员工都应建立个人信息档案。

3. 标准 SQE. 13

医院要有一套收集、核实和评估医务人员资质证明（执照、教育、培训和经验）的统一流程。

（三）建立 JCI 标准化员工档案

1. 分析内容

JCI 标准要求医院每位员工都应当有一份标准化个人档案，在档案中应有包含其资格证书、岗位职责、工作经历、年度评价、教育培训及医师的临床授权书等信息。通过分析研究，建立《员工档案管理制度》，规范档案目录（见图 6-9-1）。

员工档案目录

序号	档案名称	核查		备注
1	基本资料			
	员工个人信息表	□ 已完成	□ 不适用	
	身份证复印件	□ 已完成	□ 不适用	
2	资质证书（复印件）及验证资料			
	学历证书复印件	□ 已完成	□ 不适用	
	执业证书复印件	□ 已完成	□ 不适用	
	资格证书及特殊岗位证书复印件	□ 已完成	□ 不适用	
3	岗位说明书	□ 已完成	□ 不适用	
4	医师授权申请审批表或授权书	□ 已完成	□ 不适用	
5	培训记录			
	岗前培训记录表	□ 已完成	□ 不适用	
	在职培训记录表	□ 已完成	□ 不适用	
	心肺复苏培训证书（如CPR、ACLS等）	□ 已完成	□ 不适用	
6	考核记录			
	试用期考核表	□ 已完成	□ 不适用	
	员工工作评价表或医师年度考核表	□ 已完成	□ 不适用	
7	其他材料			
	健康状况资料	□ 已完成	□ 不适用	

图 6-9-1　医院员工档案目录

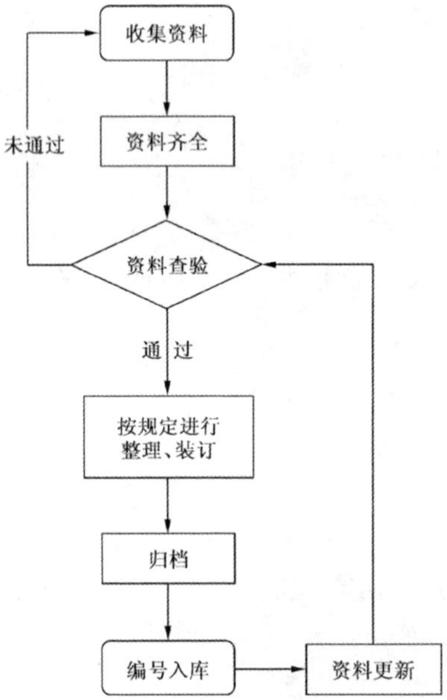

图 6-9-2　员工信息收集流程

2. 流程设计

确保有统一的流程来收集信息，制定《员工资格认证》制度。新员工在入职当日就必须提交员工个人信息表和相关资质证明，人事部门负责收集，建立其个人档案。

档案管理人员通过网络、信函、电话等途径对员工的学历、资质等各类证书进行查验。无法通过网站进行查验的证书，需核对证书原件进行审核或到政府部门查阅其人事档案。所有查验证明都要由查验人员于证书复印件上签字盖章，保证员工个人档案中资料的真实性。员工所有资料按相应顺序进行整理、装订，并按编号归入档案架（见图 6-9-2）。

（四）岗位说明书的制订

JCI 标准中规定员工档案的核心要素就是制订员工岗位说明书，通过对员工岗位职责、岗位工作内容、任职条件、工作关系、工作环境等特征进行客观描述，了解员工的素质、知识、技能等是否能够胜任此项工作，并进行核查以确保其信息的真实性。

1. 析岗设岗

由医院领导牵头，人事科统筹协调进行岗位分析。按工作性质将全院工作人员划分为医生、医技、护理、行政、后勤、外包、实习、志愿者等几大类，根据日常工作管理情况分别将其主管职能部门作为岗位分析与岗位职责制订的责任部门，设计各部门的岗位名称、数量及类别，并征求部门负责人意见。人事科协助各主管职能部门分析岗位设定的有效性和合理性，必要时可进行合理配置，调整岗位定位、职责和权限。

2. 定责收集

主管职能部门与各部门负责人沟通，收集各部门工作汇报，梳理各类岗位工作规范、流程，初步拟订各类岗位职责模板。各部门负责人根据拟订的岗位工作内容分析确定从事该岗位所需的任职资格和基本条件。主管职能部门负责分管各类岗位说明书初稿的撰写，具体组织形式和流程由职能部门根据实际工作情况决定，各部门负责人及各类岗位员工应予以协助和配合。

3. 签订发布

人事科负责收集主管职能部门完成的各类岗位说明书初稿，并进行初审后交予分管院长复审，通过后由院长进行最终审批。经审批后，岗位工作人员须与其主管领导双方签字确认。经签字确认后的岗位说明书为一式三份，由人事科、所在部门及员工本人分别保存。

4. 更新维护

如果遇到部门职责调整、岗位新增或变动等情况，由人事科协助各主管职能部门，及时完成岗位职责的更新、发布等程序，避免因岗位职责延迟更新，造成员工权责不清的情况。根据 JCI 标准规定，人事科应会同各主管职能部门每三年或在必要时组织全院范围内岗位职责的评估、修订，修订后的岗位职责须及时告知部门和员工。

5. 举例普外科主任（副主任）医师岗位说明书（见表6-9-1）

表6-9-1　普外科主任（副主任）医师岗位说明书

临床主任（副主任）医师岗位说明书

部　　门：普外科　　　　员工编号：

岗位名称：主任（副主任）医师　　　　修订日期：

工作概要：在科主任（副主任）的管理和指导下，根据本学科设置的主任（副主任）医师医疗权限，负责专科疾病患者的治疗和处理，完成主任（副主任）医师所要求达到的临床技能、教学和科研训练。

请示上报：科主任

工作职责：组织管理

① 在科主任（副主任）领导下，指导全科医疗、教学、科研、技术培养与理论提高工作。

② 协助科主任（副主任）管理病房。

③ 定期参加门诊工作。

④ 在科主任（副主任）的领导下，定期组织下级医师业务讲座和死亡、疑难病例讨论会（每两个月一次）。

⑤ 运用国内外先进经验指导临床实践，不断开展新技术，提高医疗质量。

⑥ 指导全科结合临床开展科学研究工作。

⑦ 精确掌握普胸三级及以下、部分四级的手术，熟悉各种微创伤手术技术。

⑧ 加强医疗设备、信息、物资管理，提高设备效率。

质量管理

① 签署住院病历首页、大病历、首次病程记录、重要的专科操作记录、重要的病程记录等。

② 督促下级医师认真贯彻执行各项规章制度和医疗操作规程。

③ 定期查房并亲自参加指导急、重、疑、难病例的抢救处理与特殊疑难和死亡病例的讨论会诊。

④ 负责本组患者日常诊疗和处理工作，观察并及时听取本组下级医师关于患者每日的诊疗变化情况，充分了解所管患者的医疗、护理记录和实验室检查结果。

⑤ 指导本科主治医师和住院医师做好各项医疗工作，有计划地开展基本功能训练。

⑥ 经济、有效地利用部门的人力和物力资源。

⑦ 对突发和意外医疗事件能灵活、有序地做好组织与抢救工作，必要时向科主任汇报。

临床业务

① 专业知识全面、扎实并通过医院组织的专业考试和面试。

② 临床技能操作熟练并在实际工作中具有一定的开拓创新意识。积极参加继续教育，努力学习新知识和技术，阅读与疾病诊治有关的医学论文。

③ 教学、科研工作严谨求实，业绩符合医院岗位聘任的基本要求。

④ 注重细节，具有较强的判断能力和预测能力。

⑤ 负责本组病人的日常诊断、治疗和处理，年工作量达到医院主任医师平均水平以上。

⑥ 负责观察并及时听取本组下级医师关于患者每日的病情和体征变化。必须与下级医师及患者的责任护士有良好的沟通，及时应答有关患者诊疗方面的问题。

续表

	⑦ 充分了解所管患者的医疗、护理记录和实验室检查结果。 ⑧ 负责完成或督促副主任医师完成重要的专科记录，尤其是专科操作记录。及时签署住院病历首页、大病历、首次病程录、重要的专科操作记录、重要的病程记录等。 ⑨ 当疾病的复杂性超过自己能力范围时，应保持情绪稳定并及时向科主任汇报，由科主任协调处理。 ⑩ 完成其他所指派的临时性工作任务。 人员管理与培养 ① 根据教学工作的需要，利用各种机会如查房、病例讨论、技术操作和学术活动对下级医师和进修、实习人员进行示范教学和培训。 ② 参加并组织医学继续教育，完成规定的教学计划。 ③ 积极为住院医师、主治医师、实习生提供专科相关教学平台，利用各种机会如查房、上课和各类操作进行教学，提高他们的临床实际工作能力和学术水平，创造条件培养并鼓励他们形成科学的循证临床诊治决策观。 ④ 根据附属、教学医学院及科教科的要求，认真完成医学生的教学工作任务。
工作要求：	素质能力 ① 遵守国家法律法规和医院规章制度，提高职业道德素养，规范行为，廉洁从业。 ② 具有较好的时间管理意识，工作计划性强，并以提高工作质量与效率为前提不断调整和改进工作流程。 ③ 服装整齐、干净，佩戴工作牌，穿着及发型符合医院规定的要求。 ④ 能服从轮流式工作安排、值夜班、接触 X 线等工作环境和形式。 ⑤ 员工应保持手机 24 小时畅通，当发生紧急情况时值班医师和护士能及时与其联系。 ⑥ 具有较好成本管理意识，将与本岗位相关的时间、物品等资源的利用达到最优化。 合作交流 ① 具有较好的组织、协调能力，与医院领导、相关部门主管及员工保持良好的关系。 ② 对待病人及所有来访者亲切友好，主动为他们提供帮助，无相关投诉。 ③ 具有良好的交流和沟通能力，关注下属员工的工作质量与个人职业生涯的发展，达到员工个人目标与医院的组织目标基本保持一致的目的。 ④ 碰到困难和问题时能保持稳定的情绪，虚心接受同事和主管的建议和意见并及时改进。 工作标准 严格按照《医疗操作规范》和《医疗工作制度及规范》做好副主任医师权限内的各项临床工作。
学历要求：	医学本科及以上学历。
资历要求：	① 有卫生行政主管部门颁发的执业医师执照。 ② 已获得副主任医师职称并被聘任者。
体能要求：	健康的身体、充沛的精力、持久的工作干劲。
工作条件：	配备独立的办公场所及相关的办公用品。

员工____________　　　　主管领导____________

日期____________　　　　日期____________

（五）JCI 员工档案建立的成效

JCI 员工档案的建立，整合了员工个人资格能力及其工作表现的全部资料，并且资料真实性全部进行了验证，医院可以快速了解员工工作能力和工作情况，及时把握员工职业生涯规划的情况，以作为员工今后任职能力考核的重要依据，为医院选拔人才和培养人才提供重要的依据，为领导科学决策和科学管理提供准确的依据。同时也提升了档案利用率，为使用者提供便利，比如员工在申报专业技术职称时，JCI 员工档案可以提供所需的材料。

C 医院共有 2 000 多名员工，使用传统的纸质档案，对人事管理者是个极大挑战，如何确保对档案的及时更新，提高其使用效率，促进其可持续发展，是我们当前需要挑战的课题，也是今后实现档案信息化需要重点改进的方向。

（张立、张怡珂、吴燕）

二、授权，让医师执业边界更明晰

（一）背景

资质是医疗人员实施各项诊疗活动所必须具备的条件，目前我国的法律法规、行业规范中已经对医疗人员资质提出了明确的要求。JCI 标准规定当医师取得执业资格后，医院是否有能力开展相应的医疗项目尚不明确。比如某位医生取得执业资格与职称后，从目前的制度允许的范围内执行各类诊疗项目，但是其中某项业务他可能从没参与和操作过，也就是说实际上他不具备该项诊疗业务的能力，其诊疗工作存在一定不可控的医疗风险，侵害了病人接受诊疗服务的权利。因此我们根据 JCI 标准对医师资质进行了梳理，建立了医疗授权机制，逐步完善医疗人员资质管理工作。

（二）JCI 标准概述

1. 标准 SQE. 10

医院应具备标准化的循证程序，用于授权医务人员收治患者或提供符合其资质的其他临床服务。

2. 标准 SQE. 11

医院使用持续的标准化流程评估每位医务人员提供的患者医疗服务的质量和安全性。

3. 标准 SQE. 12

医院根据医务人员的持续监督和评估，至少每三年判定一次医务人员的员工资质和临床专业权限是否可以延续，无论这两项资质更改与否。

（三）医师授权的实施

1. 医师授权的原则

（1）明确职权：弄清授权范围是授权的前提，否则就有可能出现超越职权范围的授权。

（2）视能授权：授权必须以工作的需要和授权对象能力的大小、水平的高低为依据。

（3）授权信任：一旦授权就要给予充分信任，尽量为被授权者提供方便，并为其创造良好的条件与环境。

（4）授权可控：可随时了解并掌握被授权者使用权限的情况，对权力使用不当者或违反规章制度者及时缩减或终止授权。

2. 梳理授权的分级

（1）按医师职称分级。

基础授权：人员获得执业医师资格，并在我院注册的执业医师，经医务科培训、考核后，可执行一般性、共通性诊疗项目。

专科授权：在获得基础授权的基础上，同时取得主治医师职称及以上职称的人员，准予独立开展具有专科特点的患者评估、诊断、会诊等各种授权治疗，例如在上级医师指导下完成部分复杂性专科操作，参加院内会诊，等等。

专科高级授权：在获得专科授权的基础上，同时取得副主任医师及以上职称的人员，准予独立开展各项特殊治疗，例如主持科内疑难病例的讨论，规范限制级抗生素的使用，参加院内多科会诊、院外会诊，等等。

（2）按临床项目类别分级。

一般诊疗项目授权：指人员获得执业医师资格，并在我院注册的执业医师，经医务科培训、考核后，可执行一般性、共通性诊疗项目。

有创操作与治疗项目授权：对临床科室在常规条件下开展的有创检查、治疗项目，分别制定准入标准，实行临床授权。

手术、麻醉、介入、内镜操作授权：根据手术的风险性、复杂性和技术难易程度不同，手术（包括介入、腔镜等各种微创手术）分为四级，各级项目说明及授权审查所要求的医师资质如下：

一级手术：风险较低、过程简单、技术难度低的普通手术。授权对象至少应为取得执业医师资格的住院医师，并有相应的临床工作能力。

二级手术：有一定风险、过程复杂程度一般、有一定技术难度的手术。授权对象至少应符合以下三者之一：主治医师，并有相应的临床工作能力；取得执业医师资格的住院医师，临床工作年限≥3年，并有相应的临床工作能力；获得硕士学位，取得执业医师资格，曾从事住院医师岗位工作年限≥2年，并有相应的临床工作能力。

三级手术：手术风险较高、过程较复杂、技术难度较大的手术。授权对象至少应符合以下资质之一：副主任医师，并有相应的临床工作能力；晋升主治医师临床工作年限≥3年，并有相应的临床工作能力；获得临床博士学位，从事主治医师岗位工作年限≥2年，并有相应的临床工作能力。

四级手术：手术风险高、过程复杂、技术难度大的重大手术。授权医师至少应符合以下条件：主任医师，并有相应的临床工作能力；晋升副主任医师临床工作年限≥3年，并有相应临床工作能力；有临床博士学位、从事副主任医师岗位工作年限≥2年，并有相应的临床工作能力。

特殊项目授权：针对抗菌、化疗、精麻药物的处方权、营养干预、中深度镇静、POCT等特殊项目，除具备医师资质外，还要求医师完成特定培训作为其授权审查的依据。考虑麻醉科、急重症医学科、肿瘤科的特殊性，上述三个专科的住院医师只有在考核合格后才能被授予精麻药品处方权。

3. 制定制度和授权流程

（1）成立医师资质审核和授权管理委员会，经多部门协商讨论后，制定《医师授权管理制度》并提交医师资质审核和授权管理委员会讨论通过，最后经院长办公会通过并批签后，向全院发布。

（2）授权流程（见表6-9-2）。

表6-9-2　医院医师授权流程

步骤	流程说明
① 医师提出授权申请	医师根据自身情况和资质准入条件，在本科室医疗资质范围内申请各自的手术、腔镜、介入等资质。
② 科室质量与安全小组初审	科主任组织科室质量与安全小组对本科室医师资质的申请进行初步审核，并将本科室评定结果上报医务科。
③ 医务科复审	医务科对各科室提交的医师执业权限进行审查，并结合医疗质量考核情况审核后报医师资质审核和授权管理委员会审批。

续表

步骤	流程说明
④ 医师资质审核和授权管理委员会审议、核定	医师资质审核和授权管理委员会讨论通过后授权。
⑤ 医务科通知、公布	医务科通知申请人，并于医院内网公布审核结果，以便相关职能部门和科室查询医师的授权情况。
⑥ 存档	医师授权申请及审核期间的相关文件、审核结果纪录由医务科进行存档，审核通过后，医师可获得"临床项目授权书"，正本由人事科存入员工个人档案内。

（四）授权案例

以泌尿外科腔镜手术资质管理为例。

1. 制定腔镜授权标准

为加强泌尿外科内镜诊疗技术临床应用与管理，规范泌尿外科内镜临床诊疗行为，保证医疗质量和医疗安全，根据《医疗技术临床应用管理办法》及《泌尿外科内镜诊疗技术管理规范（2013 年版）》，我院制定了《腔镜手术资质准入、分级管理制度》。

2. 梳理授权项目

我院泌尿外科内镜诊疗技术主要包括适用于泌尿及男性生殖系统疾病的腹腔镜诊疗技术、经尿道内镜诊疗技术和经皮肾镜诊疗技术等（见表 6-9-3）。

表 6-9-3　泌尿外科内镜诊疗技术目录

手术分级	手术名称
四级	一、经尿道内镜诊疗技术
	经尿道巨大前列腺切除术（ >60 g）
	软性输尿管镜肾结石激光碎石术
	肾盂输尿管连接部狭窄内切开术
	软性输尿管镜碎石取石术
	二、经皮肾镜诊疗技术
	孤立肾经皮肾镜术
	肾铸型结石及多发性肾结石经皮肾镜术

续表

手术分级	手术名称
四级	三、腹腔镜诊疗技术
	腹腔镜肾上腺肿瘤（≥5 cm）切除术
	腹腔镜肾上腺全切或次全切除术
	腹腔镜肾上腺嗜铬细胞瘤切除术
	腹腔镜肾切除术
	腹腔镜根治性肾切除术
	腹腔镜根治性肾输尿管切除术
	腹腔镜肾部分切除术
	腹腔镜肾盂成形术
	腹腔镜肾蒂淋巴管结扎剥脱术
	腹腔镜腹膜后淋巴结清扫术
	腹腔镜肾盂切开取石术
	腹腔镜肾固定术
	腹腔镜输尿管部分切除术后再吻合术
	腹腔镜腹膜后肿物切除术
	腹腔镜输尿管切开取石术
	腹腔镜腔静脉后输尿管整形术
	腹腔镜隐睾下降睾丸固定术
	腹腔镜根治性膀胱切除术
	腹腔镜根治性前列腺切除术
	腹腔镜盆腔淋巴结清扫术
三级	一、经尿道内镜诊疗技术
	经尿道前列腺切除术（≤60 g）（含电切除、气化、激光剜除）
	经尿道膀胱肿瘤切除术（含电切、激光）
	经尿道膀胱病变黏膜切除术（含腺性膀胱炎，黏膜白斑病变黏膜切除术）
	经尿道输尿管膨出切开术
	经尿道尿道狭窄内切开术
	经尿道膀胱颈口切开术

续表

手术分级	手术名称
三级	
	输尿管镜输尿管狭窄内切开术
	输尿管镜（软、硬镜）检查术
	输尿管硬镜碎石取石术
	输尿管镜输尿管扩张术
	二、经皮肾镜诊疗技术
	经皮肾镜取石术（单发性肾盂结石、输尿管上段结石，异物取出）
	三、腹腔镜诊疗技术
	腹腔镜精索静脉高位结扎术
	腹腔镜肾囊肿去顶减压术
	腹腔镜肾上腺肿瘤切除术（ <5 cm）
	腹腔镜隐睾切除术

注：四级以外的腹腔镜手术和经皮肾镜手术均为三级手术。

3. 腔镜资质准入

（1）三级泌尿外科内镜手术准入条件：

① 具有 5 年以上泌尿外科疾病诊疗工作经验，具备主治医师以上专业技术职务任职资格。在上级医师指导下，参与完成三、四级泌尿外科内镜手术不少于 35 例（其中腹腔镜手术不少于 15 例，经尿道内镜手术不少于 15 例，经皮肾镜手术不少于 5 例）。

② 在上级医师的指导下，参与对患者诊疗全过程的管理工作，包括术前评价、诊断性检查结果解释、与其他学科共同会诊、泌尿外科内镜诊疗操作、操作过程记录、围手术期处理、重症监护治疗和术后随访等。

③ 通过泌尿外科内镜诊疗技术系统培训不少于 6 个月。

（2）四级泌尿外科内镜手术准入条件：

① 开展泌尿外科诊疗工作不少于 10 年，具备高年资副主任医师以上专业技术职务任职资格。累计完成泌尿外科内镜手术不少于 100 例（其中三级泌尿外科内镜手术不少于 50 例，每年独立完成按照四级手术管理的泌尿外科内镜手术不少于 50 例）。

② 参加泌尿外科内镜诊疗技术系统培训不少于 6 个月。

③ 近 3 年内未发生过二级以上与开展泌尿外科内镜手术相关的负主要责任的医疗事故。

4. 资质维持

每年独立完成三级或四级泌尿外科内镜手术不少于 5 例。

5. 资质取消

出现泌尿外科内镜手术不良事件：非计划二次手术率≥8%，围手术期死亡率≥1%，术后出血≥5%，手术发生一级医疗事故且负主要责任或在二级医疗事故中负完全责任。

（五）授权管理的成效

评估医务人员的临床能力并允许其开展何种临床服务的授权，是医院为保护患者安全和提高临床服务质量所做出的最关键的决定。试行医疗授权管理以来，通过完善资质管理制度，明确资质评定职责，梳理资质审批流程，建立医务人员资质公示平台，实施医务人员年度评价等举措，保证了医师个人能力与资质授权的一致性。一方面充分调动了被授权者的积极性，另一方面对医院的安全水平和医疗质量的提升起到了促进作用。

（张立、魏恩宇、吴静娜）

三、谋计划搭平台，为员工充电增能

（一）背景

员工的在职教育培训是提升医院核心竞争力的重要途径，是保障患者安全的重要举措，JCI 标准提出通过持续教育促进员工发展，达到同质化的“知行合一”，以完成医院使命而实现更大的长期效益，达到医院和个人的双重发展。在多部门负责的教育体系下，员工的教育需求往往得不到及时满足，导致一部分在职培训缺乏针对性，无法有效提高员工的专业技能，而且造成教育资源浪费。JCI 标准规定医院须开展在职教育培训，使员工获得高质量的培训，以满足员工的教育需求，提升医疗质量。

（二）JCI 标准概述

1. 标准 SQE. 7

所有临床和非临床员工被聘用时应接受岗前培训，包括介绍医院、所任命的部门或病房的情况及他们将要承担的具体岗位责任。

2. 标准 SQE. 8

每个员工都应接受持续的在职教育及培训，保持或提高各自的技能和知识水平。

3. 标准 SQE. 8. 1

向患者提供医疗服务的员工及医院指定的其他员工都要接受心肺复苏技术的培训，并掌握正确的心肺复苏技术。

4. 标准 GLD. 3. 3

医院领导确保采用统一的程序进行招聘、留用人才，以及为所有员工提供继续教育培训。

（三）基于 JCI 标准教育培训的梳理

医院根据 JCI 标准，组成由继续教育分管院长担任主任、各临床学科主任及相关行政职能科室成员组成的教育培训委员会。该委员会制定了章程，并负责监督医院的教育培训工作，提高医院继续教育管理质量，提高员工的专业水平、工作技能等综合素质，以便为患者提供优质、高效的医疗服务。医院教育培训委员会通过人事科牵头与相关职能部门修订完成《员工教育培训制度》《心肺复苏培训制度》《员工岗前培训制度》，经教育培训管理委员会讨论通过，再经院长批准后实施。

医院教育培训委员会通过发放《在职教育培训需求表》收集临床各科室意见，了解临床科室急需解决的教育培训问题，来制订相应的必修课程、选修课程等培训计划表（见表 6-9-4）。

表 6-9-4　2017 年度医院教育培训计划表

计划类型	2017 年度医院教育培训计划		
制定部门	教育培训委员会		
批准部门			
实施时间	2017 年 1 月 1 日 -2017 年 12 月 31 日	总页码	2

培训分类

1. 岗前培训（年度新进职工必修课程）

① 院级培训：为保证新职工熟悉医院基本情况、各部门的工作制度及流程，由医务科、护理部、科教科等相关职能科室协助人事科完成医院情况介绍、并进行医院规章制度、医疗安全、医疗质量、医学伦理、医院感染防控及手卫生、心肺复苏、消防安全及护理相关工作等内容的培训，共47 课时。

② 科级培训：各临床科室依照业务及专业需求对新进员工进行培训。

2. 在职培训

① 必修课程：本年度共制定了手卫生、心肺复苏、消防安全医学伦理及质量改进五门必修课程。共 10 课时。

必修课程明细

序号	课程名称	课程负责部门	课时数	考核方式
1	手卫生	医院感染管理科	2	实践考核
2	心肺复苏	医务科	2	卷面考核及实践考核
3	消防安全	保卫科	1	实践考核
4	医学伦理	医务科	2	现场提问
5	质量改进	质量改进办公室	3	卷面考核

续表

② 医师培训课程：为使本院医师具备该有的医学知识、技能及工作态度，科教科、医务科每年定期组织各类课程培训，课程内容包含：医学伦理、医疗相关法律法规、医疗质量、患者安全、感染防控、病历书写、临床沟通技巧等领域。本年度按照临床科室的需求，安排部分医师前往AHA培训中心进行BLS、ACLS的相关培训。 ③ 护理培训课程：为提升各层级、各科室护理人员职业素养，发展护理管理储备人员及任职人员管理职能。护理部根据需求对全院各层级、各科室护理人员及带教老师、护士长进行培训。课程内容包含：护理安全教育、临终关怀、各专科培训等领域。 ④ 通识课程：通识课程的规划是汇总了全院工作人员在工作中必须具备的基本知识、技能、法律法规、评审要求等内容，全院工作人员可根据岗位需要及各专业需求自行选修课程。

（四）举例岗前培训

JCI标准规定一名新员工不管其受聘的情况如何，都需要对医院的基本情况有全面的了解，明确其具体的临床或非临床职责，并在医疗工作中发挥作用。通过一般的岗前培训，新员工可以快速了解医院的情况及自身的岗位职责。

岗前培训是员工职业生涯的一个新起点，为了帮助新员工更好、更快地融入新环境，获取与其工作相关的必备知识与技能，医院会组织相关人员对其进行医院规章制度、文化、业务、专业技能等方面的培训。

新入职的员工到岗前，必须通过系统的岗前培训才能正式上岗。医院岗前培训分为两个层面：一是院级层面培训，为保证新员工熟悉医院基本情况、各部门的工作制度及流程，由医务科、护理部、科教科等相关职能科室协助人事科完成医院情况介绍，并进行医院规章制度、医疗安全、医疗质量、医学伦理、医院感染防控及手卫生、心肺复苏、消防安全及护理相关工作等内容的培训，共47课时。二是所在科室层面培训，主要通过“一对一”专门培训、实践培训等方式，由各科室的主任及高年资员工有针对性地讲解岗位相关职责、工作范围及相关医疗器械的使用规范等。

所有培训结束后对培训效果进行评估考核，将员工参加的培训结果填写进培训记录单（见表6-9-5、表6-9-6），并保存至员工档案。

表 6-9-5　医院（全院级）员工岗前培训记录单

培训日期	年　月　日～　年　月　日						
培训方式	集中授课□			网上自学□		资料自学□	
	培训对象						
岗前培训内容	医疗	护理	医技	行政后勤	进修/实习	志愿者	外包员工
医院总体情况介绍	● □	● □	● □	● □	● □		
医院文化、规章制度介绍	● □	● □	● □	● □	● □		
职业道德及医德医风教育	● □	● □	● □	● □	● □		
医疗安全及质量改进教育	● □	● □	● □	● □	● □		
消防安全	● □	● □	● □	● □	● □		
院内感染控制	● □	● □	● □	● □	● □	● □	● □
员工保健及职业防护	● □	● □	● □	● □	● □	● □	● □
急救知识	● □	● □	● □	● □	● □	● □	● □
医疗培训	● □						
护理培训		● □					
培训考核结果	成绩：优≥85分□　良≤85～≥70分□　合格≥60□　不合格＜60分□						
培训者签名							
培训部门认定意见							
备注：●为培训项目							

表 6-9-6　科室员工岗前培训记录单（医疗类）

培训项目分类	培训内容	培训方式			培训时间	带教人	考核形式	考核结果	本人确认
行政组织结构及环境	科室划分和业务功能	集中授课□	自学□	现场指导□			现场提问□试卷答题□操作考核□	合格□ 不合格□	
	本科室相关医务人员	集中授课□	自学□	现场指导□			现场提问□试卷答题□操作考核□	合格□ 不合格□	
	科室质量管理小组	集中授课□	自学□	现场指导□			现场提问□试卷答题□操作考核□	合格□ 不合格□	
	各职能部门地理位置及功能	集中授课□	自学□	现场指导□			现场提问□试卷答题□操作考核□	合格□ 不合格□	
职业道德和劳动纪律	医疗机构从业规范和上级卫生计生委发布的“三条禁令”	集中授课□	自学□	现场指导□			现场提问□试卷答题□操作考核□	合格□ 不合格□	
	本科室排班方式与请假制度	集中授课□	自学□	现场指导□			现场提问□试卷答题□操作考核□	合格□ 不合格□	
	科室各班次工作时间	集中授课□	自学□	现场指导□			现场提问□试卷答题□操作考核□	合格□ 不合格□	
岗位职责	科室各班次工作职责	集中授课□	自学□	现场指导□			现场提问□试卷答题□操作考核□	合格□ 不合格□	
	医师岗位说明书	集中授课□	自学□	现场指导□			现场提问□试卷答题□操作考核□	合格□ 不合格□	
质量改进	科室质量改进项目	集中授课□	自学□	现场指导□			现场提问□试卷答题□操作考核□	合格□ 不合格□	
环境设备及安全条例	科室消防安全措施及消防设施	集中授课□	自学□	现场指导□			现场提问□试卷答题□操作考核□	合格□ 不合格□	
	各类废弃物及有害物质的分类和处理方式	集中授课□	自学□	现场指导□			现场提问□试卷答题□操作考核□	合格□ 不合格□	
科室管理制度	病历书写制度	集中授课□	自学□	现场指导□			现场提问□试卷答题□操作考核□	合格□ 不合格□	
	医嘱管理制度	集中授课□	自学□	现场指导□			现场提问□试卷答题□操作考核□	合格□ 不合格□	
	交接班制度	集中授课□	自学□	现场指导□			现场提问□试卷答题□操作考核□	合格□ 不合格□	
	急救制度	集中授课□	自学□	现场指导□			现场提问□试卷答题□操作考核□	合格□ 不合格□	
工作范围	掌握本科室服务范围	集中授课□	自学□	现场指导□			现场提问□试卷答题□操作考核□	合格□ 不合格□	
	出入院流程	集中授课□	自学□	现场指导□			现场提问□试卷答题□操作考核□	合格□ 不合格□	

续表

培训项目分类	培训内容	培训方式			培训时间	带教人	考核形式	考核结果	本人确认
	查房流程	集中授课□	自学□	现场指导□			现场提问□试卷答题□操作考核□	合格□ 不合格□	
	电脑相关操作	集中授课□	自学□	现场指导□			现场提问□试卷答题□操作考核□	合格□ 不合格□	
常见共通性检查准备	胃肠镜检查	集中授课□	自学□	现场指导□			现场提问□试卷答题□操作考核□	合格□ 不合格□	
	超声检查	集中授课□	自学□	现场指导□			现场提问□试卷答题□操作考核□	合格□ 不合格□	
	CT 检查	集中授课□	自学□	现场指导□			现场提问□试卷答题□操作考核□	合格□ 不合格□	
	X 线检查	集中授课□	自学□	现场指导□			现场提问□试卷答题□操作考核□	合格□ 不合格□	
	MRI 检查	集中授课□	自学□	现场指导□			现场提问□试卷答题□操作考核□	合格□ 不合格□	
常见共通性操作准备	除颤仪	集中授课□	自学□	现场指导□			现场提问□试卷答题□操作考核□	合格□ 不合格□	
	心电图机	集中授课□	自学□	现场指导□			现场提问□试卷答题□操作考核□	合格□ 不合格□	
	心电监护仪	集中授课□	自学□	现场指导□			现场提问□试卷答题□操作考核□	合格□ 不合格□	
医疗 / 护理技术	腹腔穿刺术	集中授课□	自学□	现场指导□			现场提问□试卷答题□操作考核□	合格□ 不合格□	
	导尿术	集中授课□	自学□	现场指导□			现场提问□试卷答题□操作考核□	合格□ 不合格□	
	心肺复苏术	集中授课□	自学□	现场指导□			现场提问□试卷答题□操作考核□	合格□ 不合格□	
应急处理	停电预案、停水预案、停气预案	集中授课□	自学□	现场指导□			现场提问□试卷答题□操作考核□	合格□ 不合格□	
科室/部门考核结果：		合格 □ 不合格 □				员工本人签名：		日期：	

科室主管签名：　　　　　　　　日期：

备注：测试成绩≥80 分为考核合格，请根据科室实际情况填写。

（五）取得的成效

根据 JCI 标准对教育培训的要求，医院极为重视员工的在职培训工作，并给予资金及时间上的支持。从成立相关组织，收集员工关于培训方面的建议，再将建议进行整理，并反馈到相关的培训部门，最后对各部门的培训工作进行检查、评估，从而建立起一套完整的监督机制。一旦发现部门培训不规范或不合格，则要求培训部门及时调整培训计划。培训工作从员工岗位职责出发，以确保员工现有的资质与其诊疗水平相匹配。同时，通过对医院各类人员（如一般型、技能型、管理型和专家型人才）提供不同的培养计划，使员工获得高质量的培训，以满足员工的需求，提升其医疗技术水平，保障患者的健康。

（张立、王怡）

第三部分

认知与评价

RENZHI YU PINGJIA

第七章

安全文化调查

医院安全文化是医院形成稳定安全氛围的重要保证。医院安全文化的概念是由 Singer 等学者于 2003 年首先提出的，指的是医院所有员工对待患者安全的共同态度、信仰和价值取向。美国卫生文化和卫生安全专家凯兹教授也对其概念进行了界定，认为患者安全文化是个人或机构行为的一种整体模式，以共同的信仰和价值为基础，不断努力将服务过程中可能引起的病人伤害降至最低。《JCI 医院评审标准（第 5 版）》中的 GLD. 13 条款，对医院安全文化的定义为：个人和团体价值观、态度、观念、能力及行为模式的结果。实际上，它确定了医院的健康和安全管理的方式、水平及承诺。

患者安全文化是医院组织文化的重要组成部分，是医院将以患者安全为目标推进的一种组织行为。社会学功能主义学派认为组织文化具有组织属性，是可以被测量和量化研究的。医院开展患者安全文化的调查，可以反映医院安全文化现状，评估医疗机构的安全文化水平，了解员工对患者安全文化的认知状况和态度，收集员工对医院安全管理方面的意见和建议，从中发现医院安全管理中的薄弱环节，为医院制订改进策略，营造积极健康的患者安全文化氛围提供参考依据。

第一节　安全文化调查历程

1999 年美国医学研究所（IOM）提倡医疗组织应致力于提高患者安全文化，影响较大的组织有美国医疗机构评审联合委员会（JCAHO）、美国国家质量论坛（NQF）等，鼓励医疗机构对患者安全文化进行测量。

2003 年，Singer 等学者在对加州 15 所医院基于组织范围的安全文化的调查中，首次将安全文化调查引入医疗机构。其后的 10 多年，美国、英国等国家的机构陆续开发了多种患者安全文化调查工具，目前公开发表的超过 20 个，其中发展较为成熟且广为应用的主要包括：医院患者安全文化调查表（HSOPSC）、安全态度问卷（SAQ）、医疗机构患者安全氛围调查表（PSCHO）和曼彻斯特患者安全框架（MaPSaF）4 个测量工具。

医院患者安全文化调查表（HSOPSC）由美国医疗保健研究与质量局（AHRQ）于 2004 发布，已被翻译成多种语言，为许多国家和地区的研究者使用，研究证实该表具有较好的信度、效度，侧重于评价员工的患者安全文化认知状况。

安全态度问卷（SAQ）是由美国得克萨斯大学在航空管理态度问卷的基础上研发而成，侧重于评估医务人员对患者安全的态度，目前已开发出一个通用简版和适合临床科室的多个版本如急诊、门诊、手术室、重症监护室、普通病房等。

医疗机构患者安全氛围调查表（PSCHO）由美国加州患者安全调查中心 Gaba 教授和斯坦福大学 Singer 教授编制，以问题应答率（PPR）反映组织安全文化状况，问题应答率与安全文化呈负相关。

曼彻斯特患者安全框架（MaPSaF）是目前唯一采用质性研究方法的患者安全文化测评工具，由英国 Parker 教授编制。该框架为横向和纵向二维矩阵测评结构，测评注重引导组织内不同人群对患者安全文化状况进行评价和思考，从多侧面性和整体性上体现出安全文化的演化过程，克服了传统量性研究的不足。

与国外相比，我国的患者安全文化调查研究起步较晚，目前国内安全文化调查工具有两类：一类是引进外国成熟的量表并进行汉化作为测评工具，使用较多的是医院患者安全文化调查表（HSOPSC）、安全态度问卷（SAQ）等；2008 年，陈方蕾对医院护理人员患者安全文化的评价，是我国较早开展患者安全文化测量的研究。医院患者安全文化调查表（HSOPSC）最早由李漪引入我国，随后周娟、向家艮、梁爽等人使用中文版医院患者安全文化调查表（HSOPSC）进行了患者安全文化调查。谢惠兰等人运用曼彻斯特患者安全框架（MaPSaF）进行团体焦点访谈测评。另一类则是姜贺、许璧瑜等人根据我国国情自行研制测量工具在医院开展患者安全文化研究。

第二节　安全文化调查工具

医院患者安全文化调查表（HSOPSC）是美国医疗机构使用最成熟和广泛的患者安全文化评估工具之一。原始问卷发表于 2004 年，用于评估医院工作人员对患者安全问题、医疗差错及安全事件报告的认知，具有良好的信度（Cronbach'sα 系数为 0.63～0.84）和效度（r＝0.23～0.60）。

C 医院采用的调查工具以自行翻译的美国 HSOPSC 为基本版本，由 43 名医院质量改进与患者安全管理委员会委员组成专家进行甄选和预调查，对不符合医院实际情况的条目进行了修改，修改部分包括：对工作部门和背景信息进行了增补；对工作团队、交流沟通、所在的医院等部分的问卷条目进行了精简，最终形成了 C 医院患者安全文化调查问卷（见表 7-2-1），并在 2016 年第 1 季度质量改进与患者安全管理委员会的会议上审核通过。

C 医院患者安全文化调查问卷的内容包括被调查者的工作部门、部门领导、交流沟通、不良事件报告频率、患者安全等级、医院的安全措施、不良事件报告的数量、工作背景和员工建议 9 个部分，共 31 个条目组成。

调查问卷表中条目包括正向问题和反向问题二类。本问卷的反向问题条目均在条目序号后用“R”标识，如“A6R”表示反向计分条目。采用 Likert5 级评分法，以升序排列，问卷中有 5 个维度评价从“强烈不赞同”到“强烈赞同”，5 个维度选择从“从不”到“总是”；有 2 个独立单元条目测量员工所在部门对患者安全文化的总体评价及在过去 12 个月里报告不良事件的数量。

表 7-2-1　C 医院患者安全文化调查问卷

本问卷旨在调查您对医院在患者安全、医疗差错、事件报告等方面的意见，完成本卷需要大约 10 分钟时间。

本次调查数据仅供 C 医院在患者安全文化建设方面进行摸底和改进，希望您能积极参与，如实进行评价，感谢您的支持！

续表

> ※ 对于不良事件的定义：任何对患者造成或未造成伤害的差错、失误、情况、事故、偏差。
>
> ※ 对于患者安全的定义：避免和预防在医疗服务过程中产生的患者伤害或不良事件。

第一部分：您的工作部门

□ a. 许多不同的地点或无特定区域

□ b. 内科	□ h. 五官科	□ n. 门诊部
□ c. 外科	□ i. 康复科	□ 0. 信息科
□ d. 妇产科	□ j. 药房	□ p. 医疗设备科
□ e. 儿科	□ k. 检验科/病理科	□ q. 财务科
□ f. 急诊部门	□ i. 影像科	□ r. 行政管理
□ g. ICU（任何类型）	□ m. 手术麻醉科	□ 其他，请填写

请考虑以下选项：	强烈不赞同	不赞同	中立	赞同	强烈赞同
A1. 有紧急任务时，我们团队会进行合作，共同完成。	□ 1	□ 2	□ 3	□ 4	□ 5
A2. 我们采取积极措施，以保障患者安全。	□ 1	□ 2	□ 3	□ 4	□ 5
A3. 我们的流程和系统都能有效预防过错。	□ 1	□ 2	□ 3	□ 4	□ 5
A4. 员工发生过错后，团队会采取积极的措施进行改正。	□ 1	□ 2	□ 3	□ 4	□ 5
A5. 一旦采取措施提升患者安全文化认知水平，评估其有效性。	□ 1	□ 2	□ 3	□ 4	□ 5
A6R. 报告不良事件时，注重描述个人行为，而不是叙述问题。	□ 1	□ 2	□ 3	□ 4	□ 5
A7R. 员工担心所犯的错误会记入档案。	□ 1	□ 2	□ 3	□ 4	□ 5
A8R. 本部门存在患者安全问题。	□ 1	□ 2	□ 3	□ 4	□ 5

第二部分：您的部门领导

请表明您是否同意以下对于您所在部门领导的描述。

续表

请考虑以下选项：	强烈不赞同	不赞同	中立	赞同	强烈赞同
B1. 我的部门领导会慎重考虑员工关于保障患者安全的建议。	□ 1	□ 2	□ 3	□ 4	□ 5
B2R. 本部门领导忽视再三出现的患者安全问题。	□ 1	□ 2	□ 3	□ 4	□ 5

第三部分：交流沟通

您所在科室发生以下事件的频率是多少？

请考虑以下选项：	从不	很少	有时	大多数情况	总是
C1. 我们经常会得到基于不良事件报告的改进反馈。	□ 1	□ 2	□ 3	□ 4	□ 5
C2. 员工遇到危及患者安全的不良事件时，会及时上报。	□ 1	□ 2	□ 3	□ 4	□ 5
C3. 员工会知晓本科室发生的不良事件。	□ 1	□ 2	□ 3	□ 4	□ 5
C4. 在科室讨论如何预防过错再次发生的方法。	□ 1	□ 2	□ 3	□ 4	□ 5
C5R. 员工不敢质疑看似错误的事情。	□ 1	□ 2	□ 3	□ 4	□ 5

第四部分：不良事件报告频率

当如下失误发生时，您所在部门事件报告的频率是多少？

请考虑以下选项：	从不	很少	有时	大多数情况	总是
D1. 对于已经发生但错误在操作前被发现并纠正的不良事件报告频率是多少？	□ 1	□ 2	□ 3	□ 4	□ 5
D2. 对于已经发生但对患者没有潜在危害的错误报告频率多少？	□ 1	□ 2	□ 3	□ 4	□ 5
D3. 对于已经发生并可能对患者造成伤害的不良事件报告频率是多少？	□ 1	□ 2	□ 3	□ 4	□ 5

第五部分：患者安全等级

E1. 总的来说，您所在的部门在患者安全方面做得如何？

A 优秀□　　B 良好□　　C 还可以□　　D 不太好□　　E 很差□

第六部分：医院的安全措施

请您选择是否同意以下对于您所在医院的描述。

续表

请考虑以下选项：	强烈不赞同	不赞同	中立	赞同	强烈赞同
F1. 医院管理活动表明患者安全是头等大事。	□ 1	□ 2	□ 3	□ 4	□ 5
F2. 医院领导提供了一个促进患者安全的工作氛围。	□ 1	□ 2	□ 3	□ 4	□ 5
F3. 医院各部门共同协作，为患者提供最好的医疗服务。	□ 1	□ 2	□ 3	□ 4	□ 5
F4R. 患者从一个科室转到另一个科室时，会出现信息遗漏的情况。	□ 1	□ 2	□ 3	□ 4	□ 5
F5R. 只在不良事件发生后才会注重患者安全。	□ 1	□ 2	□ 3	□ 4	□ 5
F6R. 院内交接班容易出现问题。	□ 1	□ 2	□ 3	□ 4	□ 5

第七部分：不良事件报告的数量

G1. 去年你一共填写并提交了多少份不良事件报告？

□ a. 无　□ b. 1 ~ 2 份　□ c. 3 ~ 5 份　□ d. 6 ~ 10 份

□ e. 11 ~ 20 份　□ f. 21 份及以上

第八部分：工作背景

此部分信息有助于我们分析问卷结果。

H1. 您在本医院工作了多长时间？

□ a. 少于 1 年　□ b. 1 ~ 5 年　□ c. 6 ~ 10 年

□ d. 11 ~ 15 年　□ e. 16 ~ 20 年　□ f. 21 年及以上

H2. 您在目前的科室工作了多长时间？

□ a. 少于 1 年　□ b. 1 ~ 5 年　□ c. 6 ~ 10 年

□ d. 11 ~ 15 年　□ e. 16 ~ 20 年　□ f. 21 年及以上

H3. 您在医院从事的工作是什么？请选择。

□ 医师　□ 护士　□ 药师　□ 检验

□ 放射/超声技师　□ 信息　□ 财务　□ 器械

□ 后勤　□ 行政管理　□ 其他

H4. 您所处的职位经常与患者直接接触吗？

□ a. 是的，我经常与患者直接接触。

□ b. 不是，我不常与患者直接接触。

第九部分：您的建议

I1. 请您对本院患者安全、医疗差错及不良事件报告等方面提出建议。

第三节 医院安全文化调查

一、问卷调查的背景资料

1. 调查目的

了解医院职工对医院在患者安全、医疗差错及不良事件报告等方面的认知和做法，评价医院患者安全文化水平的高低，明确医院安全文化优势领域和待改进领域，为衡量医院安全文化水平提供一线资料，同时征求员工对医院安全文化建设的意见和建议，为营造良好的患者安全文化氛围提供参考依据。

2. 调查的形式

由医院信息科将 C 医院患者安全文化调查问卷制作成网络版，医院员工自愿通过医院内网和 HIS 系统在线完成问卷调查，系统自动汇总数据，并由质量改进办公室负责对调查结果进行汇总分析。

3. 调查的时间

调查时间：2016 年 6 月 1—30 日。

4. 计分方法

（1）条目得分计算方法。

（2）积极反应率计算方法：积极反应率 = 积极反应数/应答数。其中正向问题的积极反应率为：赞同或强烈赞同数（总是或大多数情况）/应答数；反向问题的积极反应率为：不赞同或强烈不赞同数（从不或很少）/应答数。

（3）患者安全文化优势领域判定：积极反应率 > 75%，并且条目得分 >4 分。

（4）患者安全文化待改进领域判定：积极反应率 < 50%，并且条目得分 <4 分。

（5）维度得分计算：计算每一维度内所有条目得分的平均值，其中反向条目反向计分。

二、调查结果

1. 参与调查人员分析

本次共有 671 人参与 C 医院患者安全文化问卷调查，占全院职工的 36.25%。参与调查人员中 88.08%为临床科室人员，其中护士 413 人，占参与调查人员总数的 62%，医师 177 人，占参与调查人员总数的 26%，其他人员依次为管理人员、技师和药师（见图 7-3-1）。

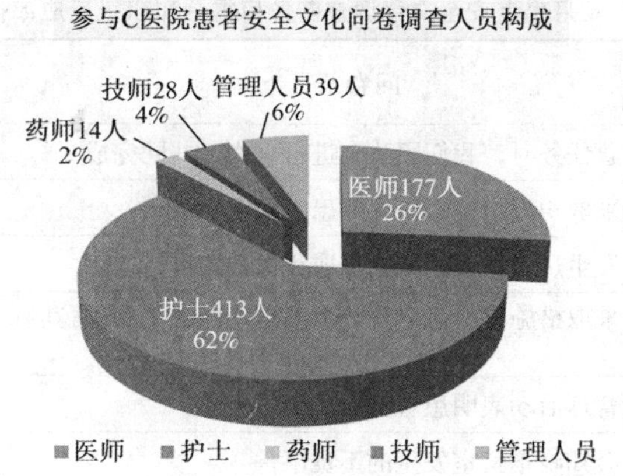

图 7-3-1　参与医院患者安全文化问卷调查人员构成情况

对参与调查人员在本院工作年限进行分析，占比最高的是工作 1～5 年的人员，占 33%，其次为工作 6～10 年的人员，占 27%，其余依次为工作年限 >20 年、11～15 年、16～20 年和工作年限≤1 年的人员（见图 7-3-2）。

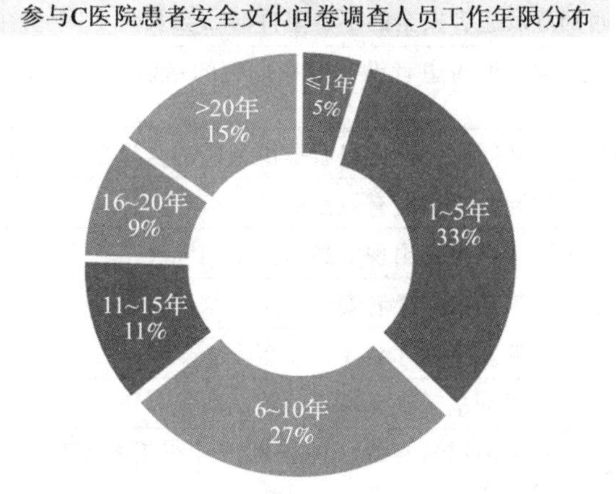

图 7-3-2　参与 C 医院患者安全文化问卷调查人员工作年限分布

2. 患者安全文化调查的得分及积极反应率情况

（1）各条目得分情况：对24个条目进行计算，得分在2.31～4.59分之间，平均得分4.05分，有18个条目得分>4.0分，6个条目的得分<4.0分，其中得分最高条目是“A1有紧急任务时，我们团队会进行合作，共同完成”；得分最低的条目则是“A7R员工担心所犯错误会记入档案”。

（2）积极反应率情况：24个条目的积极反应率在17.88%～97.91%之间，有18个条目的积极反应率>75%，其中9个条目的积极反应率在90%以上；有3个条目的积极反应率<50%（见表7-3-1）。

表7-3-1 2016年6月患者安全文化调查各条目得分和积极反应率情况表（$n=671$）

维度	条目序号	问卷条目	各条目得分/分	积极反应率/%
V1	A1	有紧急任务时，我们团队会进行合作，共同完成	4.59	97.91
V3	A2	我们采取积极措施，以保障患者安全	4.56	97.62
V3	A4	员工发生过错后，团队会采取积极措施进行改正	4.42	95.38
V3	A5	一旦采取措施提升患者安全文化认知水平，评估其有效性	4.37	94.93
V4	F1	医院管理活动表明患者安全是头等大事	4.39	92.25
V6	C3	员工会知晓本科室发生的不良事件	4.48	91.65
V8	D3	对于已经发生并可能对患者造成伤害的不良事件报告频率是多少?	4.48	91.65
V2	B1	我的部门领导会慎重考虑员工关于保障患者安全方面的建议	4.27	90.76
V6	C4	在科室讨论如何预防过错再次发生的方法	4.52	90.16
V7	C2	员工遇到危及患者安全的不良事件时，会及时上报	4.39	88.97
V8	D2	对于已经发生但对患者没有潜在危害的错误报告频率是多少?	4.39	88.97
V9	F3	医院各部门共同协作，为患者提供最好的医疗服务	4.20	85.84
V5	A3	我们的流程和系统都能有效预防过错	4.15	84.80
V3	B2R	本部门领导忽视再三出现的患者安全问题	4.14	84.35
V4	F2	医院领导提供了保障患者安全的工作氛围	4.15	84.35
V4	F5R	只在不良事件发生后才会注重患者安全	4.04	80.92
V6	C1	我们经常会得到基于不良事件报告的改进反馈	4.17	77.50
V8	D1	对于已经发生但错误在操作前被发现并纠正的不良事件报告频率是多少?	4.17	77.50

续表

维度	条目序号	问卷条目	各条目得分/分	积极反应率/%
V7	C5R	员工不敢质疑看似错误的事情	3.80	67.81
V10	F6R	院内交接容易出现问题	3.73	64.38
V10	F4R	患者从一个科室转到另一个科室时，会有信息遗漏的情况	3.49	53.65
V5	A8R	本部门存在患者安全问题	3.17	40.98
V11	A6R	报告不良事件时，注重描述个人行为，而不是叙述问题	2.80	32.64
V11	A7R	员工担心所犯的错误会记入档案	2.31	17.88

（3）各维度得分情况。

从患者安全文化调查各维度得分在2.57～4.59分之间，8个维度的得分在4.0分以上，排名依次为“V1科室内的团队合作”“V3组织学习与持续改进”“V6管理者对差错的反馈与沟通”“V2管理者促进安全的期望和行动”“V4管理者对患者安全的支持”“V9科室间的协作”“V8不良事件报告的频率”“V7沟通的公开性”。维度得分排名后3位的维度有3个，“V11管理者对差错的非惩罚性反应”“V5管理者对患者安全的认知”“V10交接班与转科”，平均得分均<4.0分（见表7-3-2）。

表7-3-2　2016年6月患者安全文化调查各维度得分情况表（n=671）

维度	维度名称	维度得分/分
V1	科室内的团队合作	4.59
V3	组织学习与持续改进	4.43
V6	管理者对差错的反馈与沟通	4.36
V2	管理者促进安全的期望和行动	4.18
V4	管理者对患者安全的支持	4.18
V9	科室间的协作	4.18
V8	不良事件报告的频率	4.10
V7	沟通的公开性	4.08
V10	交接班与转科	3.60
V5	管理者对患者安全的认知	3.48
V11	管理者对差错的非惩罚性反应	2.57

（4）员工对所在部门的患者安全等级的评价情况。

表7-3-3数据显示：671名调查者中有573名认为部门的患者安全等级为“优秀”或“良好”，构成比为85.39%；13.11%的调查者认为部门的患者安全等级为“一般”，仅有0.29%的调查者认为部门的患者安全等级为“差”。这反映了员工对所在部门的患者安全状况十分关注，有利于医院整体服务质量与水平的提升。

表7-3-3　部门的患者安全等级评价调查情况构成比（$n=671$）

类别	频数	构成比/%
优秀	266	39.64
良好	307	45.75
一般	88	13.11
不太好	8	1.19
很差	2	0.29

3. 关于不良事件报告的数量调查情况

表7-3-4数据显示：有422名调查者无上报记录，占调查总数的62.89%；提交1～2份不良事件报告的有194名调查者，构成比为28.91%，提交3～5份不良事件报告的有37名调查者，构成比为5.07%。这表明调查者对不良事件主动上报的意识还不够，有待进一步改善。

表7-3-4　不良事件报告的数量调查情况构成比（$n=671$）

类别	频数	构成比/%
无	422	62.89
1～2份	194	28.91
3～5份	37	5.07
6～10份	12	1.79
11～20份	6	0.89
21份以上	0	0

4. 开放性问题“征求员工对安全意见和建议”的调查结果

本次调查中共有390名员工对医院安全文化建设提出了自己的想法，共收到379条建议，说明员工对医院安全文化建设的关注度较高。主要涉及安全管理、不良事件报告、教育培训、制度执行、人员配比和员工安全等方面（见图7-3-3）。

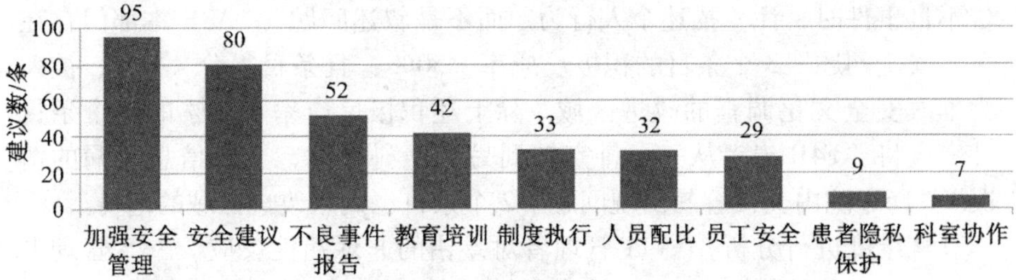

图 7-3-3　2016 年 6 月员工对医院安全文化建设的建议征集情况

（1）加强安全管理：提出该建议的员工认为医院要继续努力，加强安全管理，重视预防为主的管理理念，采取积极措施，保障患者安全。

（2）安全建议：本次调查共收到 80 条安全建议，主要包括床位问题、设备维护、设施改善、信息安全、门急诊流程管理，以及提高急救流转效率，确保急诊抢救通道的畅通，等等。

（3）不良事件报告：提出该建议的员工认为医院应鼓励不良事件的上报，并对主动上报不良事件的员工进行奖励，消除其顾虑；医院应优化不良事件报告流程，避免类似事件再次发生。

（4）其他意见和建议：重视青年医务人员的教育培训，应不断提高其业务水平、沟通能力和安全意识，同时，也要重视对病人及其家属的宣教工作；在工作中要严格执行三查七对和身份核查制度，减少差错发生；适当增加医务人员配备比例，提供员工安全的工作环境；保护患者的隐私，防止患者信息泄露；医院各部门要互相协作，注重科室之间的沟通和交流。

三、优势区域和待改进区域分析

1. 优势区域分析

本次调查中有 18 个条目积极反应率 > 75%，8 个维度得分在 4.0 分以上，被列为患者安全文化优势项目，其中排在前 5 位的分别是“V1 科室内的团队合作”“V3 组织学习和持续改进”“V4 管理者对患者安全的支持”“V6 管理者对差错的反馈与沟通”等。积极反应率的比例高于国内多家医院调查的比例，这可能与 C 医院正在创建 JCI 有关。C 医院的管理者重视安全文化建设，关注患者安全的持续改进工作，将患者安全目标列为医院优先质量改进项目，采取各种措施改善患者安全。

2. 待改进区域分析

从条目进行分析，“A7R 员工担心所犯的错误会记入档案”“A6R 报告不良事件时，注重描述个人行为，而不是叙述问题”“A8R 本部门存在患者安全问题”3 个条目的积极反应率 < 50%，且条目得分 < 4 分，被列为本次安全文化调查的改进区域。除上述积极反应率 < 50% 的 3 个条目外，应将“F4R 患者从一个科室转到另一个科室时，会有信息遗漏的情况”“F6R 院内交接容易出现问题”2 个条目也列入改进区域的范畴。

从维度进行分析，“V11 管理者对差错的非惩罚性反应”“V5 管理者对患者安全的认知”“V10 交接班与转科”的维度得分较低，也被列入改进区域。

（1）对差错的非惩罚性反应。

在 671 名调查者中，有 447 名（66.61%）调查者担心所犯的错误会记入档案，另有 136 名调查者（20.27%）保持中立。在 A6R 条目中，有 318 名调查者（47.39%）认为不良事件报告注重描述个人行为而不是叙述问题，另有 134 名（19.97%）保持中立态度，说明调查者对不良事件的认知不足，医院虽然有相关奖励政策，但是员工还存有疑虑，需要重点加以改善。

（2）部门的安全问题。

虽然多数调查者认为部门的患者安全等级为“优秀”或“良好”，但是在表 7-3-1 中 A8R 条目的积极反应率为 40.98%，有 186 名调查者（27.72%）认为本部门存在患者安全问题，210 名调查者（31.30%）保持中立，说明部门存在忽视患者安全的现象，在安全管理方面还存在一定的疏漏，需要加以重视和改善。

（3）院内交接问题。

在本次调查中，“F6R 院内交接容易出现问题”“F4R 患者从一个科室转到另一个科室时，会出现信息遗漏的情况”，积极反应率分别为 64.38% 和 53.65%，分值相对较低，数据显示有 190 名调查者（28.32%）认为交接班与转科环节容易出现问题。这就要求医院要注重日常的安全管理，确保患者转科交接环节的安全。

综上所述，根据 2016 年 6 月患者安全文化调查结果显示，C 医院在开展患者安全文化建设方面取得了一定的成效，而且员工对“V1 科室内的团队合作”“V3 组织学习与持续改进”“V2 管理者促进安全的期望和行动”等维度有着积极的评价，但在“V8 不良事件报告的频率”“V10 交接班与转科”等维度上有待进一步改进。医院要针对员工提出的意见和建议进行整改，共同营造开放透明、公平公正的患者安全文化氛围。

第四节　安全文化调查存在问题的改进

针对2016年6月患者安全文化调查中存在的问题，医院质量改进与患者安全管理委员会进行了专题讨论，从7月开始进行多部门联合整改，主要改进措施如下：

1. 不良事件报告与处理方面的改进

（1）针对员工对不良事件上报的顾虑，医院采取上报奖励政策，鼓励员工主动报告不良事件，并将不良事件报告奖励从年度一次性奖励改为每季度奖励，奖励额度提升到50元/起，并且将不良事件上报作为员工年度考核的加分项目，每报告1起不良事件，年度绩效增加0.05分。

（2）增加上报途径，优化界面。在院内网上增设不良事件报告专栏，方便员工主动上报；优化报告界面，增加下拉式菜单，方便信息录入；除了通用的不良事件报告单外，增加了用药错误、跌倒、意外拔管、麻醉事件等多种不良事件报告单，其中结构化的项目针对性强，员工只用对不良事件发生时的状况和背景进行勾选，无须录入文字，既方便其上报，也便于委员会成员分析和整改。

（3）及时处理和通报不良事件。增加不良事件报告的短信自动发送功能，在员工报告不良事件后，部门主管能够在第一时间接到短信通知，科室主管可以及时组织科室内部人员进行讨论，针对事件中暴露出的问题及时整改。医院每半年进行一次不良事件通报会，对典型事例进行分享，避免类似事件再次发生。

（4）明确对不良事件“零容忍”的5种情形：医院将术前不执行Time-out程序、不标注手术部位导致患者受伤；治疗操作前未履行身份核查程序导致患者受伤；因不良行为导致区域内感染暴发；不执行首诊负责制，互相推诿，延误患者治疗造成严重后果；将在提供医疗服务过程中获得的公民个人信息，出售或者非法提供给他人。医院在培训员工过程中要严格要求员工遵循院内的规章制度和操作规程，保障患者的安全。

2. 部门安全的改进

医院安全文化不是自然形成的，部门主管要提高安全意识，带头规范和约束自身的行为，对员工灌输安全意识，从机制、法规、制度入手加强管理，同时对科室出现的安全问题提高警觉性，注意倾听科室一线员工的意见和建议，及时对问题进行整改，将安全隐患扼杀在萌芽之中。

3. 院内转运交接的改进

（1）医务科、护理部等多个部门进行院内交接专项检查，查找患者转运、交接环节出现的问题，并进行专题讨论，梳理和讨论改进方案，减少交接环节的信息遗漏，保障患者安全。

（2）制定医院转运交接制度，全面梳理院内交接的多个环节，制作转运交接单，明确交接过程中的细节管理。

（3）推行SBAR沟通模式：按照SBAR沟通模式要求重新制作交接班模板，对SBAR沟通模式的形式和内容进行了规定，对医务人员进行专题培训，强化SBAR沟通模式的重要性，各科室设计了体现本专科特色的SBAR沟通模式交接表，指导科室人员遵照执行，促进科室之间的有效交流和合作。

（4）将SBAR沟通模式作为全院性的质量监测项目，每月对科室交接班运用SBAR沟通模式进行抽查调查，及时反馈推行过程中存在的问题，提高交接班的质量。

4. 员工建议方面的改进

对本次调查中员工提出的意见和建议进行分类汇总，向院部和相关职能部门反馈，采取有针对性的改进措施，对部分建议进行可行性讨论。

（1）加强青年医务人员培训，提高其综合能力。

医院在年初进行教育培训需求调研，制订医院年度教育培训计划，进行分层次培训，培训内容包括安全管理、质量管理、临床知识和技能，培训班、专题讲座、查房、病例讨论会等。青年医护人员有专人负责临床带教，促进其职业生涯的全面发展。同时医院给予青年医务人员外出参加继续教育培训和进修学习的机会，帮助其更新知识和技能、拓展临床思维、提升综合能力。

（2）床位紧张问题的改善。

医院成立了患者服务中心，全面负责床位的预约和统筹工作，根据患者病情的轻重缓急进行协调管理，优先收住急危重症患者，对暂时无床位但急需住院的患者，进行预约登记，一旦有床位电话通知其办理入院手续，必要时做好科室间的协调工作，尽量缓解床位紧张的问题，保障患者的安全。

（3）员工配置和安全。

一是医院每年对科室人员的需求进行调研，制订人员招聘计划，适当增加医务人员配备比例，进行绩效分配改革，调动员工积极性，从身份管理向岗位管理转变。二是关注员工身心健康，每年组织员工进行健康体检，免费为其提供乙肝、麻疹等疫苗注射；开设心理减压课程，开展多形式的文体活动；在每位员工生日当天发送祝福短信并赠送生日蛋糕。

（4）针对产科安全的改进。

在医院的重要区域增加了105个门禁系统，主要出入口还更换了高清摄像头，与消控中心连接，方便其实时监控。产科所有出入口均增加了门禁系统，为产妇提供了安全的住院环境。

（5）患者隐私保护的改进。

在门诊候诊区、患者床头等区域对患者的姓名做了保密处理，并妥善保存带有患者信息的资料。医院成立专门部门处理带有患者信息的废纸，引导员工自觉养成在工作中主动保护患者隐私的习惯，防止患者信息泄露。

第五节　安全文化改进成效

为了解2016年6月患者安全文化调查结束后的整改效果，医院不断改进工作方法，营造安全氛围，于2016年11月1—30日再次进行了全院范围的安全文化调查，调查的形式和采用的问卷与前一份问卷的内容相同。此次收到的有效问卷共计1 081份，回收率100%。调查结果见表7-5-1。

一、调查结果的总体情况

1. 员工对患者安全文化调查的参与度增加

2016年11月，共有1 081人参与调查，占全院员工的66. 24%，与同年6月相比，参与调查的员工增加了410人。参与调查的护士占49. 1%，医师占30. 2%，技师占6. 4%，其他依次为行政管理、财务人员、总务科、信息科、医疗设备科等科室人员占14. 3%，因此本次调查涉及面广，涵盖了全院所有科室，反映了全体员工参与度较高且十分关心医院的安全文化建设。

2. 平均得分及积极反应率得到提升

表7-5-1数据显示：在2016年11月调查的24个问卷条目结果中，得

分处于 3.88 ~4.64 分之间，平均得分为 4.12 分；积极反应率处于 73.73% ~98.52%之间，各条目平均积极反应率为 87.51%，各条目平均得分和积极反应率均有不同程度的提升，其中得分≥4 分的条目有 23 个，积极反应率 >75%的条目有 22 个，与 2016 年 6 月调查结果相比增加了 4 个，说明经过近半年的改善，医院的患者安全文化状况有了明显的改善。说明针对 2016 年 6 月存在的问题，进行了多部门联合改善，成效十分显著，这与医院深入推进 JCI 创建，围绕患者安全目标开展全方位的质量与安全管理的干预措施有关。同时，开展患者安全文化调查测量本身也是改善医院安全文化的举措，测量—干预—再测量模式对构建患者安全文化评价体系具有巨大的促进作用。

表 7-5-1 2016 年两次患者安全文化调查结果的比较情况表

维度	条目序号	问卷条目	各条目得分/分		积极反应率/%	
			改进前（6 月）	改进后（11 月）	改进前（6 月）	改进后（11 月）
V1	A1	有紧急任务时，我们团队会进行合作，共同完成	4.59	4.64	97.91	98.52
V2	B1	我的部门领导会慎重考虑员工关于保障患者安全方面的建议	4.27	4.37	90.76	93.15
V2	A2	我们采取积极措施，以保障患者安全	4.56	4.64	97.62	98.52
V3	A4	员工发生过错后，团队会采取积极措施进行改正	4.42	4.52	95.38	97.32
V3	A5	一旦采取措施提升患者安全文化认知水平，评估其有效性	4.37	4.45	94.93	96.58
V3	B2R	本部门领导忽视再三出现的患者安全问题	4.14	4.14	84.35	84.46
V4	F1	医院管理活动表明患者安全是头等大事	4.39	4.52	92.25	95.37
V4	F2	医院领导提供了保障患者安全的工作氛围	4.15	4.39	84.35	91.86
V4	F5R	只在不良事件发生后才会注重患者安全	4.04	4.07	80.92	81.41
V5	A3	我们的流程和系统都能有效预防过错	4.15	4.32	84.8	91.58
V5	A8R	本部门存在患者安全问题	3.17	4.17	40.98	78.45
V6	C1	我们经常会得到基于不良事件报告的改进反馈	4.17	4.31	77.5	82.05
V6	C3	员工会知晓本科室发生的不良事件	4.48	4.58	91.65	93.34
V6	C4	在科室讨论如何预防过错再次发生的方法	4.52	4.59	90.16	92.69

续表

维度	条目序号	问卷条目	各条目得分/分		积极反应率/%	
			改进前（6月）	改进后（11月）	改进前（6月）	改进后（11月）
V7	C2	员工遇到危及患者安全的事件时，会及时上报	4. 39	4. 51	88. 97	92. 51
V7	C5R	员工不敢质疑看似错误的事情	3. 8	4. 08	67. 81	76. 32
V8	D1	对于已经发生但错误在操作前被发现并纠正的不良事件报告频率是多少？	4. 17	4. 18	77. 5	77. 68
V8	D2	对于已经发生但对患者没有潜在危害的错误报告频率是多少？	4. 39	4. 47	88. 97	95. 00
V8	D3	对于已经发生并可能对患者造成伤害的不良事件报告频率是多少？	4. 48	4. 49	91. 65	91. 85
V9	F3	医院各部门共同协作，为患者提供最好的医疗服务	4. 2	4. 42	85. 84	92. 32
V10	F4R	患者从一个科室转到另一个科室时，会有信息遗漏的情况	3. 49	4. 03	53. 65	73. 73
V10	F6R	院内交接容易出现问题	3. 73	4. 07	64. 38	79. 65
V11	A6R	报告不良事件时，注重描述个人行为，而不是叙述问题	2. 8	3. 88	32. 64	68. 09
V11	A7R	员工担心所犯的错误会记入档案	2. 31	4. 36	17. 88	84. 83

2. 各维度明显改善

表7-5-2数据显示：首先是“V1科室内的团队合作”2016年11月得分最高，与同年6月调查结果一致，说明科室团队合作能力强，得到了员工的认可；其次是“V3组织学习与持续改进”得分较高，说明在发生不良事件后能及时反馈并有效整改。

对各维度的改善情况进行分析，11个维度得分都有提高。首先改善最明显的是“V11管理者对差错的非惩罚性反应”，得分从2. 57分提升至4. 22分，说明在鼓励非惩罚性不良事件上报及员工年度考核将不良事件上报作为绩效加分项目等举措取得了明显的成效。

其次是“V5管理者对患者安全的认知”，改善率达到22. 1%，说明部门领导的安全意识和民主意识有所提升，能重视员工的安全建议，与下属一起不断改进工作，以提高本部门的质量与安全。

再次是“V10交接班与转科”，得分从3. 6分提升至4. 05分，说明培训员工，推行SBAR沟通模式，使用转科交接等手段能指引医务人员在减少转科交接环节中的信息遗漏方面起到了一定的积极作用，但仍有较大的改善空间，有待日后进一步推广和改善。

最后是 8 个维度的得分都有小幅的提升，维度得分依次为“V1 科室内的团队合作”“V3 组织学习与持续改进”“V6 管理者对差错的反馈与沟通”“V9 科室间的协作”等（见图 7-5-1）。

表 7-5-2 2016 年两次患者安全文化调查各维度得分的比较情况表

维度	维度名称	维度得分情况/分	
		改进前（6 月）	改进后（11 月）
V1	科室内的团队合作	4.57	4.64
V2	管理者促进安全的期望和行动	4.18	4.25
V3	组织学习与持续改进	4.43	4.53
V4	管理者对患者安全的支持	4.18	4.32
V5	管理者对患者安全的认知	3.48	4.24
V6	管理者对差错的反馈与沟通	4.36	4.48
V7	沟通的公开性	4.08	4.29
V8	不良事件报告的频率	4.10	4.38
V9	科室间的协作	4.18	4.42
V10	交接班与转科	3.6	4.05
V11	管理者对差错的非惩罚性反应	2.57	4.22

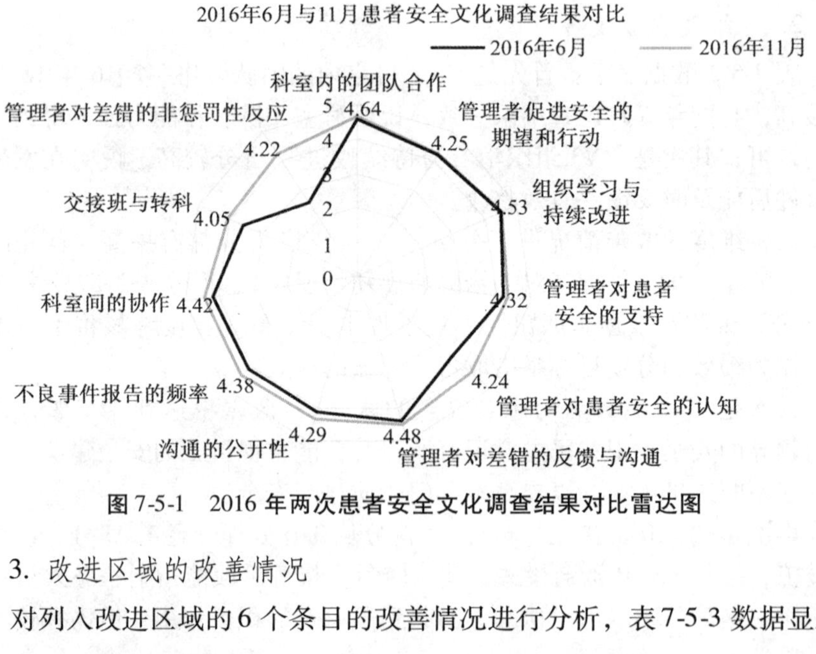

图 7-5-1 2016 年两次患者安全文化调查结果对比雷达图

3. 改进区域的改善情况

对列入改进区域的 6 个条目的改善情况进行分析，表 7-5-3 数据显示：

6个条目在2016年11月调查的得分及积极反应率与2016年6月调查的结果相比均有提升，其中A7R、A8R、F6R、C5R 4个条目积极反应率大于75%，A7R、A8R、F4R、F6R、C5R 5个条目的得分>4分，达到优势区域的低限，说明医院在6月调查结束后采取的各项改进措施取得了一定的成效。其中A7R条目改善得最为明显，得分从2.31分提升至4.36分，积极反应率从17.88%提升至84.83%。

表7-5-3　列入改进区域的6个条目的改进情况比较

维度	条目序号	列为改进区域的条目	各条目得分/分		积极反应率/%	
			改进前（6月）	改进后（11月）	改进前（6月）	改进后（11月）
1	A7R	员工担心所犯的错误会记入档案	2.31	4.36	17.88	84.83
2	A6R	报告不良事件时，注重描述个人行为，而不是叙述问题	2.8	3.88	32.64	68.09
3	A8R	本部门存在患者安全问题	3.17	4.17	40.98	78.45
4	F4R	患者从一个科室转到另一个科室时，会有信息遗漏的情况	3.49	4.03	53.65	73.73
5	F6R	院内交接容易出现问题	3.73	4.07	64.38	79.65
6	C5R	员工不敢质疑看似错误的事情	3.8	4.08	67.81	76.32

（二）小结

（1）2016年开展的患者安全文化调查是本院首次在全体员工中进行的调查，通过测评—干预—再测评的方式，在一定程度上改善了患者安全文化状况，但是患者安全文化的转变是一个循序渐进的过程，未来医院将每年进行患者安全文化调查，动态了解其变化趋势，深入推进医院安全文化建设。

（2）培养员工的患者安全文化素养。将质量与安全管理课程作为员工的必修课程，通过多种形式的质量与安全文化培训，提高员工的质量与安全意识，使其主动参与患者安全活动，减少漏报、瞒报现象，将不良事件上报作为不断改善系统、营造安全氛围的员工们的共识。

（3）本次调查由于是在线调查，无法考虑不同科室、不同工作年资、不同工作年限等因素对安全文化认知的相关性和差异性的影响，在日后的调查中要加以改进，全面反映医院安全文化的水平，真正做到有针对性地改善医疗服务质量，维护患者安全。

（金友红、张睿雯、王佳佳、孙琪路）

第四部分

探讨与展望

TANTAO YU ZHANWANG

第八章

探　　讨

经过 JCI 认证后，医院不仅做到了形式上与国际接轨，而且把医疗质量和患者安全文化理念融入进了员工的思维中。员工的安全观念、意识、态度、行为等每天都在发生潜移默化的改变，医院安全得到了更有力的保障。但是，在医院安全文化建设的道路是无止境的，我们只有孜孜不倦地追寻和探究才能做得更好。

第一节　领导的作用至关重要

医院领导是一个医院的核心，指挥、带领、引导和鼓励员工为实现目标而努力奋斗。首先，医院领导要能够站在医院安全文化战略的角度上分析问题并做出科学的决策让医务人员去执行；其次，医院领导长期处在决策者的位置，看得高，想得远，对新观念、新事物的接受能力强，也更具备学习能力，平时应加强安全文化学习，培养安全意识，掌握安全技能，在日常的医疗工作中以身作则，做员工的表率，动员全院上下投入到医院安全文化建设中去，使医院的安全文化氛围变得更加浓厚；最后，医院领导要发挥激励作用，做到人尽其才，把员工的作用发挥到最大，鼓励大家齐心协力。

《JCI 医院评审标准（第 5 版）》在治理、管理与领导（GLD）章节中指出，为患者提供卓越的医疗服务需要有效的领导，医院领导对于建立安全文化有着非常重要的作用，能创造出一种公平、公正的且有助于安全的文化。这就要求医院领导层做到以下几点：一是要营造注重合作和沟通的文化氛围，参与和推动质量改进和患者安全计划的制订和实施；二是要在医院内选择适当流程，以测量和评估数据，更改计划，维护质量和患者安全的改进成果，并对各类员工进行岗位培训，不断提高员工工作质量和工作技能，使他们有能力提供安全优质的医疗服务；三是要对安全计划进行指导和管理，并确保计划有充足的技术和其他资源支持；四是要将科室所开展的监测质量和改进服务的活动整合到全院的保障患者安全的项目中。

第二节　培养员工的安全文化素养

（一）做安全型员工

医院员工是医疗服务和安全生产的直接提供者，与安全文化构建有着密切的关系。在医院这个复杂的系统里，有若干个不同的岗位，每个岗位的员工必须了解并接受医院安全理念、熟悉岗位安全要领，严格遵守各项制度及操作流程，才能杜绝不良事件的发生。

在强调员工安全操作的基础上，医院还需营造以员工高度认同为基础的安全文化氛围，塑造积极向上、透明公正的医院安全文化形象，鼓励员工主动参与安全管理，及时报告不良事件或安全隐患，保障患者安全；同时，重视医院风险管理，开展院、科两个层面的灾害脆弱性分析，找出医院的高风险隐患，运用质量工具进行有效管理，降低灾害风险的可能性。

（二）建立学习型组织和创新型组织

学习型组织精于创造、获取和传递知识，并能及时调整自身行为以适应新知识的特点，对保障患者安全、提升医院安全文化水平是极为重要的。随着社会经济的飞速发展，人民群众对医疗服务的要求越来越高，对医疗质量和安全的定义和诠释也在不断拓展，新的安全知识和理念（如患者安全目标）的不断丰富，医院要建立一种学习型机制，形成全员学习的氛围。通过全员的培训与学习，使新的质量和安全意识根植到员工的思维中，使其形成良好的工作和生活习惯。

创新是指人们为了发展的需要，运用已知的信息和条件，突破常规，发现或产生某种新颖的、独特的、有价值的新事物或新思想的活动，是推动社会发展的不竭动力。医疗技术和医院安全管理的每一次进步同样也需要创新，所以，对医疗机构建立创新型组织尤为重要。那么，如何培育创新型组织呢？管理学大师彼得·德鲁克指出，创新型组织就是要把创新精神制度化，从而创造出一种创新的习惯。我们可以得知创新是在生产过程中产生的，医院质量与安全的创新来源于医疗安全生产的实践过程。无锡市第二人民医院在 JCI 认证的过程中设立了“普仁创新工场”，来激发全院员工在医院管理中的创新思维，进而形成全员创新的氛围。该项目每年围绕设立的若干类医院管理主题，向员工征集好的建议和点子。如提升领导力、保障患者安全、改善医疗服务、履行社会责任等，鼓励在一线工作的员工主动总结和寻找管理创新工具和方法，用于指导医院管理实践，并改进医院安全和服务质量，为患者提供更优质的医疗服务体验。

（三）重视员工的人文关怀

员工是医院安全文化建设的主导，医院应该注重对员工的人文关怀，努力创造条件，提升员工的“幸福感”和“获得感”，打造员工主人翁精神，不断增强医院的凝聚力，激发员工的主观能动性，使其积极参与到医院安全文化建设中来。在当前复杂的医疗环境和卫生人力资源紧缺的背景下，对员工的关怀尤为重要。第一，医院需要加大安全文化硬件建设，保证员工安全生活和安全工作。加强安全防范意识，避免医护差错和医患纠纷，注意员工的职业安全防护，如避免意外损伤和感染等。第二，优化绩效考核和分配方案，提升员工的工资收入和福利。第三，充分发挥医院各类组织（如党委、团委、工会、妇联等）的作用，开展丰富多彩的文艺汇演、运动会、登山、趣味比赛、心理咨询等活动，释放员工工作压力，激发其工作热情。

第三节　患者的支持与参与

JCI 认证特别强调患者参与诊疗的过程，因为患者作为医疗服务的接受者，是患者安全的主体对象。医院安全文化的构建离不开患者的支持，患者自身对于医疗质量和安全的关注也有助于医院医疗质量的提升。国外研究表明，患者积极参与到其治疗方案中去，可以减少医生决策的冲突，增加患者对医嘱的依从性，减轻患者的病痛，真正保障患者的安全。国内研究者也指出，医务人员鼓励患者对医疗缺陷进行监督，参与辨识和核查程序，通过医患合作，增强医患互信，调动患者积极性，增进双方的有效沟通。所以，医院在开展安全文化建设过程中，首先要注重对患者安全意识的培养，通过医院网站、公众号、宣传栏、电视广播、LED 屏等多种宣传载体，广泛开展安全文化、安全知识宣传教育（如消防知识、预防跌倒/坠床、用药安全、自我防范意识等），提升患者安全意识，倡导患者参与医院安全文化建设。同时，要加强患者知情同意、危重患者沟通谈话等制度，让患者及其家属参与诊疗活动，突出患者的主体地位。

第四节 制度落实的重要性

JCI 标准在多个国家实施的过程中，只要求医院达到什么标准，并没有明确规定医院的具体实施办法，因此医院必须根据本国的国情、法律法规、宗教文化等因素制定适合自己特定现状的制度。所以，制度建设是实现医院 JCI 国际认证的重要步骤。然而，有了好的制度只是第一步，关键在于制度的落实，很多医院安全出了问题，不是没有制度，而是制度的执行和落实没有到位。任何时候，制度的执行和落实都是决定医疗质量和患者安全的根本。

如何强化制度落实不到位的问题，医院可以通过量化的方法，将制度实施分解成若干个指标来完成，通过监测指标的完成情况来推动制度执行。例如：医院将需要强化的制度分解成 10 个院级监测指标、105 个科室监测指标，将每一项制度细化到科室、岗位，逐级检查在医生、护士、药品、财务、设备、生产、生活、环境等方面存在的不安全因素，对不安全因素进行循环管理（PDCA）改善，要求限时整改完成。在此过程中，医院领导干部要发挥带头作用，为员工做出表率，组织职工进行学习，教育其自觉遵守制度，不断提升医务人员的安全意识和医疗服务水平。同时，定期进行全院制度执行情况的监督检查，这是制度顺利实施的重要保障。在 JCI 创建期间，医院成立由分管院领导牵头的质改、医疗、护理、院感、药学、后勤、设备、人事和科研教等多部门组成的联合督查组，重点核查科室的培训、资料准备、质量监测指标、临床路径、医师授权、入院评估、病历记录、5S、医疗废弃物处理、设施和消防安全及 JCI 知识点的知晓度等方面，督查组对于发现问题不及时纠正及违反制度的部门、员工，追究其责任，将检查结果纳入科室的绩效考核中去。

第五节　建立安全文化测评机制

医院安全文化建设是一个不断改进的过程，而每一阶段的持续改进，需要对医院安全文化建设的情况进行跟踪监测，所以医院应该建立安全文化评价机制，有助于医院管理者动态了解医院的安全文化状况，从而有针对性地做出改善措施。

目前，国内外医疗机构在 JCI 认证中，对于医院安全文化评价仅仅针对医务人员，根据医务人员对患者安全文化状况的认知和评价结果，形成以反馈性、周期性、信息共享性为特点的测评体系。医院安全文化建设涉及很多的利益相关者，除了医务人员，还有患者及其家属、社会人士、主管机构、政府、行业协会等对医院安全文化的认知、评价和指导，这些都应该作为医院安全文化现状改进的依据。有了这些群体的加入，医院安全文化调查内涵会进一步丰富，也会使医院安全文化建设工作更上一个台阶。

（朱成明）

第九章

展　望

美国质量管理专家戴明博士认为，质量是一种文化、一种习惯，是不断改进的移动目标。因此，医院的质量管理是一个没有终点的旅程。当健康中国战略成为医疗行业的新坐标，当医疗改革逐渐进入深水区，当全方位、全周期的健康服务真切地走进了百姓生活，我们深知，当今的医院不仅需要技术的创新与突破，更需要深耕医院治理、不断探索和改善医院服务质量，保障患者安全，才能进一步提升人民群众就医的获得感。

第一节　建立高可靠组织，探索患者安全零伤害之路

美国医院评审联合委员会首席医疗官、转化医学中心副主席艾琳·杜普里博士曾在其论文中阐述了医疗机构如何建立高可靠组织去实现患者安全“零伤害”的目标。

高可靠性组织的概念由 Karl E. Weick 博士和 Kathleen M. Suicliffe 博士在其《出人意料的管理：不确定时代的自强表现》的书中首次提出，“高可靠性”（high reliability）是指复杂的、高危的行业在较长的时间内不发生事故的能力，例如航空、核动力等。医疗机构具有同样的特点，但是高可靠性的概念在医疗行业的运用未得到足够重视。尽管近年来在美国医学研究所（IOM）开创性的报告《人非圣贤，孰能无过：创建一个更加安全的卫生体系》的影响下，改善患者安全得到了广泛的关注，但是诸如手术部位错误和院内感染的问题仍然存在。美国医学研究所最近的一项研究更新了由于医疗差错导致的死亡病例数据，从 1999—2017 年，每年的患

者死亡病例从 98 000 例上升至 400 000 例。

然而，对于医疗机构来说，重要的是始终践行持续改进医疗质量的承诺。在医疗行业，开展患者安全行动的第一步是要求领导层坚持“零危害”的原则，领导的态度、信念和行为是组织文化发展的关键，也是实现可预防性危害“零”目标的强力支撑。安全文化是任何一个高可靠性组织成立的基础，但往往也是充满挑战之处。安全文化有三个主要的要素——信任、报告和改进。领导层鼓励一线工作人员发现并报告错误，主管部门对不良事件和未遂事件进行调查分析，找出安全系统或防御系统最需要改进的地方。

JCI 提出“稳健的过程改进”这一术语来定义某一些方法，这些方法包含了精益六西格玛法，改变管理理念、方法论和管理工具，等等。这对医疗卫生行业非常关键，可以帮助医疗机构提高可靠性，提高识别质量，促进现状解决方案的形成和实施。这种系统化的、以数据为导向的策略、方法和培训项目可以有效地改善医疗机构的业务流程，改进以患者为中心的诊疗过程，提高诊疗效果。

当医疗机构有了领导层的承诺、安全文化和稳健的过程改进机制，那么通往高可靠性和“零危害”之路就自然形成了。尽管每个组织都有其独特之处，每条路径都看似不同，但是致力于不间断的学习及为业绩改善提供基础设施将会为建立高可靠性组织打下坚实的基础。

最近美国医院的一项研究发现，高质量医院采用了更有效的管理方法来监测和提高质量，这些管理方法包括通过设定特定的质量安全目标和定期监控日常报表，通过结构化数据改善医疗管理。其杰出代表为美国丹娜法伯癌症研究所，管理层也可以通过与一线员工直接的交流来改善医疗质量与安全。“它山之石，可以攻玉”，这些实践探索无疑给中国的医院提供了改善医疗质量和保障患者安全的新思路。

第二节　提高团队合作效能，保障患者安全

随着医学模式的转变，跨部门、跨专业团队合作模式在医疗领域得到了广泛的应用和长足的发展。有研究表明，有效的团队合作是避免医疗差错、保障患者安全的重要介质。美国医疗机构评审联合委员会（JCAHO）的《重大患者安全事件根本原因报告》显示，医疗事件中有 66% 是由于

团队成员之间没有相互合作所致。医疗团队合作已经成为保障患者安全的新议题。

2006 年 11 月，美国医疗保健研究与质量局（AHRQ）在美国国防部的协助下，发布了“加强绩效与患者安全的团队策略与工具”（TeamSTEPPS）。该工具作为美国卫生保健领域团队训练的国家标准，包含了团队构建和四项核心技能，即领导力、情境监测、互助合作和有效沟通，其中领导力重视高效率团队的运作，情景监测、互助合作通过相互监督和支持的模式提高了团队运作的效能与正确性，最后通过有效沟通达成目标。

TeamSTEPPS 针对四个方面扩展出不同的策略与工具来帮助提升团队运作的效能。以“领导力”为例，借助事先说明、过程讨论、事后检视等技巧来完成团队任务分配、简报及任务后检视，使团队的运作达到最高效能。

有效沟通的策略与工具是 TeamSTEPPS 的重要组成部分，使用面也很广泛，包括用于交接的 SBAR（现况—背景—评估—建议）工具；用于沟通重大或紧急信息的 call-out 工具，在紧急情况时可同时告知所有团队成员，帮助团队成员预先准备下一个步骤，并直接告知特定责任人执行相应的任务；check-back（复读确认）工具则用于闭合环形沟通，即团队中一方说出指令，另一方收到指令后复述并立即予以回馈，收到回馈的一方再次复述收到的指令，从而形成一个闭合的沟通环形，以确保沟通双方信息的准确性。hand-off（转交）工具不同于 SBAR 工具，主要用于转交患者给他人处置，包含了信息和责任的转移，因此其过程中必须有机会提问、澄清与确认。熟练运用 TeamSTEPPS 能够确保在医疗工作中准确传递信息，保障患者安全。

模拟场景教学对于培训团队应用 TeamSTEPPS 至关重要。在团队合作的背景下，模拟场景的设计、采取哪些措施和反馈方式的重要性远大于模拟的逼真度。目前，美国已经拥有的 3 个区域的国家级 TeamSTEPPS 培训中心将不同层次的模拟场景整合到 TeamSTEPPS 培训课程中。这些课程包含高保真和低保真模拟，学员在练习中应用 TeamSTEPPS，其他人员观察学员的表现并提供技术方面的反馈等。运用 TeamSTEPPS 进行团队培训也取得了非常好的效果，将团队合作培训计划运用于医疗领域的职业培训和发展中，以此来提升团队合作效能，保障患者安全。国外较为成功的是产科、创伤康复、急救等领域的团队培训，主要运用理论授课和情景模拟教学相结合的方式，通过跨部门、跨学科的案例演练将理论知识与临床实践有机结合，成效明显。

在 TeamSTEPPS 应用推广的 10 年中，在美国取得了巨大的成就，在大洋洲、非洲、亚洲、欧洲、南美洲也取得了成功。尽管各个国家在医疗保健体制和文化上存在巨大差异，但 TeamSTEPPS 的核心工具和策略，包括信念、人员、执行情况是可以跨越文化的，对提高服务协作质量的需求是一致的。2015 年，TeamSTEPPS 被世界卫生创新峰会（WISH）评为“全球八大创新之一”。TeamSTEPPS 对提高医疗团队效能，保障患者安全，提高医疗品质的价值和意义不容忽视，因此借鉴 TeamSTEPPS 培训模式，制订适合我国国情的、以循证为基础的、促进医疗团队合作的策略和工具，设计相关的继续教育培训课程，提高员工的执行力，将作为今后医院患者安全文化建设方面的重要课题。

第三节　新医改背景下的医院安全管理探索

新医改旨在打破医院层级隔离，重构医疗服务新体系，打造健康管理新模式，引导优质医疗资源下沉，让基层医疗机构真正具备医治常见病、多发病的能力。同时，引导市级医院把建设与发展的重心转移到内涵建设上来，带动区域医疗服务水平的全面提升，推动城乡、区域医疗卫生事业协调发展，促进基本医疗卫生服务公平可及，努力形成健康服务的新格局。通过组建医共体，实施集团化运营管理，进一步整合、共享市区内医疗卫生资源，全面提升医院的服务能力，促使分级诊疗更加科学合理，形成服务、利益、责任、管理、发展共同体。

以医共体为载体，运用信息化手段，形成患者有序流动、医疗资源按需调配、医疗服务一体化的分级诊疗格局，为患者提供健康教育、疾病预防、诊断、治疗、康复、护理等连续医疗服务。同时加强医共体连续医疗服务各个环节的医疗质量控制，推动基层医疗质量稳步提升，保障患者安全。因此，在医共体格局下的集团化运营管理模式中，对医院质量控制和患者安全管理提出了新的课题和挑战。县医院、核心医疗机构、社区服务中心等不同机构组成的医共体，如何构建一体化的医疗质量控制体系，依托牵头医院制定统一的质量评价标准是否适合基层，需要依靠新思维，探索新路子，从而确保医院的医疗质量与安全，促进医疗服务的同质化建设。

第四节 信息闭环管理，提升医院质量和安全

美国医疗信息和系统管理学会（HIMSS）的电子病历采纳应用模型来制定等级，并在第5级评级上要求做到医嘱的闭环管理。我国将电子病历应用划分为0～7级，在2011年颁布的《电子病历系统功能应用水平分级评价方法及标准（试行）》中，将实现全流程数据跟踪与闭环管理放在第6级，其中明确提出闭环管理的要求，即能够提供高级医疗决策，实现医疗、护理等全流程闭环信息记录与管理。

信息闭环管理模式是指通过信息技术，对整个医疗过程进行实时监控及反馈，依托电子病历来规范医疗活动，构建在线医疗服务质量评价及监管模式。以患者诊疗信息作为主线，在电子病历系统中嵌入相关制度和规范，实现在线监控和实时预警机制，及时提醒医务人员预防差错的出现。通过业务流程改造和信息闭环管理，整个业务流程都在信息系统内进行闭环处理和流动，有效解决了业务环节缺失的问题，做到所有业务节点均可全程跟踪，规范病房、药房、检查/检验科室、手术室等科室人员的医疗行为，明确各个环节的责任人。

因此信息闭环管理是医院信息化建设围绕患者安全的一个新举措，需要将医院的HIS系统、LIS系统、PACS系统、物资申领系统、办公管理系统等多个信息系统进行整合和共享，把用药、输液、输血、手术、危急值管理、抗菌药物使用、护理评估等临床工作流程化，将相关流程和管理规范通过信息化的手段固化成一个信息闭环。以医嘱闭环为例，通过移动终端对医嘱开具、审核、发药、核对、执行、确立执行结果的整个流程进行监测，使医嘱管理过程形成一个闭环，对医嘱的全过程实现可追溯管理，把患者安全、质量控制、持续质量改进变成信息化方式实现，把规章制度细化、固化、信息化，使信息化辅助手段真正地用于临床服务，对医疗安全管理有着积极的意义。

目前国内通过HIMSS评级的多家医院已经成功运用信息闭环管理，并且在信息化建设和系统管理方面不断开拓，完成多项流程改造，特别是在闭环管理、无纸化流程、临床辅助决策、电子病历系统、药事管理、物联网应用、系统互联互通等方面实现跨越性突破。这些都是未来医院运用信息化提升服务质量、保障患者安全的新坐标。当然其中真正的难点并不

在技术开发，而在于对规则的梳理和流程的再造，需要懂得和使用这些规则流程的临床和管理部门深度参与，利用大数据信息技术为医疗质量控制提供支撑，不断完善和规范信息化流程及标准，把不同系统、不同部门的业务紧密关联起来，让医院的人、财、物高效运转，实现科学化、专业化、精细化的医院运营关联，促进医疗服务和质量的持续改进。

第五节　关注JCI新变化

每 3 年发布一次的《JCI 医院评审标准》都会出现一些新的内容，这体现了 JCI 持续改进的理念。面对不断优化的医疗实践和正在改变的医疗环境，JCI 专家小组通过与 JCI 评审医院、JCI 陪审员和顾问、JCI 员工进行交流，对在《JCI 医院评审标准（第 5 版）》中没有提到的医疗质量和患者安全事项进行补充和修改，《JCI 医院评审标准（第 6 版）》与《JCI 医院评审标准（第 5 版）》进行比较，增加了 8 个标准、52 个可衡量要素。因此，参与评审的医院必须要关注《JCI 医院评审标准（第 6 版）》的新变化，提前做好相应的准备。

（一）门诊防跌倒 IPSG. 6. 1

医院应基于患者群体的特点采用合适的跌倒风险评估工具和方法，门诊跌倒评估采取筛查的方法，医院应制订相应的门诊患者跌倒筛查流程，根据门诊患者的病情、诊断、治疗及就诊的科室等因素进行跌倒风险筛查，筛查的工具和方法应适用于门诊服务的特点。对存在跌倒风险的门诊患者实施相应的干预措施，以降低跌倒风险，并记录筛查结果和干预措施。

（二）对即时检验（POCT）的管理

在《JCI 医院评审标准（第 6 版）》中，把《JCI 医院评审标准（第 5 版）》中有关床旁检验的可衡量要素单独拿出来形成一个新的标准，更加凸显了对床旁检验重要性的关注。新标准中要求医院制订 POCT 的管理和操作流程，并纳入检验科或指定专人统一管理，包括规定具有一定的资质和经过培训的医师才能进行床旁检验，书写 POCT 异常检验报告，制订危急值处理流程，建立床旁检验仪器的性能及记录质量控制和检验结果评价的监管机制，以满足临床需要，保证 POCT 质量的持续改进。

（三）抗生素的监管 MMU. 1. 1

医院要制订有效和安全使用抗生素的管理计划，建立以循证医学临床指南或路径为基础的抗生素使用指导原则，包括使用指针、使用种类、使用期限、何时培养和耐药性测试等，从管理机制、流程上落实这些规范，同时监测抗生素有效使用及合理使用，以保障抗生素使用的合理性。

（四）传染病的预防和识别 PCI. 8. 2

（1）要求医院的院内感染防控计划要重点关注、监测世界范围的疫情，了解传染病疫情的新动向，在第一时间对其进行有效识别，并依据传播途径对其进行有效隔离，防止疫情进一步扩散。

（2）对传染病要做到防患于未然。做好相关人员的培训工作，如疫情特征、临床表现、如何识别和隔离、如何准备和有效使用个人防护用品等方面的培训，让员工掌握有效防范传染病的相关知识。

（3）医院要建立一套由院领导负责的有效防控和沟通机制。一旦出现大范围、严重的疫情，院领导可以进行有效沟通与防控，并保证资源配置到位。

（4）医院每年都要对传染病的防控计划进行测试、演习。这种演习不仅是培训式的演习，还应该是测试性的演习。每次演习结束后都要对演习结果进行总结，哪些做得比较好，哪些做得不到位，查缺补漏，进而完善传染病的防控计划。

（五）施工风险评估管理 FMS. 4. 2. 1

针对施工风险评估的管理，以前的 JCI 标准主要是从院感的角度进行的，而《JCI 医院评审标准（第 6 版）》要求在施工风险评估中除了院感风险评估外，还要从其他方面进行风险评估，主要包括：空气质量、公共设施（如管路）、噪音、振动、有毒及有害物品、危化品、消防、应急等风险因素。医院需充分考虑哪些施工、哪些作业会对患者健康和医疗工作造成影响，根据风险评估结果制订防控计划，并采取对应的措施。在开工之前要对施工人员进行相应的培训，并强化、监督其执行情况，从而降低施工风险。

（六）重视员工健康管理，对高风险员工进行预防接种 SQE. 8. 2. 1

医院要制订员工健康和安全计划，注重对员工的健康管理，对新入职的员工进行健康体检，对容易接触传染病病原体的员工，进行免疫接种，并评估未接种疫苗的员工的相关风险，制订减少患者与未接种疫苗的员工接触带来的传染病风险的策略。医院要做好防范教育、培训工作，提供有效干预措施。另外，对于可能成为不良事件或警讯事件中第二受害者的员工，医院要给予咨询疏导和干预措施，减轻其心理压力和道德困惑。

（七）信息技术的管理与使用

1. 运用信息和数据辅助医院领导制定决策

信息资源作为医院主要资源之一，在现代医院管理中逐渐发挥着越来越重要的作用。医院领导直接参与信息技术的投入决策，并对其实施与使用进行监管，利用数据指导资源分配。医院领导的决策不管是管理决策还是资源分配决策都应建立在循证的基础上，也就是建立在数据的基础上，用数据反映医院的现状、需求和投入，引导医院领导做出正确的决策。

2. 制定电子病历中的复制和粘贴流程规范

医院应制定电子病历中的复制和粘贴流程规范，并保证其符合我国的法律法规和行业的一些基本规范。同时，医院要提供相关的培训，让所有医务人员理解并贯彻执行，保证电子病历书写的一致性和准确性。此外，要监测复制和粘贴的使用情况。JCI 咨询专家刘继兰认为可以借鉴 HIMSS 评级中常推荐的一个方案，从技术上对复制和粘贴流程把关，显示复制和粘贴痕迹和来源，也利于从后台进行监管。

（八）保障医疗业务的连续性 MOI. 14

数据系统是提供高质量医疗服务的重要组成部分，医院要制订相关计划，以应对数据系统的计划性和非计划性宕机，保证医疗服务的连贯性，将丢失数据的风险降到最低。

1. 连续性策略

医院必须制订应急预案，保证在计划性或非计划性宕机期间能继续为患者提供医疗服务。同时，加强对员工的培训，以有效应对宕机的发生。此外，医院每年至少测试一次应急预案的有效性，查看一旦宕机事件发生后的各种应急预案是否有效，并对预案进行修正。

2. 宕机恢复策略和数据备份

医院要制订宕机恢复策略，包括“灾难恢复”和“失效备援”策略，以防数据丢失并维护数据的完整性。医院每年至少测试一次数据恢复功能，每季度至少测试一次简单备份功能；备份系统有重大硬件或软件更换或更新时也要进行测试。

（九）JCI认证通过原则和追溯期可能发生改变

1. 认证通过的决策原则发生变化

根据JCI评审标准要求，若医院或学术医学中心要通过认证，必须满足5条决策原则。近期，JCI对其中第2、第3条原则进行了修订。

（1）第2条决策原则修订为：医疗机构每一章节平均得分不得低于9分。此次修订是基于解决医院在国际患者安全目标（IPSG）章节中出现大量部分标准不达标却仍旧通过认证的情况。

（2）第3条决策原则修订为：医疗机构总平均分不得低于9.8分。此次修订可以杜绝医疗机构在出现大量零分的情况下依旧通过评审的现象。

2. 评审审查“追溯期”发生了变更

（1）首次接受评审的医院及学术医学中心。

JCI希望参与评审的医院能够有更加充分的准备，并且建立起更加可靠的、可持续的流程与体系，让医院能够有能力持续地符合JCI标准。为此，自2018年1月1日起首次参与评审的医院及学术医学中心进行评审时，将追溯其过往4个月的记录更改为6个月的记录。

（2）3年后复审的医院及学术医学中心。

在医疗机构获得JCI认证之后，应严格执行各项制度、流程，确保持续遵照JCI标准运作，开展常规的质量数据收集、分析和改进工作，让达标成为常态。因此，自2018年1月1日起，JCI评审专家将追溯医疗机构过往记录从1年延长至3年（即自上一次评审通过以来的所有记录）。JCI咨询专家刘继兰表示：“让认证准备过程中积累的系统、流程及行为能够持续下去，并让达标成为常态，这是追遡期延长的根本目的。”

（金友红）

参考文献

[1] 岳高杰，黄娟，胡艳丽，等. 患者参与患者安全的影响因素分析［J］. 中国护理管理，2013，13（7）：61－62.

[2] Simpson R L. Patient and nurse safety：How information technology makes a difference［J］. Nursing Administration Quarterly，2005，9（1）：97－101.

[3] 阎俊，肖红，杨竞群，等. 医疗质量新架构下的医疗事故防范［J］. 国际护理学杂志，2003，22（4）：154－157.

[4] 杨人懿，郭昊. 医院安全评估方法的研究进展［J］. 西南国防医药，2012，22（11）：1275－1276.

[5] 王留明，廖家智. 基于德国 KTQ 质量认证理念的医院安全管理研究及启示［J］. 中国卫生质量管理，2014，21（1）：89－91.

[6] 顾怡蓉，刘俐惠. 美国医院安全管理经验与启示［J］. 中国卫生质量管理，2016，23（5）：109－112.

[7] 谢孝志. 公立医院的使命及其文化内涵［J］. 中国医院管理，2008，22（2）：63－64.

[8] 张明月，李江. 我国医疗安全研究现状概述［J］. 中国科技信息，2009（10）：232－234.

[9] 胡波，马海燕. 构建医疗安全体系的做法与体会［J］. 实用医药杂志，2009，26（8）：90－91.

[10] 秦银河，刘德功，郭旭恒. 创建研究型医院——“301”医院管理与实践［M］. 北京：人民卫生出版社，2007.

[11] 熊威. 三级医院安全管理路径研究［D］. 苏州：苏州大学，2011.

[12] 杨人懿，杨平勋. 医院安全文化发展概要［J］. 西南国防医药，2012，22（7）：802－803.

[13] 易平. 医院安全管理探析［J］. 行政事业资产与财务，2014（12）：187－188.

[14] 阚晓东. 医患纠纷视角下医院安全管理的路径选择［J］. 河南

职工医学院学报，2010，22（4）：501－504.

［15］田明祥，董建华. 探索医院安全管理工作的有效途径［J］. 中华医院管理杂志，2011，27（12）：942－943.

［16］张永敏. 依据JCI医院评审标准提高医疗质量管理和构建患者安全文化探析［J］. 交通医学，2017，31（4）：398－400.

［17］范欣，刘志坚，孙蓉蓉，等. 患者安全文化对我国医院安全管理的启示［J］. 中国医院，2017，21（7）：16－17.

［18］孙俊忠，杨梓枢. 通过JCI评审完善医院辐射安全管理［J］. 中国卫生产业，2017，3（16）：64－65.

［19］黄勋，吴安华，徐秀华. 医院安全与医院感染管理刍议［J］. 中国护理管理，2005（1）：12－14.

［20］Steven Y. Safety culture and safety climate：A review of the literature［J］. Industrial Psychology Research Center，2003，64（6）：314－316.

［21］袁旭，曹琦. 安全文化管理模式研究［J］. 西南交通大学学报，2000，35（3）：323－326.

［22］Hudson P. Applying the lessons of high risk industries to healthcare［J］. Quality & Safety in Health Care，2003，12（Suppl 1）：i7－i12.

［23］Cooper M D. Towards a model of safety culture［J］. Safety Science，2000，36（2）：111－136.

［24］邵辉. T公司安全文化体系建设研究［D］. 大连：大连海事大学，2014.

［25］Health and Safety Commission. Third Report：Organising for Safety，ACSNI Study Group on Human Factors［M］. London：HMSO，1993.

［26］曹琦. 关于安全文化范畴的讨论［J］. 劳动保护，1995（12）：26－28.

［27］谢乐. 论安全文化建设的基础和推动力［J］. 中国安全科学学报，2001，11（6）：6－10.

［28］徐德蜀，邱成. 安全文化通论［M］. 北京：化学工业出版社，2004.

［29］傅贵，何冬云，张苏，等. 再论安全文化的定义及建设水平评估指标［J］. 中国安全科学学报，2013（4）：140－145.

［30］张存钰. 白庄煤矿企业安全文化建设研究［D］. 济南：山东师范大学，2012.

［31］郭飞. 国外安全文化研究20年评述［J］. 武汉理工大学学报（社会科学版），2011，24（1）：63－69.

[32] Cox S, Cox T. The structure of employee attitudes to safety: A European example [J]. Work & Stress, 1991, 5 (2): 93 - 106.

[33] Fang D P, Chen Y, Wong L. Safety climate in construction industry: A case study in Hong Kong [J]. Journal of Construction Engineering & Management, 2016, 132 (6): 573 - 584.

[34] Choudhry R M, Fang D P, Mohamed S. The nature of safety culture: A survey of the state of the art [J]. Safety Science, 2007, 45 (10): 993 - 1012.

[35] 孟娣娟，绳宇. 病人安全文化及其在护理管理中的应用 [J]. 中华护理杂志，2007，42 (10): 942 - 945.

[36] 老兰. 国外安全文化研究与建设扫描 [J]. 现代企业文化，2012 (9): 31.

[37] 徐忠. 加强安全文化建设努力实现企业安全 [J]. 求实，2013 (A02): 125.

[38] 肖雪花. 浅议煤矿企业安全文化建设 [J]. 求实，2013 (A02): 219.

[39] 魏涛. 创建济三煤矿安全文化的研究 [D]. 上海：上海海事大学，2006.

[40] Nieva V F, Sorra J. Safety culture assessment: A tool for improving patient safety in healthcare organizations [J]. Quality & Safety in Health Care, 2003, 12 (Suppl 2): ii17 - ii23.

[41] 热孜万古丽·买买提，唐玲. 住院患者安全文化知信行调查 [J]. 解放军医院管理杂志，2017，24 (2): 152 - 154.

[42] Davis P, Lay-Yee R. Braint R, et al. Adverse events in New Zealand public hospitals II: Prevent ability and clinical context [J]. New Zealand Medical Journal, 2003, 116 (1183): U624.

[43] Baker G R. The Canadian adverse events study [J]. Canadian Journal of Anesthesia, 2004, 51 (1): R1.

[44] Singer S J, Gaba D M, Geppert J J, et al. The culture of safety: Results of an organization-wide survey in 15 California hospitals [J]. Quality & in Health Care, 2003, 12 (4): 112 - 118.

[45] 高新爱，黄峪生，梁栋. 医院文化建设的实践与体会 [J]. 中国医院管理，2007，27 (2): 57 - 58.

[46] 万付梅，杨承建，杨正丽，等. JCI 标准下医院安全文化持续改进的实践与探索 [J]. 南京医科大学学报，2016，4 (8): 312 - 314.

［47］韩光曙．医院的安全文化与医疗安全［J］．中华医院管理杂志，2004，20（3）：129－131．

［48］谭琳玲，李亚洁，李洪亮，等．构建医院安全文化保障病人安全［J］．护理研究，2006，20（10）：856－859．

［49］陈晓宇，黄丽华．医院安全文化的研究进展［J］．护理与康复，2016（3）：229－232．

［50］谢建飞．安全文化培训对提高二级医院护理管理者安全文化感知的效果研究［D］．长沙：中南大学，2014．

［51］易开桂，丁四清，刘自娜．医院安全文化建设现状［J］．当代护士，2016（7）：9－11．

［52］刘义兰．医院安全文化与护理相关病人安全事件的研究［D］．武汉：华中科技大学，2008．

［53］陈乐国．I公司大连厂安全文化建设优化策略研究［D］．大连：大连理工大学，2014．

［54］冯庆善．“树生”事故致因理论模型［J］．油气储运，2014，33（2）：125－128．

［55］牛聚粉．事故致因理论综述［J］．工业安全与环保，2012，38（9）：45－48．

［56］齐琪，张金锁．基于事故致因煤矿应急管理评价指标研究［J］．煤矿安全，2014，45（6）：226－229．

［57］米丰瑞，余金龙，李少翔．事故致因链的分析与对比［J］．中国公共安全，2014（1）：41－43．

［58］杨励．应用“瑞士奶酪”模型对医疗安全管理的探索［J］．现代医院，2016，16（2）：252－254．

［59］陈萍，李亚．事故致因“2-4”模型的形成及其版本演变［J］．工业安全与环保，2017，43（7）：51－52．

［60］祁丽霞，杨雪．煤矿生产事故致因机理辨析与仿真［J］．煤矿安全，2011，43（3）：190－192．

［61］黄浪，吴超．事故致因模型体系及建模一般方法与发展趋势［J］．中国安全生产科学技术，2017，13（2）：10－16．

［62］郝勇．事故致因理论及其在水上交通安全管理中的应用［D］．武汉：武汉理工大学，2003．

［63］项锦联．HSE管理体系推进企业安全文化建设研究——以航天晨光股份有限公司为例［D］．南京：南京理工大学，2010．

［64］陈全．事故致因因素和危险源理论分析［J］．中国安全科学学

报，2009，19（10）：67－71.

［65］郭文晶，刘祖德，蒋畅和. 事故致因理论和研究方法分析研究［J］. 现代商贸工业，2012（23）：207－208.

［66］商继华. 当前医院安全管理的特点、难点及对策［J］. 江苏卫生事业管理，2011，22（6）：88－90.

［67］郑赤建，刘君，李兰英. 我国基于人本管理的企业文化建设研究综述［J］. 武汉商学院学报，2017，31（1）：57－60.

［68］王锦安. 人本管理：现代企业管理的人学理念［J］. 现代营销，2017（3）：22.

［69］林柯言. 论“人本管理”理论的发展态势和当代意蕴［J］. 现代商贸工业，2017（23）：66－67.

［70］张红娟. 论人本思想在商业银行管理中的应用［J］. 商场现代化，2017（13）：120－121.

［71］陈婧. 行政管理中的人本管理应用及体现分析［J］. 人力资源管理，2017（9）：53－55.

［72］杨晓曦，姜可，汪虹. 德国工业设计的人本主义思想［J］. 设计，2018（2）：116－117.

［73］王佳冰，冯慧慧. 人本原理在康复科护理管理中的实践运用［J］. 世界最新医学信息文摘（电子版），2017（50）：171，255.

［74］张凯琳. 人本管理在医院人力资源管理中的应用探析［J］. 人力资源管理，2017（10）：273－274.

［75］赵海红. 人本原理在护理管理中的应用［J］. 中国卫生标准管理，2017，8（10）：194－195.

［76］朱军. 系统论视角下国家义务理论的构造：体系与方法［J］. 福建行政学院学报，2017（3）：38－47.

［77］程同顺，邢西敬. 从政治系统论认识国家治理现代化［J］. 行政论坛，2017，24（3）：18－20.

［78］侯金鹏. 系统论视角下社会技术异化及其根源研究［D］. 锦州：渤海大学，2017.

［79］赵剑桥. 系统论视阈下气候变暖问题探讨［J］. 现代营销，2017（1）：160.

［80］赵彩莲. JCI 标准在患者安全管理中的应用研究［D］. 杭州：浙江大学，2011.

［81］王瑛，汪送. 复杂系统安全事故致因分析的“认知—约束”模型［J］. 工业安全与环保，2013，39（8）：83－86.

[82] 张晓静，张会芝，张洪君，等. 基于系统论的护理不良事件管理模式构建与探讨 [J]. 中国医院管理，2017，37 (2)：67-68.

[83] 谭蓉，胡德英，刘义兰，等. 基于系统论的综合医院住院患者自杀影响因素的研究进展 [J]. 护理学杂志，2017，32 (7)：103-106.

[84] 王本涛. 机场飞行区地面服务人员人为差错预警模型研究 [D]. 武汉：武汉理工大学，2014.

[85] 王卓. 数据挖掘在人为差错分析中的应用研究 [D]. 天津：天津理工大学，2010.

[86] 张敏，姚玉红. JCI 标准下护理质量改进与安全管理 [J]. 全科护理，2016，14 (21)：2237-2239.

[87] 汤露霞. 医院实行 JCI 医疗质量评价研究 [D]. 银川：宁夏医科大学，2014.

[88] 李国宏，陈晓红. 第 5 版 JCI 标准对我国医院质量管理的启示 [J]. 中国医院管理，2015，35 (7)：32-34.

[89] 崔世红，林春梅，薛素梅. JCI 国际标准下的护理安全文化建设与安全管理 [J]. 新疆医科大学学报，2015，38 (7)：914-916.

[90] 黄晓花，戴晓娜，吕娜. JCI 评审下的医院质量监控指标体系构建及运作 [J]. 中国医院管理，2014，34 (2)：43-44.

[91] 黄培，易利华. 基于 JCI 的医疗质量持续改进实践与思考 [J]. 中国卫生质量管理，2016，23 (4)：1-3.

[92] 班婷婷，朱素蓉，施毅巩，等. 浅谈 JCI 评审标准对中国医院管理的影响 [J]. 中国卫生法制，2013，21 (6)：38-41.

[93] [美] 美国医疗机构评审国际联合委员会. 美国医疗机构评审国际联合委员会医院评审标准（第 5 版）[Z]. 北京：首都医科大学附属北京佑安医院，2013.

[94] 朱士俊. 医院管理学：质量管理分册 [M]. 2 版. 北京：人民卫生出版社，2011.

[95] 夏萍，吴凡伟，赵云. 医院文化建设与文化管理 [M]. 广州：中山大学出版社，2014.

[96] 查学安，赵金祥. 新医改背景下公立医院改革与文化建设 [M]. 广州：广东人民出版社，2014.

[97] 彭磷基. 国际医院管理标准（JCI）中国医院实践指南 [M]. 北京：人民卫生出版社，2008.

[98] JCAHO. Champions of Quality in Health Care [M]. Chicago: Greenwich Publishing Group Inc., 2001.

[99] 郑洁，王华，江博，等. JCI 医院评审与中国医院评审（评价）办法的比较 [J]. 中国医院，2006，10（4）：5－7.

[100] 中华医院管理学会医院评审课题研究组.《我国医院评审工作评估》研究报告 [J]. 中国医院，2000，4（3）：149－151.

[101] 王劲，卢伟，徐冬梅. 国外医院评估模式探析 [J]. 中国医院管理，2009，24（5）：62－63.

[102] 张勇，姬军生，刘军. 医院评审的回顾与思考 [J]. 中华医院管理杂志，2010，26（4）：254－256.

[103] 易利华，赵阳，胡敏敏，等. 构建精益管理链提升我院管理品质和服务的探索 [J]. 中华医院管理杂志，2014，30（3）：174－177.

[104] 周新歌，孙琳，徐佳，等. 患者安全评价指标体系研究 [J]. 中国卫生质量管理，2015，22（6）：64－67.

[105] 王波，陈东风，王爱亮，等. 我院基于 JCI 理念构建医院安全文化的实践与思考 [J]. 中华医院管理杂志，2016，32（12）：926－928.

[106] 王瑛，黄辉. 加强医院安全文化建设的实践与探索 [J]. 江南论坛，2010（5）：49－50.

[107] World Health Organization. WHO draft guidelines for adverse event reporting and learning systems [R]. Geneva：WHO，2005.

[108] 周珺，赵梅，董旭婷，等. 护理不良事件报告障碍与医院病人安全文化的相关性研究 [J]. 中国护理管理，2014，14（1）：83－85.

[109] Michael R C. Why error reporting system should be voluntary [J]. BMJ，2000，320（7237）：728－729.

[110] 丁春光. 质量三元论与 JCI 质量改进与患者安全标准 [J]. 中国外资，2013（22）：121.

[111] 沼山，孙方敏，黄始振. 现代管理学 [M]. 北京：科学技术出版社，2001.

[112] 丁勇，叶大炜，袁方，等. 根本原因分析法（RCA）在医疗不良事件分析中的应用 [J]. 中国医院，2015，19（5）：41－43.

[113] 国畅，刘长华，田丹生. 住院患者医院感染直接经济损失的统计与分析 [J]. 中华医院感染学杂志，2012（8）：1651－1653.

[114] 张林. 刘仙玲，吴金凤，等. 安徽某三甲医院住院患者 5 种医院感染直接经济损失研究 [J]. 中华疾病控制杂志，2016，20（9）：965－966.

[115] 陈伟娜. 深静脉长期留置导管与动静脉内瘘在血液透析患者中的应用 [J]. 临床医学，2015，35（8）：59－61.

［116］戎殳，叶朝阳，孙丽君，等. 46.7%枸橼酸钠溶液在血液透析患者长期留置导管封管的应用［J］. 中华肾脏病杂志，2007，23（2）：110－112.

［117］中国医院协会血液净化中心管理分会血液净化通路学组. 中国血液透析用血管通路专家共识（第1版）［J］. 中国血液净化，2014，13（8）：549－558.

［118］胡必杰，刘荣辉，陈玉平. 中央导管相关血流感染预防与控制最佳实践［M］. 上海：上海科学技术出版社，2012.

［119］张琳. 医院安全文化建设应注意的四个问题［J］. 江苏卫生事业管理，2007，18（4）：4－5.

［120］Kaplan S H，Gandek B，Greenfield S，et al. Patient and visit characteristics related to physicians' participatory decision-making style：Results from the medical outcomes study［J］. Medical Care，1995，33（12）：1176－1187.

［121］何超. 通过JCI评审提升医院科学管理水平［J］. 中华医院管理杂志，2007，23（9）：609－611.

［122］董军. 知道做到：从JCI认证到医院评审［M］. 北京：光明日报出版社，2012.

［123］王建安. JCI评审攻略——100招提升医院质量与安全［M］. 北京：光明日报出版社，2013.